糖尿病

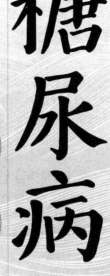

TANGNIAOBING
XIAOYAN MIFANG

张 魏 杨
磊 秀 杰
　 岩

主编

效验秘方

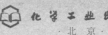

化学工业出版社
·北京·

内容简介

本书主要是对糖尿病及其并发症、合并症中医处方的总结，以1993年至2022年间已发表的文献及已出版的书籍为依据，收集、整理与糖尿病、糖尿病并发症以及糖尿病合并症相关的中医治疗处方，主要从内服与外治两个方面展开，运用逻辑学方法，对糖尿病相关内服的方剂、中成药、调理方与外治的针灸方、推拿法及外用方等进行总结，系统整理了其构成、功效与主治以及具体使用方法，并对其来源进行了较为细致的归纳。

图书在版编目（CIP）数据

糖尿病效验秘方 / 杨杰，魏秀岩，张磊主编 . —北京：化学工业出版社，2024.8
ISBN 978-7-122-45763-9

Ⅰ.①糖… Ⅱ.①杨…②魏…③张… Ⅲ.①糖尿病-验方-汇编 Ⅳ.①R289.5

中国国家版本馆CIP数据核字（2024）第108080号

责任编辑：戴小玲　　　　　　　　文字编辑：张晓锦
责任校对：王　静　　　　　　　　装帧设计：张　辉

出版发行：化学工业出版社
　　　　　（北京市东城区青年湖南街13号　邮政编码100011）
印　　装：大厂回族自治县聚鑫印刷有限责任公司
787mm×1092mm　1/32　印张11¹⁄₂　字数289千字
2024年11月北京第1版第1次印刷

购书咨询：010-64518888　　　　　售后服务：010-64518899
网　　址：http://www.cip.com.cn
凡购买本书，如有缺损质量问题，本社销售中心负责调换。

定　　价：45.00元　　　　　　　　版权所有　违者必究

编写人员名单

主　编　杨　杰　魏秀岩　张　磊

副主编　田　雨　贾思琦　黄　昕　王舒怡

编　委（排名不分先后）

杨　杰　中国中医科学院中医药信息研究所
　　　　（中医药数据中心）

魏秀岩　沈阳药科大学

张　磊　中国中医科学院中医药信息研究所
　　　　（中医药数据中心）

田　雨　中国中医科学院中医药信息研究所
　　　　（中医药数据中心）

贾思琦　河北中医学院

黄　昕　益阳医学高等专科学校附属医院

王舒怡　中国中医科学院中医药信息研究所
　　　　（中医药数据中心）

储心乔　中国中医科学院广安门医院

李　菲　中国中医科学院中医基础理论研究所

王竹风　中国中医科学院广安门医院（南院）

张泽丹　中国中医科学院中医药信息研究所
　　　　（中医药数据中心）

刘　劲　辽宁中医药大学

付玉娟　中国中医科学院中医基础理论研究所

高宏杰　中国中医科学院中医药信息研究所
　　　　（中医药数据中心）

赵　晶　北京市丰台区中医医院（南苑医院）

阙淬林　北京中医药大学

耿嘉蔚　中国中医科学院中医药信息研究所
　　　　（中医药数据中心）

刘红萍　中国中医科学院中医药信息研究所
　　　　（中医药数据中心）

王　辉　天津市公安医院

孟庆华　北京同仁堂苏州街医药有限责任公司中医诊所

姚宇翔　中国人民解放军 66322 部队

宋宗展　河北中医学院

王　楠　河北中医学院

张斯涵　河北中医学院

贺吉如　山西省太原市迎泽区中医院

关晓东　北京昌平政和中医医院

龚骏剑　江西省上饶市广信龚骏剑中西医诊所

牟彩瑞　河北省衡水市桃城仁信中医诊所

罗龙锋　贵州大方县黄泥塘镇鸡场卫生院

李国祥　中国中医科学院中医药信息研究所

前　言

　　正确的处方是有效治疗疾病的前提和基础。中医处方除了为人所熟知的中药方剂、中成药外，还包括针灸、推拿等外治方法，即"方即是法"。经方是糖尿病治疗强有力的依据，但在具体实践中，患者的情况往往较为复杂，单纯使用传统的经方疗效常不够全面。因此，针对不同的患者，中医师在临床治疗时也会随证施治，采取不同的治疗处方。

　　中医关于糖尿病及其并发症、合并症的治疗处方主要分为内服与外治两大类。其中内服法包括中药方剂、中成药以及调理方（即食疗方）等，外治法则包括针灸法、推拿法以及外治处方等。不同中医师的临床经验不尽相同，在临证治疗时，其个人处方习惯往往存在较大差异。现存文献中有关糖尿病处方的资料多为中医师个人经验，即便参考了其他医师的处方，也局限于部分地区或部分时间段。近年来，中医药在糖尿病的治疗中取得了较好的成绩，这离不开处方的正确使用。为了更好地继承和发展中医药处方在糖尿病领域的应用，本书作者广泛地收集了近年来有关文献。运用逻辑学方法，将收集到的资料进行梳理，并整理归纳其具体的处方组成药物或作用部位等，描述了每一处方所对应的具体功效与主治，详细说明了每一处方的服用或使用方式，细致地附加了每一处方的具体出处。为临床及科学研究糖尿病及其并发症、合并症中医处方的选择与应用提供了参考。

　　糖尿病及其并发症、合并症是本书作者从事中医工作多年来的主要研究方向之一，包括参与科技部国家重点研发项目"中医医疗与临床科研信息共享系统项目与实施"有关糖尿病数据分析的内容。

本书的编写，参考并引用了大量相关文献，可以作为糖尿病中医处方的参考书，供中医、中西医结合等专业研究参考，同时可作为临床中医师工具书。本书包含的处方均标明了其具体来源，为使用本书者查找处方出处提供便利。

本书不足之处，望读者们批评指正。

编　者
2024 年 3 月

目 录

第一章 糖尿病

第二章 糖尿病急性并发症

第三章 糖尿病常见慢性并发症

第四章　糖尿病合并疾病

第一章

糖尿病

一、内服方

（一）上消方

1. 施今墨上下消效方

【药物组成】葛根 30g，天花粉 90g，石斛 60g，玄参 90g，生地黄 90g，天冬 30g，麦冬 30g，莲须 30g，人参 30g，白果 60g，五味子 30g，桑螵蛸 60g，菟丝子 60g，补骨脂 60g，山茱萸 60g，西洋参 30g，何首乌 60g，生黄芪 120g，山药 90g，女贞子 60g。

【功效主治】清热泻火，养阴益气。主治糖尿病偏上下消。

【用法】共为细末。金樱子膏 1000g 合为小丸。每日早、中、晚各服 6g，白开水送下。

【来源】江扬清. 中西医结合内科研究 [M]. 北京：北京出版社，1997：615.

2. 石膏知母汤

【药物组成】石膏 10g，知母 20g。

【功效主治】清泄肺胃之火。主治外感热病，肺热喘咳，胃火；消渴诸症。

【用法】水煎至 100mL 服用，每日 1 剂，早晚各半剂。

【来源】李晨，胡少敏. 石膏知母汤降糖的临床研究 [J]. 医学

3. 竹叶石膏汤加减

【药物组成】生石膏 30 ～ 45g，竹叶 10 ～ 12g，太子参 15 ～ 20g，麦冬 10 ～ 12g，生甘草 3 ～ 6g，玄参 12 ～ 15g，枸杞子 12 ～ 15g，生地黄 10 ～ 12g，牡丹皮 10 ～ 12g，赤芍 12 ～ 15g，丹参 12 ～ 15g。

【加减】口渴多饮，咽燥明显，加知母 12 ～ 15g、天花粉 10 ～ 12g、石斛 10 ～ 12g；多食易饥，心烦失眠，加黄连 6 ～ 9g、莲子心 3 ～ 6g、川牛膝 10 ～ 12g；口苦，心烦易怒，加龙胆 10 ～ 12g、柴胡 10 ～ 12g；大便干燥秘结，加芒硝 3 ～ 9g、火麻仁 12 ～ 15g。

【功效主治】养阴清热。主治消渴诸症。

【用法】每日 1 剂，水煎取汁，分 2 次服。

【来源】翁维良 . 中医活血化瘀治疗疑难病 [M]. 北京：金盾出版社，2011：129.

4. 天花粉散

【药物组成】天花粉 6g，生地黄 6g，麦冬 6g，葛根 6g，五味子 3g，甘草 3g，粳米 100 粒。

【功效主治】生津止渴。主治心移热于肺，肺热化燥，发为上消，渴饮无度。

【用法】研细末。每次 3 ～ 6g，每日 2 ～ 3 次，温开水送服。

【来源】林佩琴 . 类证治裁 [M]. 钱晓云，点校 . 上海：上海中医药大学出版社，1997.

5. 人参石膏汤

【药物组成】人参 9g，石膏、生地黄、黄精、山药各 20g，知母、山茱萸各 10g，石斛 8g，甘草 6g。

【加减】气阴两虚，加黄芪 20g；阴阳两虚，去石膏，加肉桂 6g、附子 10g；下肢周围神经病变，加木瓜 10g、地龙 6g；上肢周围神经病变，加片姜黄 10g、桂枝 12g。

【功效主治】清热润肺，益气养阴。主治上消，烦渴多饮。

【用法】每日 1 剂，水煎取汁，分 2 次服。

【来源】李春光 . 人参石膏汤治疗糖尿病黎明现象 50 例 [J]. 内蒙古中医药，2005（3）：3-4.

6. 江扬清上消效方

【药物组成】天花粉 120g，生石膏 30～90g，知母 18g，沙参 24g，生地黄 30g，玄参 30g，麦冬 20g，玉竹 20g，山药 45g。

【功效主治】清热润肺止渴。主治糖尿病三消。

【用法】每日 1 剂，水煎取汁，分 2 次服。

【来源】江扬清 . 中西医结合内科研究 [M]. 北京：北京出版社，1997：616.

7. 导赤散加减

【药物组成】生地黄、木通、生甘草梢、竹叶、黄连、茯苓、泽泻。

【功效主治】清热利湿，引火下行。主治：上消型糖尿病。其临床表现主要为口渴多饮，口舌干燥，尿频量多，烦热多汗，舌边尖红，苔薄黄，脉洪数。清热法联合利水渗湿法治疗上消。

【用法】每日 1 剂，水煎取汁，分 2 次服。

【来源】崔豪媚，唐露霖，王筱，等 . 论引火下行法在糖尿病治疗中的运用 [J]. 江苏中医药，2021，53（9）：60-63.

（二）中消方

1. 酒蒸黄连丸

【药物组成】黄连（用酒浸润，熬干）120g。

【功效主治】除热气，止烦渴，厚肠胃。主治胃肠积热，泻痢，消渴，反胃呕吐。

【用法】研细末，制丸，如梧桐子大。每日2次，每次30～50丸，温开水送服。

【来源】《活人书》卷十八。

2. 刘仕昌方

【药物组成】生地黄15g，天花粉15g，葛根15g，党参15g，黄芪15g，山药30g，麦冬12g，枸杞子12g，五味子6g，甘草6g，糯米1匙。

【功效主治】补脾养阴。

【用法】每日1剂，水煎取汁，分2次服。

【来源】江扬清.中西医结合内科研究[M].北京：北京出版社，1997：616.

3. 张孟林降糖茶

【药物组成】炒苍术20～40g，炒白术15～30g，山药30～50g，生黄芪30～50g，玄参15～30g，北沙参30～40g，玉竹20～40g，五味子15～25g，桑螵蛸10～15g。

【功效主治】健运脾胃，止渴，抑饥，降糖。主治糖尿病。

【用法】每日1剂，煎3次当茶饮。

【来源】刘学勤.千家名老中医妙方秘典[M].北京：中国中医药出版社，1994.

4. 江扬清中消效方

【药物组成】天花粉90g，生石膏30g，山药30g，黄芪30g，白术30g，熟地黄30g，何首乌30g，知母15g，麦冬15g，玄参24g，生地黄24g，玉竹20g。

【功效主治】养阴，清热，益气，止渴。主治糖尿病三消。

【用法】每日1剂，水煎取汁，分2次服。

【来源】江扬清. 中西医结合内科研究 [M]. 北京：北京出版社，1997：616.

5. 补脾胃泻阴火升阳汤加减

【药物组成】柴胡 12g，黄芪 30g，苍术、羌活、甘草各 6g，升麻 10g，人参 9g，黄芩 3g，黄连 9g。

【加减】肝阴虚，加菊花、枸杞子；肾阴亏虚，加山茱萸、熟地黄；阳亢明显，加夏枯草、白蒺藜。

【功效主治】补中益气，升举阳气。主治口干多饮，易饥多食，多尿，消瘦，乏困，五心烦热，急躁易怒，自汗，盗汗，少寐多梦，溲赤，苔少，脉细。脾虚阴火型的消渴（糖尿病）。

【用法】每日 1 剂，水煎取汁，分 2 次服。

【来源】王新宇，张林春，韩新颖，等. 补脾胃泻阴火升阳汤加减治疗脾虚阴火型 2 型糖尿病的临床观察 [J]. 现代诊断与治疗，2022，33（3）：337-339，356.

6. 王文彦扶脾消渴汤

【药物组成】人参 15g，白术 15g，山药 20g，沙参 20g，麦冬 15g，百合 15g，玉竹 15g，焦山楂 20g，鸡内金 15g，陈皮 15g，甘松 15g，葛根 15g。

【加减】病初口干大渴引饮，尿糖（++）以上者加桑椹 15g、女贞子 15g。渴减则去。病症减轻后则兼扶气，加黄芪 20g、龙眼肉 15g；若服药而疗效甚缓，乃脾气不得肾阳之助，加枸杞子 20g、菟丝子 15g。

【功效主治】健脾益气，和胃运肺，化精止渴。主治烦渴多饮，多食易饥，尿频量多。形体消瘦的消渴（糖尿病）。

【用法】每日 1 剂，水煎取汁，分 2 次服。

【来源】刘学勤. 千家名老中医妙方秘典 [M]. 北京：中国中医药出版社，1994.

7. 施今墨中消效方

【药物组成】莲子60g，芡实60g，党参60g，熟地黄60g，红参60g，天竺子60g，桑椹60g，肉苁蓉60g，山茱萸60g，茯苓60g，牡丹皮30g，山药90g，白术60g，阿胶60g，知母30g，黄精60g，西洋参30g，杭白芍60g，黄柏30g，生黄芪90g。

【功效主治】糖尿病偏中消。

【用法】共研细末。雄猪肚一个，煮烂如泥，和为小丸。每日早、中、晚各服6g，白开水送下。

【来源】江扬清. 中西医结合内科研究 [M]. 北京：北京出版社，1997：615.

8. 卢芳降糖补脾汤

【药物组成】生黄芪100g，虎杖50g，白芍15g，丹参50g，山药15g，泽泻15g。

【加减】夜寐不安者，加首乌藤25g、合欢花25g，以益气健脾安神；心悸气短者，加柏子仁15g、肉苁蓉25g，以补益心肾；皮肤干燥而痒者，加当归15g、白蒺藜15g，以养血润燥祛风；食少纳呆者，加佛手15g、香橼15g，以醒脾和胃；头晕神疲者，加鹿茸末10g，分2次冲服，补虚损，以养精血。

【功效主治】益气扶正，活血通络。主治久病气虚，虚实夹杂之消渴，即2型糖尿病。

【用法】每日1剂，水煎取汁，分2次服。

【来源】刘学勤. 千家名老中医妙方秘典 [M]. 北京：中国中医药出版社，1994.

9. 增液承气汤加减

【药物组成】玄参30g，麦冬24g（连心），细生地黄24g，大黄9g，芒硝4.5g，黄连9g。

【功效主治】清热攻下，引火下行。主治：中消型糖尿病。

其临床主要表现为多食易饥，口渴，尿多，形体消瘦，大便干燥，苔黄，脉滑实有力。

【用法】水煎服。

【来源】崔豪媚，唐露霖，王筱，等.论引火下行法在糖尿病治疗中的运用 [J].江苏中医药，2021，53（9）：60-63.

（三）下消方

1.孔令诩滋水涵木方

【药物组成】生石膏 30g（先煎），珍珠母 30g（先煎），知母 10g，杭白芍 15g，黄芩 10g（先煎），夏枯草 15g（先煎），鸡内金 20g，天花粉 10g，生地黄 15g，玄参 10g，山茱萸 10g，枸杞子 10g，炒杜仲 10g，牛膝 15g，黄连 5g，五味子 3g，丹参 20g，橘络 30g。

【功效主治】肾阴不足。治以滋水涵木，兼清肝胃。主治糖尿病兼高血压病。

【用法】每日 1 剂，水煎取汁，分 2 次服。

【来源】徐世杰，唐仕欢.孔令诩临证精要 [M].北京：人民卫生出版社，2015.

2.孟氏经验方

【药物组成】生地黄 30g，熟地黄 30g，何首乌 15g，山茱萸 10g，麦冬 15g，玉竹 10g，玄参 15g，丹参 15g，泽兰 15g，川楝子 6g，知母 10g，天花粉 30g，菊花 10g，决明子 15g，枸杞子 15g。

【功效主治】滋补肝肾，养阴明目。

【用法】每日 1 剂，水煎取汁，分 2 次服。

【来源】曾宪斌，丁成华.糖尿病验方 450 首 [M].上海：上海中医药大学出版社，2002.

3. 六味地黄丸加减

【药物组成】熟地黄 15g，山药 15g，牡丹皮 15g，泽泻 15g，山茱萸 15g，茯苓 20g，丹参 15g，天花粉 10g，黄芩 10g，生地黄 10g，黄芪 20g，天冬 15g，甘草 6g。

【加减】若患者合并肢体麻木，则加鸡血藤 30g、当归 15g；若患者合并痰湿体质，则加苍术 10g、荷叶 20g。

【功效主治】益气养阴，润燥生津。主症为尿频量多，腰膝酸软，次症为多食易饥，口干唇燥，倦怠乏力，两颧潮红，舌红少苔，脉细数无力。治疗肾阴亏虚证的糖尿病。

【用法】每日 1 剂，水煎取汁，分 2 次服。

【来源】赵秋菊，智冰清. 六味地黄丸加减联合二甲双胍治疗肾阴亏虚型老年 2 型糖尿病的临床效果 [J]. 临床医学研究与实践，2022，7（2）：106-109.

4. 保肾汤

【药物组成】生地黄 20g，山茱萸 15g，茯苓 15g，山药 15g，丹参 15g，白术 10g，金樱子 10g，枸杞子 10g，川芎 10g，牛膝 10g，生黄芪 30g，益母草 30g，蜈蚣 2 条。

【加减】水肿明显者，加泽兰 15g、泽泻 15g；肾阳虚者，加淫羊藿 10g、巴戟天 10g；阴虚，加知母 10g、黄柏 10g；血虚者，加当归 10g、阿胶 10g。

【功效主治】健脾补肾，活血消肿。主治糖尿病肾病，证属脾肾亏虚，脉络痹阻。

【用法】每日 1 剂，水煎取汁，分 2 次服。4 周为 1 个疗程。

【来源】刘必利，吴冰. 保肾汤治疗糖尿病肾病 46 例疗效观察 [J]. 四川中医，2004（12）：54-55.

5. 江扬清下消效方

【药物组成】生地黄、熟地黄各 20g，玄参 20g，枸杞子 30g，何首乌 30g，黄芪 30g，白术 30g，山茱萸 18g，桑螵蛸 12g，黄柏 12g，天花粉 60g，山药 45g。

【功效主治】清热生津，补肾益气。主治糖尿病三消。

【用法】每日 1 剂，水煎取汁，分 2 次服。

【来源】江扬清 . 中西医结合内科研究 [M]. 北京：北京出版社，1997：616.

（四）养阴清热方

1. 消渴方或玉女煎加减

【药物组成】黄连粉 3g，天花粉末 10g，人乳（或牛乳）汁 15mL，藕汁 15mL，生地黄汁 15mL，姜汁 10mL，蜂蜜 10mL，生石膏 30g，知母 15g，麦冬 15g，川牛膝 15g，熟地黄 15g。

【加减】大便秘结不行者，可合用增液承气汤；肺有燥热，口渴多饮者，加黄芩、地骨皮。

【功效主治】养阴清热润燥。主治糖尿病的阴虚燥热证。

【用法】每日 1 剂，水煎取汁，分 2 次服。

【来源】卞瑶，郭兆刚 . 基层实用中医理论与临床技能 [M]. 北京：中国中医药出版社，2014：213.

2. 消渴汤

【药物组成】生石膏 20g，沙参 20g，天花粉 15g，葛根 15g，生地黄 15g，麦冬 15g，生山药 15g，黄芩 10g，牡丹皮 10g，知母 10g，黄连 6g。

【加减】合并周围神经病变，加伸筋草 15g、木瓜 15g、鸡血藤 15g、川芎 12g、赤芍 12g、牛膝 12g、羌活 10g、独活 10g、当归 10g、桃仁 10g、桂枝 10g、红花 10g；合并视神经病变，加熟地黄 20g、当归 15g、山茱萸 15g、墨旱莲 15g、白蒺藜 10g、牡丹皮 10g、密蒙花 10g、木贼 10g、菊花 10g、柴胡 8g、栀子 6g；合并肾病，加生黄芪 30g、益母草 20g、枸杞子 15g、薏苡仁 15g、淫羊藿 15g、牛膝 12g、山茱萸 10g、泽泻 10g、泽兰 10g、金樱子 10g、肉桂 3g。

【功效主治】益气滋阴，祛瘀降浊。主治糖尿病，证属阴虚燥热，血瘀阻络。

【用法】每日 1 剂，水煎取汁，分 2 次服。20 天为 1 个疗程。

【来源】刘浩，魏开科，李建鹏，等 . 消渴方治疗糖尿病 200 例 [J]. 陕西中医，2005（12）：1322-1323.

3. 谢昌仁清热滋阴汤

【药物组成】石膏 20g，知母 10g，甘草 5g，北沙参 15g，麦冬 12g，石斛 12g，生地黄 15g，牡丹皮 6g，茯苓 12g，泽泻 12g，山药 15g，天花粉 12g，鸡内金 6g。

【加减】如胃热盛，加黄连 3g；便秘，加大黄 6g。

【功效主治】清热养阴滋肾。主治糖尿病。症见烦渴多饮，口干舌燥，能食，尿频，舌红少苔，脉洪数等；热燥阴虚证。属脾肾阳虚者此方不宜用。

【用法】上药用适量清水浸泡 30min，放火上煎 30min，每剂煎 2 次，将 2 次煎出的药液混合。每日 1 剂，2 次分服。

【来源】刘学勤 . 千家名老中医妙方秘典 [M]. 北京：中国中医药出版社，1994.

4. 葛根参地芪术方

【药物组成】黄芪 30g，生地黄 30g，苍术 15g，玄参 30g，葛根 15g，丹参 30g。

【加减】血糖较高者，加党参 30g、石膏 30g、知母 15g、甘草 15g、山药 15g；尿糖较高者，加天花粉 30g、乌梅 10g；饥饿感较甚者，重用生地黄，加玉竹 15g；便溏者，将生地黄改为熟地黄，加芡实 15g、莲子 15g、炒薏苡仁 30g；尿中有酮体者，加黄芩 10g、黄连 5g、茯苓 15g、白术 10g；皮肤瘙痒者，加白蒺藜 10g、地肤子 15g、白鲜皮 10g；并发脉管炎者，加桂枝 12g、苏木 15g、刘寄奴 15g、当归 15g、鸡血藤 30g；并发疖肿感染者，加黄连 5g、黄芩 12g、黄柏 10g、蒲公英 30g；并发蛋白尿者，重用黄芪至 60g，加益母草 30g、当归 15g、鸡血藤 30g；并发糖尿病眼病者，加川芎 10g、菊花 10g、白芷 10g、青葙子 10g。

【功效主治】补气，活血，降糖，止渴。主治糖尿病。

【用法】上药加水煎煮 2 次，药液混合均匀，分 2 次服，每日 1 剂。

【来源】郎淑敏，万金来，李立华. 内科病诊治绝招 [M]. 石家庄：河北科学技术出版社，2011：240.

5. 玉液汤合冬地三黄汤加减

【药物组成】黄连 10g，麦冬 10g，天花粉 12g，玉米须 20g，葛根 20g，知母 10g，醋鸡内金 20g，芦根 15g，黄芩 10g，生地黄 15g，玄参 10g，地骨皮 15g。

【功效主治】滋阴生津，清胃泻火。治疗脾阴亏虚，胃火炽盛证。

【用法】水煎服，每日 1 剂，分 2 次服。

【来源】肖瑶，魏军平. 滋阴清胃法治疗 3c 型糖尿病 1 例报告 [J]. 湖南中医杂志，2021，37（4）：95-97.

（五）养阴益气方

1. 祝谌予效方三号

【药物组成】生黄芪 30g，玄参 30g，丹参 30g，生牡蛎 30g，山药 10g，党参 10g，麦冬 10g，五味子 10g，苍术 15g，生地黄、熟地黄各 15g，葛根 15g，茯苓 15g。

【功效主治】益气养阴降糖。主治气阴两虚型糖尿病。

【用法】每日 1 剂，水煎取汁，分 2 次服。

【来源】江扬清. 中西医结合内科研究 [M]. 北京：北京出版社，

1997：616.

2.玉液汤

【药物组成】生山药60g，生黄芪25g，生鸡内金10g，葛根10g，五味子10g，天花粉10g。

【加减】肺热津伤者，佐以人参、麦冬，以强生津止渴之效；胃热炽盛，佐以黄连、栀子，以清热泻火；肾阴虚者，佐以人参、山茱萸，以固肾益精；阴阳两虚者，少佐桂枝、附子，以少火生气；伴有血瘀者，佐以丹参、红花活血化瘀，以利行气。

【功效主治】益气滋阴，固肾消渴。主治2型糖尿病，证属气阴两虚。

【用法】每日1剂，水煎取汁，分2次服。3个月为1个疗程。

【来源】熙章.加味玉液汤治疗2型糖尿病200例[J].陕西中医，2003（3）：200.

3.祝谌予降糖方

【药物组成】生黄芪30g，生地黄30g，苍术15g，玄参30g，葛根15g，丹参30g。

【加减】尿糖不降者，加天花粉30g或加乌梅10g；血糖不降者，加人参白虎汤，方中人参可用党参代替，用10g，知母10g，生石膏用30～60g；血糖较高而又饥饿感明显者，加玉竹10～15g、熟地黄30g；尿中出现酮体者，加黄芩10g、黄连5g、茯苓15g、白术10g；皮肤瘙痒者，加白蒺藜10g、地肤子15g、白鲜皮15g；下身瘙痒者，加黄柏10g、知母10g、苦参15～20g；失眠者，加何首乌10g、女贞子10g、白蒺藜10g；心悸者，加石菖蒲10g、远志10g、生龙骨30g、牡蛎30g；大便溏薄者，加薏苡仁20g、芡实10g；觉燥热殊甚，而有腰痛者，加肉桂3g，引火归原；腰痛，下肢痿软无力者，加桑寄生20～30g、狗脊15～30g。

【功效主治】益气养阴活血。主治气阴两虚型糖尿病。

【用法】每日 1 剂，水煎取汁，分 2 次服。

【来源】刘学勤 . 千家名老中医妙方秘典 [M]. 北京：中国中医药出版社，1994.

4. 高濯凤益气养阴汤

【药物组成】人参 9g，黄芪 15g，葛根 30g，山茱萸 30g，山药 30g，生地黄 30g，石斛 30g，知母 20g，天花粉 30g。

【加减】上焦火盛者，加黄连 6g；血瘀明显者，加丹参 30g，三七粉 3g（冲服）。

【功效主治】益气养阴清热。主治糖尿病多年不愈，脾肾两虚，元气不足，气化失司，水津不布，浊气内干，精微下泄，脏腑枯燥，以致阴阳气血逆乱之重症。症见：口渴少津，多食而瘦，饮一溲二，神疲乏力，肌肤干枯，舌质暗红，苔白而干或少苔，脉虚大无力或弦而无力。临床化验：血糖在 300mg/dL 左右，尿糖 +++ 左右，或酮体阳性，或血糖在正常范围，尿糖阳性，三多症不明显的肾性糖尿。

【用法】先将人参加水入煎，沸后 30min，加诸药共煎 30min，取汁 150mL，加水再煎。两次煎液合并，分早晚温服，每日 1 剂。

【来源】刘学勤 . 千家名老中医妙方秘典 [M]. 北京：中国中医药出版社，1994：391.

5. 沙参麦冬汤加味

【药物组成】北沙参 15g，玉竹 15g，麦冬 15g，天花粉 15g，白扁豆 10g，桑叶 10g，甘草 6g，黄芪 15g。

【功效主治】益气养阴，清养肺胃，生津润燥。用于治疗饮食不节，劳倦，情志失调等损伤脾、肺、肾，引起气阴两虚，气虚运化乏力，不能化生津液，阴虚生内热，阴液暗耗，加重气伤，形成恶性循环的患者。

【用法】每日 1 剂，水煎取汁，分 2 次服。

【来源】戚子云，魏爱生，张树昌，等 . 沙参麦冬汤加味对糖尿病大鼠胰岛素抵抗、炎症反应和氧化应激反应的影响 [J]. 广州中医药大学学报, 2019, 36 (5): 724-728.

6. 益气养阴活血通络方

【药物组成】黄芪、茯苓、党参、白术、麦冬、山茱萸、五味子、当归、川芎、丹参、葛根、薤白、木香、甘草。

【功效主治】益气养阴, 活血通络。治疗气阴两虚血瘀证, 如: 阴虚燥热, 病程长久, 肾阴亏损, 耗伤气阴, 气阴两虚, 阴液不足以推舟, 气虚不足以运血, 血必有瘀, 痹阻心脉。

【用法】每日1剂, 早晚各1次, 每次量约200 mL。

【来源】牛明明, 张贺芳, 唐艳阁, 等. 益气养阴活血通络方治疗老年早期糖尿病心肌病的临床观察 [J]. 中国老年学杂志, 2022, 42 (6): 1316-1318.

7. 益气养阴活血中和汤

【药物组成】党参、焦三仙(焦山楂、焦神曲、焦麦芽)各10g, 生地黄、炙甘草各8g, 白茅根30g, 大枣6枚, 白术、麦冬各13g, 丹参、赤芍各11g, 黄芪15g, 五味子6g, 生姜3片。

【功效主治】生津止渴, 清热润肺, 养阴增液。可降血糖。

【用法】每日1剂, 水煎取汁, 分2次服。

【来源】苏冰, 邱春玉. 基于中和医派之益气养阴活血中和汤治疗糖尿病的临床研究 [J]. 光明中医, 2022, 37 (1): 76-79.

8. 开郁清热方

【药物组成】黄连、大黄各15g, 葛根、白芍、柴胡、天花粉各10g, 枳实、半夏、瓜蒌各9g, 甘草6g。

【功效主治】黄连清热燥湿、泻火消渴, 大黄泻热祛火、凉血解毒、逐瘀通经, 葛根解肌退热, 生津止渴, 共为君药; 白芍养血调经、敛阴止汗, 柴胡和解表里、疏肝解郁, 天花粉清热泻火、生津止渴, 主治热病烦渴, 共为臣药; 枳实破气消积、化痰散痞，主治积滞内停、痞满胀痛，半夏燥湿化痰、降逆止呕，瓜蒌清热涤痰、宽胸散结，共为佐药；甘草理气和中、调和诸药，为使药。全方共奏滋阴补肾、扶正益气、清热祛火、化痰渗湿、活血祛瘀、疏肝健脾、补肾益气的功效。

【用法】每日 1 剂，加水 1000mL 煎煮得药汤 400mL，早、晚餐后各服 1 次。

【来源】李军，陈弘东，谭方，等．开郁清热方联合恩格列净治疗 2 型糖尿病临床评价 [J]．中国药业，2022，31（8）：96-98.

9. 玉泉丸

【组成】麦冬（去心，晒）30g，人参 30g，茯苓 30g，黄芪（半生半蜜炙）30g，乌梅肉（焙）30g，甘草 30g，天花粉 45g，葛根 45g。

【功效主治】益气养阴，生津止渴，适合气阴两虚型糖尿病患者。

【用法】将上述药材磨为粉末，炼蜜为丸，如弹子大。每次 1 丸，温汤送服。

【来源】袁建业，王桂茂．糖尿病：名家妙方 + 饮食 [M]．北京：化学工业出版社，2016.

（六）养阴温阳方

金匮肾气丸加减

【药物组成】熟地黄 24g，山茱萸 12g，山药 12g，茯苓 9g，泽泻 9g，牡丹皮 9g，附子 10g，肉桂 3g，女贞子 15g，墨旱莲 15g，枸杞子 15g，菟丝子 15g。

【加减】身体困倦，气短乏力者，加党参、黄芪、黄精；阳痿者，加巴戟天、淫羊藿、肉苁蓉。

【功效主治】滋阴温阳，益肾固摄。主治糖尿病阴阳两虚证。

【用法】每日 1 剂，水煎取汁，分 2 次服。

【来源】卞瑶，郭兆刚．基层实用中医理论与临床技能 [M]．北京：中国中医药出版社，2014：213.

（七）养阴清热方

1. 赵开元天花散

【药物组成】天花粉 50g，葛根 30g，生地黄 15g，麦冬 15g，五味子 6g，甘草 6g。

【加减】口渴多饮者，加沙参、地骨皮、石斛各 15g；多食善饥，大便秘结者，加知母、玉竹、火麻仁各 15g，制大黄 10g；口渴喜饮，尿频量多者，加枸杞子 15g、何首乌 20g、山药 20g；阴虚过甚者，加麦冬 15g，玄参 20g；气虚者，加人参 10g、黄芪 15g。

【功效主治】滋阴清热。主治老年糖尿病。

【用法】每日 1 剂，水煎取汁，分 2 次服。

【来源】刘学勤．千家名老中医妙方秘典 [M]．北京：中国中医药出版社，1994.

2. 养阴清热方

【药物组成】黄芪 30g，地骨皮 15g，麦冬 15g，生地黄 15g，党参 15g，知母 20g，连翘 20g，黄连 8g。

【加减】有口渴多汗症状者，加玉米须、浮小麦各 30g；失眠者，加益母草、首乌藤各 10g；多尿者，加茯苓 10g。

【功效主治】益气滋阴清热。

【用法】每日 1 剂，水煎取汁，分 2 次服。

【来源】葛洪，刘畅，刘伟，等．养阴清热方治疗 2 型糖尿病的思路与方法 [J]．中国妇幼健康研究，2017，28（S2）：122-123.

（八）温阳活血方

阳和汤加减

【药物组成】熟地黄 30g，鹿角胶 6g，白芥子 10g，肉桂 3g，生甘草 6g，麻黄 9g，炮姜 3g。

【加减】创面炎症期：患足红肿热痛，有臭味，舌红苔黄腻，脉弦，加牡丹皮、蒲公英、野菊花、生地黄、金银花。创面脓腐期：创面表层覆盖坏死组织，不易液化，舌暗红苔白腻，脉弦细，加皂角刺、当归、延胡索。创面脓水淋漓：有臭味，局部肿胀，舌胖有齿痕，苔淡黄，脉细，加黄柏、薏苡仁、黄连。肉芽增殖期：创面凹陷，肉芽暗红，舌淡红苔薄白，加当归、延胡索、红花、黄芪、黄精等。

【功效主治】温经散寒，活血通络。治疗糖尿病足。

【用法】每日 1 剂，水煎取汁，分 2 次服。

【来源】王永灵，廖明娟，李琰，等．阳和汤加减内服结合负压技术治疗糖尿病足 [J]．组织工程与重建外科，2021，17（5）：426-429.

（九）养阴活血方

1. 生脉饮合补阳还五汤加减

【药物组成】太子参 15 ～ 20g，麦冬 10 ～ 12g，五味子 6 ～ 10g，生黄芪 30 ～ 45g，陈皮 10 ～ 12g，白术 10 ～ 12g，桃仁 10 ～ 12g，红花 10 ～ 12g，当归 10 ～ 12g，地龙 10 ～ 12g，赤芍 12 ～ 15g，白芍 12 ～ 15g，川芎 10 ～ 12g，炙甘草 6 ～ 9g。

【加减】自汗气短者，加防风 10 ～ 12g；失眠多梦者，加酸枣仁 15 ～ 30g、柏子仁 15 ～ 30g；腹胀便溏者，加薏苡仁 20 ～ 30g、厚朴 10 ～ 12g；头晕、视物模糊者，加枸杞子 10 ～ 12g、杭菊花 10 ～ 12g、泽兰 12 ～ 15g、茺蔚子 12 ～ 15g；肢体麻木疼痛者，加土鳖虫 10 ～ 12g、水蛭 3 ～ 6g。

【功效主治】益气养阴，活血化瘀。主治气阴两虚兼血瘀证。

【用法】每日 1 剂，水煎取汁，分 2 次服。

【来源】翁维良．中医活血化瘀治疗疑难病 [M]．北京：金盾出版社，2011：130.

2. 养阴化瘀方

【药物组成】黄芪 20g，山药 20g，肉桂 3g，熟地黄 15g，山茱萸 10g，知母 10g，玄参 10g，天花粉 10g，枸杞子 10g，黄柏 5g。

【功效主治】养阴清热，益气化瘀。主治糖尿病阴虚血瘀证。

【加减】口渴甚者，加麦冬、石膏、生地黄，玄参加量；善饮者，加人参；心烦失眠者，加酸枣仁，知母加量；湿性坏疽者，加蒲公英、连翘，重玄参；苔黄腻，脉滑数者，黄柏加量，加薏苡仁；足坏疽者，加桃仁、红花、水蛭。

【用法】每日 1 剂，水煎取汁，分 2 次服。

【来源】王坤山，王慧艳．糖尿病良方 1500 首 [M]．北京：中国中医药出版社，1997：392.

3. 祝谌予效方一号

【药物组成】沙参 10g，麦冬 10g，枸杞子 10g，当归 10g，川楝子 10g，丹参 30g，生地黄、熟地黄 15g，葛根 15g。

【加减】肾阴虚遗精者，加知母 10g、黄柏 10g；足后跟痛者，加青黛 5g、木瓜 10g；尿淋漓不尽者，加生白果 10g；肾阳虚阳痿者，加淫羊藿 15g、阳起石 30g；腰冷者，加肉桂 3g；夜尿多者，加生白果 10g、补骨脂 10g。肝阴虚，视物模糊者，加菊花 10g、青葙子 10g、决明子 15g；胁肋痛者，加延胡索 10g、郁金 10g、茜草 10g、泽兰 10g；肝火旺者，加柴胡 10g、龙胆 6g。心阴虚，失眠健忘者，加女贞子、白薇各 10g，首乌藤 20g；心悸者，加石菖蒲、远志各 10g；心火旺者，加黄连 6g，黄芩、连翘各 10g；心气虚，脉结代者，加桂枝 10g。肺阴虚，口渴甚者，加天花粉、蛤粉各 30g；肺热盛者，加桑白皮 15g、蛤粉 30g、黄芩 10g；肺气虚者，加黄芪 50～60g；胃阴虚者，口干少津者，加玉竹 15g；不思食者，加乌梅、鸡内金各 10g；脾气虚，便溏者，加白术 40g、生薏苡仁 30g。

【功效主治】益气养阴，降糖。主治阴虚型糖尿病。

【用法】每日 1 剂，水煎取汁，分 2 次服。

【来源】江扬清．中西医结合内科研究 [M]．北京：北京出版社，1997：616.

4. 育阴汤

【药物组成】石斛 20g，麦冬 15g，生地黄 30g，鬼箭羽 30g，玄参 12g，天花粉 12g，山药 12g，黄芪 10g，知母 10g，苍术 10g，丹参 10g。

【加减】胸胁胀满者，加柴胡 15g、枳壳 12g；小便频数者，加益智 15g、桑螵蛸 12g；皮肤瘙痒者，加苦参 20g、川椒 15g、地肤子 10g；伴有白内障者，加菊花 15g、望月砂 10g；失眠健忘者，加远志 15g、炒酸枣仁 12g；高血压者，加夏枯草 15g、钩藤 12g；冠心病心绞痛者，加瓜蒌 40g、赤芍 20g；大便秘结者，加大黄 10g、火麻仁 15g；肢体麻木、刺痛者，加鸡血藤 20g、丝瓜络 15g。

【功效主治】育阴润燥，清热化瘀。主治糖尿病，证属阴虚燥热。

【用法】每日 1 剂，水煎取汁，1 日 3 次。1 个月为 1 个疗程。

【来源】姬云海．育阴汤治疗 2 型糖尿病 150 例 [J]．四川中医，2001，19（12）：48.

5. 施今墨新加梅花取香汤

【药物组成】生黄芪 30g，党参 10g，麦冬 10g，山药 18g，五味子 10g，玄参 12g，乌梅肉 4.5g，绿豆衣 12g，天花粉 12g，生石膏 18g（打，先煎）。

【功效主治】清热滋阴，活血化瘀。主治糖尿病。症见形体消瘦，小便频多，口渴思饮，消谷善饥，牙龈时肿出血，甚至化脓，自觉手足心热及周身燥热不适，舌上无苔舌质暗红，脉象沉微者。

【用法】每日1剂，水煎取汁，分2次服。

【来源】刘学勤.千家名老中医妙方秘典[M].北京：中国中医药出版社，1994.

（十）行气活血方

1.祝谌予效方五号

【药物组成】木香10g，当归10g，川芎10g，益母草30g，丹参30g，赤芍15g，葛根15g，生地黄、熟地黄各15g。

【功效主治】理气，活血，祛瘀，降糖。主治瘀血型糖尿病。

【用法】每日1剂，水煎取汁，分2次服。

【来源】江扬清.中西医结合内科研究[M].北京：北京出版社，1997：616.

2.抵当汤

【药物组成】水蛭（熬）三十个，虻虫（去翅足，熬）三十个，桃仁（去皮尖）二十个，大黄（酒洗）三两。

注：以上为《伤寒论》原书剂量，汉朝一两为15.625g。

【功效主治】活血通络。用于治疗太阳经邪热久郁不解，随经下陷血分，最后热瘀互结于下焦的病证，用于糖尿病肾病患者的治疗。

【用法】每日1剂，水煎取汁，分2次服。

【来源】李迈，邱连利，杨丽霞，等.仝小林教授治疗糖尿病的中药用药特点分析[J].中医研究，2022，35（2）：83-88.

3.桃红四物汤加减

【药物组成】当归20g，熟地黄15g，赤芍15g，川芎10g，桃仁15g，红花10g，桂枝15g，桑枝15g，鸡血藤20g，延胡索15g，木瓜20g，牛膝15g。

【加减】肾虚腰痛患者，加杜仲 20g、续断 20g；脾虚患者，加白术 15g、莲子 20g；畏寒肢冷，下肢水肿患者，加附子 10g；五心烦热患者，加知母 10g、黄柏 15g。

【功效主治】活血化瘀。主治瘀血内阻型的糖尿病。

【用法】每日 1 剂，水煎取汁，分 2 次服，4 周为 1 个疗程。

【来源】王蕊芳.桃红四物汤加减联合甲钴胺对糖尿病周围神经病变的临床疗效探讨 [J].糖尿病新世界，2021，24（4）：181-183.

4. 芷梅散

【药物组成】乌梅 1g，甘草 1g，百药煎 30g，白芷 15g，白檀根 9g。

【功效主治】益气阴，止燥渴。主治上消，渴而多饮。

【用法】研细末。每日 1 次，每次 9g，白开水冲服。

【来源】《医学纲目》卷二十一。

（十一）清热益气方

1. 独连丸

【药物组成】黄连（去须，米醋于研钵内熬尽，取出晒干）120g。

【功效主治】清热泻火。主治消渴。

【用法】研细末，米醋煮面糊制丸，如梧桐子大。每日 2 次，每次 30 丸，温开水送服。

【来源】杨倓撰.杨氏家藏方 [M].上海：上海科学技术出版社，2014.

2. 陈树森清热养阴汤

【药物组成】生石膏 30g，黄精 30g，黄芪 30g，人参叶 10g，知母 10g，生地黄 15g，熟地黄 15g，玄参 10g，枸杞子 10g，山药 10g。

【加减】阴虚津少者，加用玉竹、天花粉、天冬等，以养阴生津；若口渴甚者，加用石斛等。兼有瘀血阻滞脉络，常用天仙子、紫草、川芎、丹参、赤芍、桃仁、红花等，若疮痈化脓，则清热解毒为主，用金银花、连翘、黄芩、黄连、白花蛇舌草之类，或以蒲公英、野菊花，内服外用均见功效；久病肾阳亦虚者，加淫羊藿以助肾阳，阳生则阴长，由于脾为后天之本，且滋腻之品大多碍胃，故在方中可加上苍术以醒脾健胃，使诸药尽其效。

【功效主治】清热养阴，兼补肺肾。主治糖尿病。

【用法】每日 1 剂，水煎取汁，分 2 次服。

【来源】刘学勤 . 千家名老中医妙方秘典 [M]. 北京：中国中医药出版社，1994.

3. 清热化湿调糖饮加减

【药物组成】川黄连 15g，炒苍术 30g，炒栀子 10g，姜半夏 30g，细芦根 30g，云茯苓 60g，生薏苡仁 50g，川牛膝 50g，葛根 50g，黄芩 10g，神曲 30g，升麻 10g。

【功效主治】清热祛湿，理气和中。主治糖尿病热证。

【用法】水煎服，10 剂，每日 1 剂，分 2 次温服。停用胰岛素，给予糖尿康片 8 片，3 次 / 天，口服；黄连降浊丸 15 丸，3 次 / 天，口服。

【来源】孔丽丽，李方旭，陈丹丹，等 . 庞国明教授反治法治疗 2 型糖尿病消谷善饥临证心得 [J]. 光明中医，2022，37（6）：971-973.

（十二）清热化痰方

1. 孔令诩清化滋养方

【药物组成】黄芩 10g，苦杏仁 10g，浙贝母 10g，藕节 10g，天花粉 15g，天冬 10g，竹茹 30g，法半夏 10g，金银花 15g，丹参 15g，鸡内金 15g，六神曲 10g，半枝莲 25g，知母、黄柏各 10g，地骨皮 10g，夏枯草 15g，山茱萸 10g，百合 10g，紫花地丁 15g，草河车 5g。

【功效主治】痰热久蕴，阴分不足。清化兼滋养。主治糖尿病兼肺癌。

【用法】每日 1 剂，水煎取汁，分 2 次服。

【来源】徐世杰，唐仕欢 . 孔令诩临证精要 [M]. 北京：人民卫生出版社，2015.

2. 独胜散

【药物组成】莱菔（出子者）适量。

【功效主治】行气消食。主治消渴。

【用法】洗净薄切，晒干研末。每次 6g，饭后，夜卧煎猪肉澄清汤调下。

【来源】孙世发 . 医富贵病良方 [M]. 北京：金盾出版社，2009：118.

3. 胰敏汤

【药物组成】苍术 15g，茯苓 10g，陈皮 10g，半夏 10g，白术 10g，厚朴 10g，甘草 5g。

【功效主治】清热，涤痰，除湿。主治糖尿病湿证。

【用法】每日 1 剂，水煎取汁，分 2 次服。

【来源】徐有伟，冯学桢 . 胰敏汤对痰湿壅盛型糖尿病患者的降糖效果及对胰岛素抵抗的影响 [J]. 中药材，2019，42（3）：680-682.

4. 小陷胸汤

【药物组成】黄连 6g，半夏（洗）12g，瓜蒌（实大者）20g。

【功效主治】清热涤痰。用于辨证为痰热互结证的 2 型糖尿病患者，除有血糖升高、口干、尿多等典型症状外，还可见体胖、胸闷脘痞、头重头晕、舌苔黄腻、脉弦滑。

【用法】先煮瓜蒌，后纳他药，每日1剂，水煎取汁，分2次服。

【来源】李迈，邱连利，杨丽霞，等.仝小林教授治疗糖尿病的中药用药特点分析[J].中医研究，2022，35（2）：83-88.

5.柴胡温胆汤

【药物组成】石菖蒲20g，佩兰15g，茯苓15g，法半夏12g，柴胡10g，郁金10g，枳壳10g，竹茹10g，黄芩10g，陈皮6g。

【功效主治】止呕祛痰，燥湿清热，益气健脾，行气疏肝，降逆和胃。主治糖尿病湿证。

【用法】取上述所有的药物在进行煎制之前，使用冷水进行约30min的完全浸泡，然后大火煮开使用文火进行煎制，共煎制2次，得到200mL的药汁。每日1剂，分2次服用，100mL/次，早晚饭后温热服用。

【来源】温少利.柴胡温胆汤治疗2型糖尿病痰湿证的临床疗效[J].内蒙古中医药，2021，40（11）：58-59.

（十三）化痰活血方

涤痰汤合血府逐瘀汤加减

【药物组成】制半夏10～12g，陈皮10～12g，茯苓10～12g，枳实10～12g，竹茹10～12g，石菖蒲10～12g，白芥子10～12g，桃仁10～12g，红花10～12g，赤芍10～12g，川芎10～12g，桔梗10～12g，柴胡10～12g。

【加减】胸闷、胸痛者，加丹参12～15g、全瓜蒌12～15g；肢体活动不利者，加桑枝12～15g、全蝎6～9g、蜈蚣1～2条；间歇性跛行者，加土鳖虫10～12g、穿山甲6～9g（已禁用）、川牛膝10～12g；纳呆，呕恶者，加生姜6～9g、草豆蔻 10～12g。

【功效主治】化痰通络，活血化瘀。主治糖尿病痰瘀互结证。

【用法】每日1剂，水煎取汁，分2次服。

【来源】翁维良.中医活血化瘀治疗疑难病[M].北京：金盾出版社，2011：130.

（十四）糖尿病中晚期方

1.赵锡武效方

【药物组成】生地黄30g，熟地黄30g，天冬12g，麦冬12g，党参30g，当归9g，山茱萸12g，菟丝子30g，玄参12g，黄芪30g，茯苓12g，泽泻12g。

【加减】阳明热甚口渴者，加白虎汤、黄连，以清胃泻火；阳虚者，加用金匮肾气丸（汤），桂枝、附子可用至10g；腹胀者，加大腹皮；腹泻者，去生地黄，熟地黄减量，茯苓、泽泻加量；兼有高血压者，加杜仲、牛膝；兼有冠心病者，加瓜蒌、薤白、半夏。

【功效主治】滋阴清热，益气降糖。用于糖尿病中晚期患者。

【用法】水煎服，每日1剂，分2次服。

【来源】江扬清.中西医结合内科研究[M].北京：北京出版社，1997：615.

2.施今墨固脱汤

【药物组成】上肉桂24g（切碎蒸汁兑入），黑附块18g，桑螵蛸9g，山茱萸12g，大山参12g，巴戟天9g，补骨脂9g，覆盆子9g，金樱子9g，白术15g，怀牛膝30g，芡实末30g，炙甘草9g，鹿茸粉3g（另装胶囊，分两次随药送服）。

【功效主治】壮火补虚，填髓固脱。主治糖尿病。症见尿意频繁，小溲清长。朝夕不断，症似尿崩，有时尿液为淡青色，有时上浮一层如猪膏，口不欲饮食，气短音低，四肢厥冷，大便时溏，舌淡不红；苔薄白，脉沉迟者。

【用法】每日1剂，水煎取汁，分2次服。

【来源】刘学勤.千家名老中医妙方秘典[M].北京：中国中医药出版社，1994.

3. 金麦温胆汤

【药物组成】半夏9g，枳实10g，竹茹10g，郁金12g，麦冬15g，瓜蒌15g，厚朴10g，丹参10g。

【功效主治】理气化痰，化瘀通络。主治气阴两虚，津液停滞，蕴而为痰，又致痰湿伤脾，下消上渴，并可有效抗炎、降糖、调节肠道环境。

【用法】每日1剂，水煎取汁，分2次服。

【来源】蔡舒婷，周强，熊红萍.金麦温胆汤对2型糖尿病患者的降糖疗效及肠道菌群的影响[J].深圳中西医结合杂志，2021，31（16）：8-11.

（十五）通治方

1. 姜达岐糖尿病方

【药物组成】生黄芪30～60g，山药30～60g，知母10g，麦冬10g，乌梅10g，白芍15g，龟甲16～30g，七味都气丸9g（分两次吞服）。

【加减】燥渴甚者，加生石膏30～60g，知母倍用；大便干结者，加大生地黄30g、玄参15g；大便溏薄者，去知母，加苍术、白术各15g；眩晕者，加山茱萸9g、五味子9g；渴饥不甚，下肢欠温者，加肉桂3g、淡附片6g。

【功效主治】养胃，和肝，滋肾。主治糖尿病渴饮多尿，善饥形瘦。

【用法】每日1剂，水煎取汁，分2次服。

【来源】刘学勤.千家名老中医妙方秘典[M].北京：中国中

医药出版社，1994：390.

2. 生脉散合六味地黄丸加减

【**药物组成**】熟地黄 20g，麦冬 10g，茯苓 20g，人参 10g，山药 15g，泽泻 12g，山茱萸 15g，五味子 10g，当归 12g，牡丹皮 10g。

【**加减**】若患者肝肾阴虚，则加枸杞子 10g、杜仲 10g、桑寄生 10g；若患者气阴两虚，则加西洋参 10g、石斛 12g；若患者阴阳两虚，则加肉桂 3g、煨益智 6g、干姜 10g；若患者阳虚水泛，则加制附子 6g、桂枝 6g、生黄芪 20g、苍术 10g、淫羊藿 10g。

【**功效主治**】滋阴益肾。主治气阴两虚的 2 型糖尿病。

【**用法**】每日 1 剂，水煎取汁，分 2 次服。

【**来源**】许睿婕 . 生脉散合六味地黄汤加减治疗 2 型糖尿病对血糖、血清 C 肽的价值研究 [J]. 糖尿病新世界，2021，24（11）：19-22.

3. 金匮肾气丸合当归芍药散加减

【**药物组成**】制附片 10 ～ 12g，肉桂 10 ～ 12g，熟地黄 12 ～ 15g，山茱萸 12 ～ 15g，山药 12 ～ 15g，牡丹皮 10 ～ 12g，泽泻 10 ～ 12g，茯苓 10 ～ 12g，当归 12 ～ 15g，白芍 12 ～ 15g，川芎 10 ～ 12g，益母草 12 ～ 15g，泽兰 12 ～ 15g。

【**加减**】尿多泡沫，有蛋白尿者，加芡实 10 ～ 12g、金樱子 10 ～ 12g。

【**功效主治**】温阳利水，活血化瘀。主治糖尿病血瘀证。

【**用法**】每日 1 剂，水煎取汁，分 2 次服。

【**来源**】翁维良 . 中医活血化瘀治疗疑难病 [M]. 北京：金盾出版社，2011：130.

4. 关幼波消渴基本方

【**药物组成**】生黄芪 30g，淫羊藿 15g，杭白芍 30g，生甘草

10g，乌梅 10g，葛根 10g。

【加减】肺热甚，可选加石膏、黄连、石斛、天花粉、玉竹、麦冬、沙参；夜尿频数者，选加川续断、补骨脂、五味子、芡实等；气血虚者，选加党参、黄精、当归、生地黄、熟地黄等。

【功效主治】补肾，益气，生津，敛阴。主治消渴诸症。

【用法】每日 1 剂，水煎取汁，分 2 次服。

【来源】刘学勤.千家名老中医妙方秘典 [M].北京：中国中医药出版社，1994.

5. 章真如方

【药物组成】黄芪 30g，山药 30g，天花粉 30g，生地黄 20g，生牡蛎 20g，麦冬 10g，地骨皮 10g，苍术 10g，茯苓 10g，葛根 10g，五味子 10g。

【功效主治】益气养阴。主治糖尿病气阴两虚证。

【用法】每日 1 剂，水煎取汁，分 2 次服。

【来源】江扬清.中西医结合内科研究 [M].北京：北京出版社，1997：616.

6. 干姜黄芩黄连人参汤

【药物组成】干姜 6g，人参 6g，黄芩 6g，黄连 6g。

【功效主治】清热和胃，健脾助运。素体脾胃虚弱者，又因饮食不节，导致中焦运化功能失调，食物聚集中焦日久不化，中满而生内热；用于 2 型糖尿病的治疗。

【用法】每日 1 剂，水煎取汁，分 2 次服。

【来源】李迈，邱连利，杨丽霞，等.全小林教授治疗糖尿病的中药用药特点分析 [J].中医研究，2022，35（2）：83-88.

7. 张振钦惠消煎

【药物组成】生地黄 40g，玄参 15g，黄柏 12g，天花粉 15g，天冬 12g，葛根 30g，苦桔梗 6g。

【加减】饥饿难忍者，重用生地黄 50～100g；汗多气虚，加黄芪 30g；大便干燥，加火麻仁 15g、郁李仁 15g；血糖不降者，加萆薢 20g、菝葜 30g；口不大渴而尿多者，加山茱萸 12g、五味子 5g。

【功效主治】止渴，解饥，生津。主治糖尿病或甲状腺功能亢进症，证属肺胃燥热伤津者。

【用法】每日 1 剂，水煎取汁，分 2 次服。

【来源】刘学勤．千家名老中医妙方秘典 [M].北京：中国中医药出版社，1994.

8. 施今墨消糖方

【药物组成】生龙骨 10g（打，先煎），生牡蛎 10g（打，先煎），野百合 12g，朱茯神 10g，大生地黄 10g，生黄芪 30g，朱麦冬 10g，山药 18g，酸枣仁 12g，五味子 6g，白术 10g，生栀子 10g，炒远志 10g，白蒺藜 12g。

【功效主治】强心肾，调阴阳，安神定志。主治糖尿病。症见溲多，消瘦，心悸，气短，头晕，失眠，纳差，舌淡暗，脉弱者。

【用法】每日 1 剂，水煎取汁，分 2 次服。

【来源】刘学勤．千家名老中医妙方秘典 [M].北京：中国中医药出版社，1994.

9. 乌梅丸

【药物组成】乌梅 15g，黄连 5g，黄芩 10g，肉桂 3g，党参 10g，附子 2g，干姜 5g，当归 10g。

【加减】咽干口燥，口渴喜饮重者，加天花粉 10g、麦冬 10g、沙参 15g；多食易饥，心烦失眠重者，加生地黄 15g、栀子 5g；疲倦乏力，气短懒言甚者，加黄芪 20g、山药 15g。

【功效主治】寒热并用，温清并举，阴阳并调，攻补兼施。主治糖尿病上热下寒证。

【用法】每日 1 剂，水煎取汁，分 2 次服。

【来源】谢更钟，何艳惠，张志玲，等.经方乌梅丸治疗上热下寒型 2 型糖尿病疗效观察 [J].中医药临床杂志，2017，29（8）：1272-1276.

10. 高宜民消渴饮

【药物组成】山茱萸 20g，生山药 50g，天花粉 50g，玉竹 25g，沙参 25g，石斛 25g，大麦冬 25g，玄参 25g，知母 20g。

【加减】肢体倦痛者，可加白术、楮实子、晚蚕沙；头晕目眩者，加菊花、天麻；五心烦热者，加地骨皮、鳖甲、龟甲；渴甚而善饥者，加生石膏、大生地黄；便燥者，加生何首乌、肉苁蓉；病久纳差者，减玄参、知母，加陈皮、砂仁、鸡内金、炒三仙；目昏不清者，加菊花、枸杞子、五味子等。

【功效主治】补益肺肾，生津止渴。主治糖尿病。症见口渴多饮，尿频，能食善饥，肌肉渐瘦，肢体倦怠乏力，头晕，目涩，大便干燥，五心烦热等阴虚内热，津液耗损疾患。

【用法】先将上药用水浸泡 30min，再煎 30 ～ 40min，连煎两次合一处。每日 1 剂，分 2 ～ 3 次温服。

【来源】刘学勤.千家名老中医妙方秘典 [M].北京：中国中医药出版社，1994.

11. 孔令诩清滋降糖方

【药物组成】黄连 5g，知母 10g，生地黄 10g，沙参 20g，黄芩 10g，鸡内金 15g，陈皮 15g，茯苓 15g，杭白芍 10g，栀子 10g，牡丹皮 10g，白扁豆 10g，麦冬 15g，槟榔 10g，玉竹 10g，丹参 10g，山茱萸 10g，沙苑子 10g。

【功效主治】里热伤阴，清滋为主。主治糖尿病。

【用法】水煎服，每日 1 剂，早晚分服。

【来源】徐世杰，唐仕欢.孔令诩临证精要 [M].北京：人民卫生出版社，2015.

12. 葛根芩连汤

【药物组成】葛根 15g，黄连 9g，甘草 6g，黄芩 9g。

【功效主治】清热燥湿。治疗糖尿病湿热蕴脾证，用于 2 型糖尿病的治疗。

【用法】每日 1 剂，水煎取汁，分 2 次服。

【来源】李迈，邱连利，杨丽霞，等．仝小林教授治疗糖尿病的中药用药特点分析 [J]. 中医研究，2022，35（2）：83-88.

13. 白虎汤

【药物组成】石膏一斤，碎（50g），知母六两（18g），甘草二两，炙（6g）粳米六合（9g）。

注：仝小林教授使用石膏时并不因其是大寒之品而用小剂量或其他药物换之，反而认为针对糖尿病酮症酸中毒出现大热、大渴的患者，可以大剂量使用石膏，直折热势。

【功效主治】清热生津。主治阳明气分热盛证，症见口渴多饮，虽不见患者身大热，汗大出，但是口渴喜饮及舌脉足以说明热邪极盛，故用白虎汤清热生津，用于糖尿病酮症酸中毒患者的治疗。

【用法】每日 1 剂，水煎取汁，分 2 次服。

【来源】李迈，邱连利，杨丽霞，等．仝小林教授治疗糖尿病的中药用药特点分析 [J]. 中医研究，2022，35（2）：83-88.

14. 健脾益肾方

【药物组成】桂枝，茯苓，麸炒白术，泽泻，猪苓，益母草，牛膝，黄芪，太子参，薏苡仁，酒萸肉，山药，熟地黄。

【功效主治】健脾益气，补益肝肾。治疗中下消为主，气阴两虚，脾脏虚弱，肾络受损，致使五脏俱虚，气血阴阳衰败。健脾益肾方治疗糖尿病效果显著，可降低患者血糖指标，改善患者营养状况，提高患者免疫功能。

【用法】每日 1 剂，水煎取汁，分 2 次服。

【来源】丁莉，朱向盈，彭健锟，等．健脾益肾方对糖尿病营养状况及免疫功能的影响分析 [J]．中华中医药学刊，2022，40（2）：72-74．

15.疏肝健脾调糖饮

【药物组成】北柴胡 15g，全当归 10g，赤芍、白芍各 30g，云茯苓 30g，炒苍术 30g，炒白术 30g，苏薄荷 10g，炒枳壳 10g，炒栀子 10g，淡豆豉 30g，川牛膝 30g，升麻片 3g，生甘草 3g。

【功效主治】疏肝健脾，理气调糖。用于治疗血糖升高，口渴多饮，多尿诸症。

【用法】每日 1 剂，水煎取汁，早中晚温服。

【来源】庞国明，张平，弓意涵，等．疏肝健脾法治疗 2 型糖尿病临证思悟 [J]．中华中医药杂志，2021，36（2）：891-893．

16.健脾清化方

【药物组成】党参 15g，黄芪 15g，山药 15g，葛根 15g，黄芩 9g，黄连 6g，黄精 12g，鬼箭羽 30g。

【功效主治】健脾清热，益气养阴，活血降糖。患者常表现出形体肥胖，神疲倦怠，肢体乏力，色萎黄（便秘或腹泻），舌胖大苔厚腻，脉弦滑等症。

【用法】每日 1 剂，水煎取汁，分 2 次服。

【来源】龚凡，陈清光，韩煦，等．健脾清化方对 2 型糖尿病气阴两虚型患者糖脂代谢指标和体质量的影响 [J]．上海中医药杂志，2020，54（S1）：55-56，66．

17.益气健脾方

【药物组成】茯苓 30g，黄芪 40g，生白术 30g，姜半夏 9g，姜厚朴 15g，泽泻 10g，羌活 9g，防风 10g，佩兰 8g，桑叶 30g，熟大黄（后下）15g，生姜 12g。

【功效主治】助脾气健运，清郁热化痰湿。以脾虚体质为主，表现以乏力多汗、腹胀便溏等脾虚症状为主。治疗脾运化失调，不能散溢精气，水谷之气过盛，精微物质停聚于经脉肌肤，转化为痰瘀膏脂等病理产物。

【用法】每日 1 剂，水煎取汁，分 2 次服。

【来源】杜积慧，于文娟，邴蕾蕾．益气健脾方治疗 2 型糖尿病合并肥胖临床观察 [J]. 山东中医杂志，2022，41（4）：396-400.

18. 四逆散合甘麦大枣汤

【药物组成】炙甘草 15g，浮小麦 15g，大枣 6 颗，柴胡 9g，炒白芍 9g，炒枳实 9g。

【功效主治】疏肝解郁，理气健脾。治疗"消渴"易酿生痰瘀浊毒，肝气郁结，日久横逆乘脾，损伤脾胃；脾胃虚弱，则气血功能失调，神失所养，心神不宁而出现抑郁焦虑。

【用法】每天 1 剂，水煎取汁，分早晚 2 次温服。

【来源】张琪，杜顺棠，季兵，等．四逆散合甘麦大枣汤治疗 2 型糖尿病合并抑郁焦虑状态临床观察 [J]. 广州中医药大学学报，2022，39（4）：763-769.

19. 和中降浊调糖方加味

【药物组成】炒苍术 30g，炒白术 30g，粉猪苓 30g，云茯苓 30g，福泽泻 30g，姜半夏 12g，陈皮 10g，桂枝 6，姜厚朴 10g，薏苡仁 50g，川牛膝 30g，莱菔子 10g，炒谷芽 30g，炒麦芽 30g，升麻 6g。

【功效主治】健脾祛湿，和中降浊。主治糖尿病脾胃失和，症见：口干渴但饮水量少，纳呆便溏，体态肥胖，身困，舌质淡，苔腻，脉濡缓。

【用法】每日 1 剂，水煎取汁，分 2 次服。

【来源】孔丽丽，李方旭，陈丹丹，等．庞国明教授反治法治疗 2 型糖尿病消谷善饥临证心得 [J]. 光明中医，2022，37（6）：971-973.

20. 调神散

【药物组成】柴胡 15g，芍药 10g，黄连 9g，阿胶 6g，半夏 12g，厚朴 10g，紫苏叶 10g，牡蛎 30g。

【功效主治】疏肝解郁，滋养心肾，调畅神志。治疗糖尿病合并焦虑抑郁的患者，症见情绪压抑，易怒易悲，心烦不寐，胸脘满闷，时常叹息，口舌干燥，腰酸腿软，烦闷易汗出，舌红苔薄白或少津，脉沉弦或细数等。

【用法】每日 1 剂，水煎取汁，分 2 次服。

【来源】刘媛，赵恒侠，陈叶，等 . 自拟调神散联合八段锦治疗糖尿病患者合并焦虑抑郁状态的临床疗效观察及对炎症因子的影响 [J]. 辽宁中医杂志，2022，49（8）：69-72.

21. 温阳健脾汤

【药物组成】熟附子 15～30g，生黄芪 30g，干姜 10g，炙甘草 10g，红参 10g，肉桂 6g，白术 15g，茯苓 30g，熟地黄 30g，山茱萸 30g，山药 15g，吴茱萸 10g，当归 15g，柴胡 15g，白芍 15g，鬼箭羽 15g。

【功效主治】温补脾肾，益气补中，疏通厥阴，调畅枢机。治疗阳气受损，中气不足，真阳渐衰，而致脾肾阳虚，肝胃虚寒，厥阴闭塞，气机运行不畅，津液输布失常的 2 型糖尿病。

【用法】每日 1 剂，水煎取汁，分 2 次服。

【来源】阮永队，马春玲，陈红梅，等 . 温阳健脾法治疗 2 型糖尿病胰岛素抵抗 70 例临床研究 [J]. 广州中医药大学学报，2011，28（2）：113-116.

22. 柴芍六君子汤合半夏泻心汤

【药物组成】黄芩 10g，茯苓 15g，炙甘草 6g，大枣 2 枚，醋柴胡 10g，干姜 6g，白芍 15g，黄连 6g，党参 10g，法半夏 10g，陈皮 8g，麸炒白术 15g。

【功效主治】补肾益气，泄热开痞，平调寒热。主治糖尿病寒热互结者，症见便溏、呕恶纳呆、肠鸣下利、水谷不消以及倦怠乏力等。

【用法】每日 1 剂，水煎取汁，分 2 次服。

【来源】瞿冰 . 柴芍六君子汤合半夏泻心汤治疗糖尿病临床疗效 [J]. 内蒙古中医药，2022，41（2）：77-78.

23. 佩兰合七味白术散

【药物组成】佩兰 45g，白术 15g，太子参 15g，木香 6g，茯苓 15g，葛根 10g，甘草 6g。

【功效主治】健脾升清化浊。治疗 2 型糖尿病（血浊内蕴证型），症见口干多饮，口中黏腻，头昏蒙不清；次症为神疲乏力，脘腹胀满，腰膝困重，小便浑浊黏腻，大便黏滞；舌淡，灰白，苔白浊或白腻，脉濡缓或沉细无力。

【用法】每日 1 剂，水煎取汁，分 2 次服。

【来源】王爱军，韩一益，袁艳红 . 佩兰合七味白术散治疗 2 型糖尿病 [J]. 长春中医药大学学报，2022，38（1）：75-79.

24. 消渴 1 号方

【药物组成】粉葛 3000g，黄芩 1500g，黄连 2000g，肉桂 1000g，制大黄 500g。

【功效主治】清热燥湿，生津柔润。常用来治疗湿热型糖尿病。

【用法】混合打粉制丸，每次 5g，每日 2 次。

【来源】周惟强 . 消渴 1 号方治疗湿热型糖尿病临床观察 [J]. 光明中医，2021，36（24）：4125-4127.

25. 地黄饮子加减

【药物组成】山茱萸、山药、生地黄、泽泻、牡丹皮、茯苓、丹参。

【功效主治】祛瘀，泄浊，补虚。主治糖尿病血瘀证。

【用法】每日1剂，水煎取汁，分2次服。

【来源】冯正琼，李朝敏.基于"血不利则为水"理论浅议活血法在防治2型糖尿病中的应用[J].中国民间疗法，2021，29（24）：9-11.

26.胃苓汤加减

【药物组成】炒苍术30g，炒白术30g，猪苓30g，泽泻30g，丹参30g，姜半夏10g，广陈皮10g，桂枝10g，升麻6g，生姜6g，生甘草3g。

【功效主治】燥湿健脾，化痰降浊，降血糖。主治糖尿病脾虚痰湿证。

【用法】每日1剂，水煎取汁，分2次服。连续治疗12周。

【来源】徐艳芬，李政伟.胃苓汤加减对2型糖尿病脾虚痰湿证胰岛素抵抗的影响[J].山西中医，2021，37（12）：14-16.

二、中成药

1.金蚕胶囊

【药物组成】黄芪、太子参、薏苡仁、山药、天花粉、丹参、僵蚕、柴胡、五倍子、柴胡、郁金、黄连等。

【功效主治】补气养阴，健脾益气。治疗先天禀赋不足，脏腑柔弱，后天饮食不节，情志不遂的气阴两虚型2型糖尿病。

【用法】每日2次，口服。

【来源】徐书芬，张铁征，陈月雯，等.中成药金蚕胶囊治疗2型糖尿病气阴两虚型的临床研究[J].辽宁中医杂志，2022，49（6）：4.

2.健脾疏肝颗粒

【药物组成】黄芪、炒苍术各30g，丹参20g，党参、麦芽、太子参、川芎各 15g，当归 12g 等。

【功效主治】补气健脾，滋养津血，疏肝理气，活血通络。用于治疗肝脾肾三脏的功能失调，虚实夹杂，正虚多以气阴两虚为主。疏肝健脾颗粒能够通过改善糖脂代谢，提高胰岛素敏感性发挥治疗糖尿病作用。

【用法】每日 2 次，水冲服。

【来源】郭晓纯，陈衍钦，高婷婷. 健脾疏肝颗粒对糖尿病小鼠糖脂代谢的实验研究 [J]. 江西化工，2018（2）：94-96.

3. 糖耐康颗粒

【药物组成】人参、女贞子、夏枯草、三白草、番石榴叶。

【功效主治】清热生津，益气养阴。具有抗糖尿病、抗炎症的作用。

【用法】每日 2 次，早晚冲服。

【来源】吴莉娟，孙文，吴丽丽，等. 糖耐康对 T2DM 大鼠 ZDF 肠道菌群结构的影响 [J]. 中国实验方剂学杂志，2017，23（8）：98-104.

4. 益糖康

【药物组成】黄芪、茯苓、白术、黄精、人参、枸杞子、黄连、丹参、三七、大黄、连翘、甘草。

【功效主治】健脾益气，养阴清热活血。治疗脾气虚 2 型糖尿病。

【用法】每日 2 次，口服。

【来源】刘鑫，石岩. 中药复方益糖康治疗脾气虚 2 型糖尿病的临床应用 [J]. 辽宁中医杂志，2015，42（10）：1914-1915.

5. 津力达颗粒

【药物组成】人参、黄精、麦冬、苍术、葛根、苦参、知母、淫羊藿等中药组成。

【功效主治】健脾助运，益气养阴。症见倦怠乏力，口干口渴，气短，失眠，五心烦热，自汗，心悸，寐差，大便干等，舌脉为舌红少苔，脉细无力。治疗气阴两虚的2型糖尿病。

【用法】每次1袋，每日2次，冲服。

【来源】蔡静，赵志刚，郑志魁，等.瞬感葡萄糖监测观察津力达颗粒治疗2型糖尿病血糖波动临床疗效[J].疑难病杂志，2022，21（3）：282-286.

6. 通脉降糖胶囊

【药物组成】丹参、水蛭、太子参、黄芪、葛根、山药、绞股蓝、黄连、玄参、冬葵果、苍术等。

【功效主治】益气养阴，活血化瘀。半身不遂，口舌歪斜，舌强语謇，肢体麻木，口渴喜饮，小便频多，多食易饥，形体消瘦，舌红少津或暗红，有瘀点、瘀斑，或舌下青筋紫暗怒张，苔少或花剥，脉细数或沉涩或沉细。

【用法】每次2粒，每日2次，口服。

【来源】陈晓枫，黄苏萍，赖靖慧，等.通脉降糖胶囊配合康复训练治疗2型糖尿病合并脑梗死恢复期33例[J].福建中医药，2016，47（6）：4-6.

7. 复荣通脉胶囊

【药物组成】水蛭、地龙、全蝎、葛根、玄参、黄芪、牛膝、甘草等。

【功效主治】活血化瘀，益气养阴。用于治疗气阴两虚，瘀阻经络证之糖尿病高危足。

【用法】每次5粒，每天3次，分别于三餐后口服。

【来源】王猛，李秀贞，姚彬，等.复荣通脉胶囊治疗糖尿病高危足疗效观察[J].辽宁中医杂志，2022，49（8）：92-95.

8. 连术消渴颗粒

【药物组成】黄连、枳实、苍术、升麻、姜半夏、神曲、山楂、陈皮、茯苓、泽泻、水蛭、僵蚕、干姜、大枣、甘草。

【功效主治】清热健脾，化瘀泄浊。可以改善 2 型糖尿病合并颈动脉粥样硬化斑块患者的临床症状。

【用法】每次 1 包，每日 2 次，冲服。

【来源】卢昭，张芳，闫铺.连术消渴颗粒治疗 2 型糖尿病合并颈动脉粥样硬化斑块的临床观察 [J].云南中医中药杂志，2022，43（2）：96-99.

9. 鹿茸方胶囊

【药物组成】鹿角片、菟丝子、怀牛膝、补骨脂、益母草、肉苁蓉、生地黄、黄芪。

【功效主治】补肾温阳，滋阴益气，清瘀泻浊。

【用法】每次 2 粒，每天 3 次，口服，1 个月为 1 个疗程。

【来源】王好杰，徐海娥，王默然.鹿茸方联合缬沙坦治疗糖尿病肾病 III 期临床观察 [J].实用中医药杂志，2022，38（3）：447-449.

三、外用药

1. 中西散

【药物组成】生地黄 10g，黄芪 10g，丹参 10g，鬼箭羽 10g，肉桂 10g，云南白药 10g，阿司匹林 5g。

【功效主治】清热益气，活血，抗炎。用于治疗糖尿病。

【用法】以上方药共研细末，装瓶备用。使用时先将脐部用清水洗净，取药散适量（若加入少许麝香效果更佳），加入能量合剂 1 ～ 2 支，和匀如糊状，敷于脐部，外盖麝香虎骨膏。每日换药 1 次，10 次为 1 个疗程。

【来源】熊百炼，陈俊波，章修春.常见内科病中医外治妙法经典荟萃 [M].武汉：华中科技大学出版社，2013：124.

2. 三消降糖膏

【药物组成】生黄芪 30g，生山药 20g，苍术 10g，玄参 15g，丹参 15g，葛根 20g，薏苡仁 10g，鸡内金 10g，焦山楂 30g，焦麦芽 30g，焦神曲 30g。

【功效主治】养阴益气，清胃泻火，滋阴固肾，活血降糖。主治糖尿病肾病综合征。症见胃热，肾虚所致口渴，多饮，多食善饥，尿多频淋浊，四肢麻木，乏力，心悸。

【用法】上述药共研细末，加香油熬，加黄丹收为膏。外贴膻中、神阙、胰俞。每 2 日更换 1 次。

【来源】邱天道，任治国，孔宪遂.三消降糖治疗 2 型糖尿病 82 例 [J].中医外治杂志，1998（4）：3.

3. 贴敷膏

【药物组成】鲜苎麻根（捣烂）100g，经霜棕榈子（以陈者佳，研末）100g，路边青 50g（研末）。

【功效主治】清热凉血，抗炎。用于治疗糖尿病。

【用法】以上方药混匀，加温开水适量，调和成膏状，备用。治疗时取药膏 5 ～ 10g 敷于脐中，外以纱布盖上，胶布固定。每日或隔日换药 1 次。

【来源】熊百炼，陈俊波，章修春.常见内科病中医外治妙法经典荟萃 [M].武汉：华中科技大学出版社，2013：124.

4. 降糖膏

【药物组成】黄芪 60g，萆薢 60g，山药 30g，苍术 30g，薏苡仁 30g，玄参 30g，黄精 30g，肉苁蓉 30g，菟丝子 30g，金樱子 30g，蚕沙 30g，石菖蒲 30g，丹参 30g，僵蚕 30g，白芥子 30g，五倍子 30g，牡丹皮 30g，地骨皮 30g，淫羊藿 30g，黄连 30g，生牡蛎 30g，生地黄 30g，熟地黄 30g，肉桂 10g，小茴香 10g，生大黄 20g，莱菔子 15g，水蛭 15g，冰片 2g，樟脑 2g，蟾酥 0.5g，麝香 0.1g。

【功效主治】益气，清热，活血，通络。用于治疗糖尿病。

【用法】先将冰片、樟脑、蟾酥、麝香分别研成细粉，再将其他药物混合粉碎成细粉，过 100 目筛，将以上两种药粉以套研法混合均匀。用 1 倍量蜂蜜与药物细粉调制成软材料，并加入植物油、酒精等适量调整到合适的软硬度并压制成板。再用模具切成 1cm×1cm 的正方形药块，用橡皮膏做基质衬布，将药块贴于橡皮膏上即得，用时用此橡皮膏贴敷于穴位上，常用穴为神阙、涌泉、肾俞、三阴交，每次 2～3 个穴位。一般 2～3 日更换 1 次，1 个月为 1 个疗程。

【来源】熊百炼，陈俊波，章修春.常见内科病中医外治妙法经典荟萃 [M].武汉：华中科技大学出版社，2013：125.

5. 益元膏

【药物组成】党参 30g，苦参 30g，黄芪 30g，生地黄 30g，熟地黄 30g，天冬 30g，麦冬 30g，五味子 30g，枳壳 30g，天花粉 30g，黄连 30g，知母 30g，茯苓 30g，泽泻 30g，山药 30g，牡蛎 30g，乌梅 30g，葛根 30g，浮萍 30g，雄猪肚 1 个，香油、黄丹各适量。

【功效主治】滋阴，清热，降糖。用于治疗糖尿病。

【用法】以上方药除黄丹外，余药装入猪肚内，浸入香油中半天，移于锅中，用文火、武火煎熬至枯黄色后，过滤去渣，再熬药油至滴水成珠时离火，徐徐加入黄丹和益元散（滑石 36g、炙甘草 6g），用力搅拌至白烟冒尽，收膏。倒入冷水中浸泡 3～5 日去毒，每日换水 1 次。然后取出膏药置阴冷处贮存。用时将膏药置水浴上熔化，摊涂于布上，每贴重 20～30g。上消贴脐部和胸椎第 6～7 节段，中消贴脐部及胃脘，下消贴脐部。每 3 日换药 1 次，1 个月为 1 个疗程。

【来源】熊百炼，陈俊波，章修春.常见内科病中医外治妙法经典荟萃 [M].武汉：华中科技大学出版社，2013：125.

四、针灸处方

注意： 针具必须平齐，无钩，如有钩曲、不齐、缺损等，应及时修理或更换，方可使用；针灸前皮肤必须消毒；叩刺后皮肤如有出血，须用消毒干棉球擦拭干净，保持清洁，以防感染；操作时针尖须垂直上下，用力均匀，避免斜刺或钩挑；局部皮肤如有创伤、溃疡、瘢痕形成等，不宜使用本法治疗。

（一）体针法

1. 针刺法

（1）针刺法 1

【取穴】主穴：肺俞、胃俞、肾俞、胃脘下俞、足三里、曲池、三阴交、太溪。配穴：上消证配太渊、照海；中消证配内庭、合谷；下消证配复溜。视物模糊配太冲、光明；肌肤瘙痒配膈俞、血海；上肢疼痛配肩髃、曲池；上肢麻木配少海、手三里；下肢疼痛或麻木配阳陵泉、八风。

【功效主治】健脾，滋阴，化湿。用于治疗糖尿病。

【操作】肺俞、胃俞、胃脘下俞不可深刺，以免伤及内脏。余穴常规针刺。

【来源】卞瑶，郭兆刚.基层实用中医理论与临床技能 [M].北京：中国中医药出版社，2014：214.

（2）针刺法 2

【取穴】主穴：脾俞、膈俞、足三里。配穴：胰穴（6～8胸椎旁压痛点）、地机、阴陵泉、复溜、太溪、三阴交、肺俞、肾俞、关元、华佗夹脊。

【功效主治】健脾和胃，降糖。主治糖尿病。

【操作】主穴每次均取，配穴每次取 2～3 个，可轮流选用。进针得气后，先紧按慢提十数下再慢按紧提十数下，并结合捻转。留针 30min，出针前再行手法 1 次，出针后指压针孔。每天 1 次，10 次为 1 个疗程，停针 3～5 天后，再继续下一个疗程。

【来源】刘建平，张庚良．不用药物降血糖 [M]．石家庄：河北科学技术出版社，2012：77.

（3）针刺法 3

【取穴】取穴分为五组：第一组取背部相关节段内的穴位，如督俞、膈俞、肝俞、胆俞、脾俞、胃俞、T6 至 L1 夹脊穴等；第二组取腹部相关节段区内的穴位，如上脘、中脘、建里、下脘、天枢、气海、关元等；第三组取下肢的特殊穴位，如阴陵泉、三阴交、太溪、公孙；第四组取下肢的特殊穴位，如足三里、地机、太冲、内庭等；第五组根据辨病辨证取阿是穴。

【功效主治】健脾益气，利湿升清。主治糖尿病。

【操作】取穴：第一组穴位与第三组穴位配合使用，第二组穴位与第四组穴位配合使用。这两种处方交替使用。另外，第五组穴位应根据并发症或受累器官情况选用，取阿是穴及第一至第四组处方配合使用。手法：常规消毒后，选用 28～30 号毫针，向脊柱方向 45°角斜刺督俞、膈俞、肝俞、胆俞、脾俞、胃俞、T6 至 L1 夹脊穴 0.6±0.2 寸。直刺上脘 1.2±0.2 寸，直刺中脘、建里、下脘、天枢、气海、关元 1.4±0.4 寸。直刺阴陵泉、三阴交 1.4±0.2 寸，直刺公孙 1.2±0.2 寸，直刺太溪 0.8±0.2 寸。直刺足三里 2.0±0.5 寸，直刺地机 1.4±0.2 寸，直刺太冲、内庭 0.8±0.2 寸。每天针刺 1～2 次，每次留针 20min，留针期间行针 2～3 次，均用中等强度刺激手法行针，捻转的幅度为 2～3 圈，捻转的频率为每秒 2～4 个往复，每次行针 5～10s。

【来源】陈少宗，巩昌靖．内科疾病针灸治疗学（下）[M]．天津：天津科技翻译出版公司，2008：349.

（4）针刺法 4

【取穴】 主穴：①气海、列缺、照海、水道；②会阴、中膂俞、委阳。配穴：命门、肾俞、关元。

【功效主治】 益气养阴，补肾升阳。主治糖尿病。

【操作】 主穴每次选用一组，交替运用。肾阳虚衰者可加配穴。其中，气海穴及配穴用灸法，余穴针刺。灸法为艾条灸，每穴以雀啄法灸 15min，以局部潮红为度。采取紧按慢提结合捻转之补法，腹背部穴要求向小腹或会阴部放射，而肢体针感，以出现感传为宜。针灸结合，隔天一次，10 次为 1 个疗程。一般治疗 3 个疗程。

【来源】 刘建平，张庚良 . 不用药物降血糖 [M]. 石家庄：河北科学技术出版社，2012：76.

（5）针刺法 5

【取穴】 主穴：脾俞、膈俞、胰俞、足三里、三阴交。配穴：肺俞、胃俞、肝俞、中脘、关元、神门、然谷、阴陵泉等。

【功效主治】 健脾，滋阴，止渴。主治糖尿病。

【操作】 针刺方法用缓慢捻转，中度刺激平补平泻法，每天或隔天一次，每次留针 15 ～ 20min，10 次为 1 个疗程。疗程间隔 3 ～ 5 天。

【来源】 刘建平，张庚良 . 不用药物降血糖 [M]. 石家庄：河北科学技术出版社，2012：74.

（6）针刺法 6

【取穴】 肺俞、鱼际、膈俞、胰俞、合谷为主。

【加减】 渴甚者，加金津、玉液或承浆；便秘者，加天枢、胃俞、丰隆。

【功效主治】 清解肺胃之热，生津止渴。主治糖尿病。

【操作】 肺俞穴用补法，余穴用泻法，或用中强度刺激，以得气为指标。均针双侧。留针 30min，隔 10min 行针 1 次。每次选 3 ～ 4 穴，每日 1 次或隔日 1 次，轮换施治，10 日为 1 个疗程。

糖尿病效验秘方

第一章 糖尿病

44

（7）针刺法 7

【取穴】肺俞、脾俞、中脘、足三里、胰俞、地机为主穴。

【加减】神疲乏力甚者，加百会、胃俞；肢体困重者，加三阴交或阴陵泉。

【功效主治】健脾益气，养阴增液。主治糖尿病。

【操作】脾俞、足三里、地机穴用补法，余穴用泻法或中度刺激。留针 30min，隔 10min 行针 1 次。每次选 3 ～ 4 穴，每日 1 次或隔日 1 次，轮换施治，10 日为 1 个疗程。

（8）针刺法 8

【取穴】肺俞、脾俞、中脘、足三里、胰俞、地机为主穴。加四关、膈俞、太溪、照海。

【功效主治】益气滋阴，活血化瘀。主治糖尿病。

【操作】诸穴用平补平泻法，或中强度刺激，或十宣放血，有肢体麻木、疼痛加刮痧法。留针 30min，隔 10min 行针 1 次。每次选 3 ～ 4 穴，每日 1 次或隔日 1 次，轮换施治，10 日为 1 个疗程。

（9）针刺法 9

【取穴】肾俞、关元、三阴交、胰俞、太溪为主穴。

【加减】阴阳两虚甚者，加百会、中脘、气海。

【功效主治】养阴益气。主治糖尿病。

【操作】百会可针后加灸，肾俞、关元、三阴交、太溪用补法，余穴用泻法或弱度刺激。留针 30min，隔 10min 行针 1 次。每次选 3 ～ 4 穴，每日 1 次或隔日 1 次，轮换施治，10 日为 1 个疗程。

【来源】俞昌德 . 俞昌德论医选集 [M]. 厦门：鹭江出版社，2000：175.

2. 皮肤针法

（1）皮肤针法 1

【取穴】胸 6 ～ 12 夹脊，腰 1 ～ 5 夹背。

【功效主治】泻火，通络。主治糖尿病。

【操作】用梅花针轻叩或中等强度叩刺，每次 5 ～ 10min，隔日 1 次，10 次为 1 个疗程。

【来源】林明珠. 中医防治慢性病系列：糖尿病 [M]. 西安：第四军医大学出版社，2013：108.

（2）皮肤针法 2

【取穴】①任、督二脉，于胸腹背腰的循行段；②足太阳膀胱经第 1、第 2 侧线在背、腰部的循行段；③足阳明胃经及足太阴脾经循行膝关节以下部位。

【功效主治】疏经通络，调和脾胃，调节代谢。主治糖尿病。

【操作】糖尿病患者采取俯卧位，医者先叩刺督脉，足太阳膀胱经第 1、第 2 侧线，各叩刺 3 遍，直到局部皮肤潮红但无渗血，患者稍感到疼痛为止。接着再以同样的方法叩刺任脉、足太阴脾经、足阳明胃经的皮部。

【来源】林明珠. 中医防治慢性病系列：糖尿病 [M]. 西安：第四军医大学出版社，2013：108.

（3）皮肤针法 3

【取穴】脊柱两侧，下腹部，腹股沟区（重点刺激腰骶部及其两侧与发现异常部位，并根据患者的症状，适当刺激局部）。

【功效主治】理气活血。主治糖尿病。

【操作】用轻刺法或正刺法。先叩刺脊柱两侧 3 行各 3 遍，再重点刺激腰骶部及其两侧 5 行各 4 ～ 5 遍，发现异常的部位来回叩刺 5 遍，再行下腹部，腹股沟区做局部叩刺。每日 1 次，10 次为 1 个疗程。

【来源】林明珠. 中医防治慢性病系列：糖尿病 [M]. 西安：第四军医大学出版社，2013：108.

（4）皮肤针法 4

【取穴】第 3 胸椎至第 2 腰椎两侧。

【功效主治】健脾益肾，通络。主治糖尿病。

【操作】以第 7 ~ 10 胸椎两侧为重点叩刺部位，用皮肤针轻度或中度叩刺。隔日 1 次。

【来源】王民集，朱江，杨永清. 中国针灸全书 [M]. 郑州：河南科学技术出版社，2012：752.

（5）皮肤针法 5

【取穴】①肺俞、肝俞、神门；②肾俞、中脘、太渊；③脾俞、廉泉、三阴交、然谷；④关元、命门。

【功效主治】理气疏肝，健脾益肾。主治糖尿病。

【操作】用轻刺或正刺法。1 ~ 3 组穴位，每次取 1 组。各叩刺 20 ~ 30 下，并每日艾灸这 4 组穴位。此法每日 1 次，10 次为 1 个疗程。

【来源】林明珠. 中医防治慢性病系列：糖尿病 [M]. 西安：第四军医大学出版社，2013：108.

（6）皮肤针法 6

【取穴】①脊椎两侧，以重点刺胸椎 7 ~ 10 两侧以及颌下部，足三里；②后颈、骶部、气管两侧、颌下部、乳突区、内关、三阴交；③后颈、骶部、胸椎 7 ~ 10 两侧、内关、足三里、中脘。

【功效主治】滋阴泻热。主治糖尿病。

【操作】上述三组穴位，用梅花针轻度或中度刺激。隔天或每天 1 次，3 组交替使用，15 ~ 30 次为 1 个疗程。

【来源】刘建平，张庚良. 不用药物降血糖 [M]. 石家庄：河北科学技术出版社，2012：77.

（二）耳针法

1. 交替法

【取穴】胰胆、内分泌、皮质下、心、肝、肾、神门、耳迷根、肺。

【功效主治】利湿活络，调节内分泌，增强胰岛素分泌。主治糖尿病。

【操作】每次选 5～7 个穴位，两耳交替应用。用 0.5 寸毫针，进针后行轻刺激，得气后留针 20～30min，隔日 1 次，10 次 1 个疗程。也可用埋针法或压豆法，每次选 5～7 个穴位，两耳交替应用，夏天 2～3 日更换 1 次，冬天 5～7 日更换 1 次，治疗期间，患者每日自行按压 3～5 次，每次 3～5min。

【来源】熊百炼，陈俊波，章修春.常见内科病中医外治妙法经典荟萃 [M].武汉：华中科技大学出版社，2013：127.

2. 刺法 / 压丸法

（1）刺法 / 压丸法 1

【取穴】取胰（胆）、肾、肺、脾、内分泌、三焦、神门、耳迷根，每次选用 2～4 穴，毫针刺法或压丸法。

【功效主治】健脾，利胆，调节代谢，增强胰岛素分泌。治疗糖尿病。

【操作】每次选用 2～4 穴，毫针刺法或压丸法。

【来源】卞瑶，郭兆刚.基层实用中医理论与临床技能 [M].北京：中国中医药出版社，2014：214.

（2）刺法 / 压丸法 2

【取穴】胰、内分泌、三焦、肾、心、肝、肺、胃、神门、渴点（屏尖）、饥点（外鼻）、耳迷根等。

【功效主治】利湿，止渴，止饥，增强胰岛素分泌。主治糖尿病。

【操作】每次选 3～4 穴，毫针轻度刺激，留针 30 min。也可加用电针治疗仪或用压丸法。

【来源】王民集，朱江，杨永清.中国针灸全书 [M].郑州：河南科学技术出版社，2012：752.

（3）刺法 / 压丸法 3

【取穴】胰（胆）、内分泌、缘中、皮质下、交感等。

【操作】

① 毫针法　选用 4 ~ 5 穴，耳针常规操作，中等刺激，留针 0.5 ~ 1h。每周 3 次，10 次为 1 个疗程。

② 电针法　选 4 ~ 5 穴，通以脉冲电流，留针 0.5 ~ 1h。每周 3 次，10 次为 1 个疗程。

③ 贴压法　用王不留行压迫以上耳穴，每日自行按压数次，每 20 次为 1 个疗程。

④ 药物注射法　可用于治疗糖尿病周围神经病变。患者取坐姿，穴位处皮肤常规消毒，以 1mL 一次性注射器抽取康络素 0.4mL，针头斜面向下分别注入双侧耳"胰胆"区附近敏感点的皮肤与耳软骨之间，每穴 0.2mL。隔日 1 次，12 次为 1 个疗程，休息 3 日后继续下 1 个疗程。

【功效主治】可增强胰岛素分泌，调节内分泌功能。主治糖尿病。

【来源】王茵萍，仲远明．常见病的耳穴治疗 [M]．南京：东南大学出版社，2011：117.

3. 耳穴贴压法

【取穴】渴点、内分泌、皮质下、胰点、奇穴。

【功效主治】止渴，调节内分泌。主治糖尿病。

【操作】埋针或将王不留行紧压固定于穴位上留置 2 ~ 3 日，两耳交替使用，并常用手按刺激以达到治疗目的。注意用此法时要严防耳部感染。

【来源】俞昌德．俞昌德论医选集 [M]．厦门：鹭江出版社，2000：175.

4. 埋线留针法

【取穴】肺、胰、胆、脾、肾、交感、内分泌、三焦、渴点、饥点。

【功效主治】调节内分泌，调节食欲，止渴。主治糖尿病。

【操作】每次选 3 ～ 5 处穴，常规消毒后，快速刺入，小幅度捻转行针，直到患者耳郭局部或全部充血、发热、胀麻为止。留针 30min，每间隔 10min 行针 1 次。隔日治疗 1 次，10 次为 1 个疗程。

因糖尿病为慢性病，更宜用揿针型皮内针进行埋线法施治，将揿针置于相关穴位，并用胶布固定。留针的时间可根据季节不同而定，夏天一般 1 ～ 2 天，冬天则可 3 ～ 7 天。留置期间，每隔 4h 左右用手按压埋针处 1 ～ 2min，以加强刺激，提高疗效。

【来源】林明珠.中医防治慢性病系列：糖尿病 [M].西安：第四军医大学出版社，2013：108.

（三）三消针刺法

1. 上消法

（1）上消法 1

【取穴】肺俞、脾俞、胰俞、肾俞、足三里、三阴交、太溪、意舍、承浆。配穴：口干重者，加膈俞、鱼际；多食善饥消瘦者，加胃俞、中脘：多尿者，加关元、水道。

【功效主治】健脾理气，滋阴益肾。主治糖尿病。

【操作】以针刺得气为指标。亦可平补平泻，缓慢捻转，轻轻刺激，每天 1 次，10 天为 1 个疗程。

【来源】刘建平，张庚良.不用药物降血糖 [M].石家庄：河北科学技术出版社，2012：76.

（2）上消法 2

【取穴】鱼际、太渊、心俞、肺俞、胰俞、金津、玉液、承浆。

【功效主治】调节内分泌，生津止渴。主治糖尿病。

【操作】除金津、玉液、承浆外，均取双侧穴位。太渊、肺俞针刺用补法，余穴针刺用泻法。每日 1 次，每次选 3 ～ 4 个穴位，留针 20min，30 次为 1 个疗程。

【来源】熊百炼，陈俊波，章修春.常见内科病中医外治妙法经典荟萃 [M].武汉：华中科技大学出版社，2013：126.

（3）上消法 3

【腧穴组成】选用肺俞、太渊、鱼际、少府、胰俞，烦渴引饮者配廉泉、内庭。

【功能主治】养阴润肺。主治糖尿病。主要表现为口渴多饮，口舌干燥，尿频量多，烦热多汗，舌边尖红，苔薄黄，脉洪数者。

【操作】体针针刺，以针刺得气为指标。亦可平补平泻，缓慢捻转，轻轻刺激，每天 1 次，10 天为 1 个疗程。

【来源】王之莹，秦雅雯，雷佳妮，等.糖尿病的针灸治疗概要 [J].光明中医，2021，36（14）：2460-2464.

（4）上消法 4

【取穴】肺俞、鱼际、内关、足三里、公孙、照海、舌下紫络。均取双侧。

【功效主治】理气，健脾，活血，祛瘀。主治糖尿病上消。

【操作】局部常规消毒。诸穴采用 0.25mm 1 寸毫针指压无痛针刺法，深度 0.2 ～ 0.5 寸，达筋膜层，施行前捻震颤手法，留针 2min，后转飞旋出针。舌下紫络使用采血针刺络放血。

【来源】王占伟.承门中医治病三绝招：点穴按摩针灸中药验方 [M].沈阳：辽宁科学技术出版社，2012：228-229.

2. 中消法

（1）中消法 1

【取穴】脾俞、膈俞、关元、水道、胃俞。配穴：烦躁者，加肺俞、承浆；乏力、懒言、腹胀者，加胃俞、三阴交、阳陵泉、足三里。

【功效主治】调和脾胃。主治糖尿病。

【操作】针时左右提插捻转，以得气为度，每天 1 次，10 天为 1 个疗程。

【来源】刘建平，张庚良 . 不用药物降血糖 [M]. 石家庄：河北科学技术出版社，2012：76.

（2）中消法 2

【取穴】内庭、三阴交、脾俞、胃俞、胰俞、中脘、足三里。

【功效主治】调畅气血，调节内分泌。主治糖尿病中消。

【操作】除中脘外，均取双侧穴位。三阴交、足三里、脾俞等穴位用补法，其余穴位用泻法。每日 1 次，每次选 3 ～ 4 个穴位，留针 30min，30 次为 1 个疗程。

【来源】熊百炼，陈俊波，章修春 . 常见内科病中医外治妙法经典荟萃 [M]. 武汉：华中科技大学出版社，2013：126.

（3）中消法 3

【腧穴组成】选用脾俞、胃俞、三阴交、足三里、内庭、胰俞。嘈杂善饥者，配中脘、内关。

【功能主治】健脾益胃。主治中消型糖尿病。临床主要表现为多食易饥，口渴，尿多，形体消瘦，大便干燥，苔黄，脉滑实有力者。

【操作】体针针刺，每日 1 次，每次选 3 ～ 4 个穴位，留针 30min，30 次为 1 个疗程。

【来源】王之莹，秦雅雯，雷佳妮，等 . 糖尿病的针灸治疗概要 [J]. 光明中医，2021，36（14）：2460-2464.

（4）中消法 4

【取穴】中脘、足三里、内庭、三阴交、内关、公孙、阳池、舌下紫络。均取双侧。

【功效主治】健脾益胃。主治糖尿病中消。

【操作】局部常规消毒。诸穴采用 0.25mm 1 寸毫针指压无痛针刺法，深度 0.2 ～ 0.5 寸，达筋膜层，施行前捻震颤手法，留针 2min，后转飞旋出针。舌下紫络使用采血针刺络放血。灸左阳池 10min。

【来源】王占伟 . 承门中医治病三绝招：点穴按摩针灸中药

验方 [M]. 沈阳：辽宁科学技术出版社，2012：228-229.

3. 下消法

（1）下消法 1

【取穴】 肾俞、胰俞、肝俞、太溪、太冲、三阴交。配穴：多食、消瘦者，加胃俞、足三里；口干口渴者，加复溜、承浆、合谷。

【功效主治】 养阴生津。主治糖尿病，上中下三消。

【操作】 轻轻捻转，以得气为度，每天 1 次，10 天为 1 个疗程。

【来源】 刘建平，张庚良 . 不用药物降血糖 [M]. 石家庄：河北科学技术出版社，2012：76.

（2）下消法 2

【取穴】 太溪、太冲、肝俞、胰俞、肾俞、足三里、关元。

【功效主治】 疏肝理气，健脾益肾。主治糖尿病下消。

【操作】 除关元外，均取双侧穴位。太溪、肾俞、关元、足三里针刺时用补法，其余穴位针刺时用泻法。每日 1 次，每次选 3 ～ 4 个穴位，留针 30min，30 次为 1 个疗程。

【来源】 熊百炼，陈俊波，章修春 . 常见内科病中医外治妙法经典荟萃 [M]. 武汉：华中科技大学出版社，2013：126.

（3）下消法 3

【腧穴组成】 选用脾俞、胃俞、三阴交、足三里、内庭、胰俞，嘈杂善饥者，配中脘、内关。

【功能主治】 滋肾阴，泄肝火。主治下消阴虚型糖尿病，临床主要表现为尿频量多，浑浊如脂膏，或尿甜，腰膝酸软，乏力，头晕耳鸣，口干唇燥，皮肤干燥，瘙痒，舌红苔少，脉细数者。

【操作】 体针针刺，每日 1 次，每次选 3 ～ 4 个穴位，留针 30min，30 次为 1 个疗程。

【来源】 王之莹，秦雅雯，雷佳妮，等 . 糖尿病的针灸治疗概要 [J]. 光明中医，2021，36（14）：2460-2464.

（4）下消法 4

【取穴】内关、三阴交、公孙、照海、肾俞、关元、阳池、舌下紫络。均取双侧。

【功效主治】养阴生津，益肾通络。主治糖尿病下消。

【操作】局部常规消毒。诸穴采用 0.25mm 1 寸毫针指压无痛针刺法，深度 0.2 ～ 0.5 寸，达筋膜层，施行前捻震颤手法，留针 2min，后转飞旋出针。舌下紫络使用采血针刺络放血。关元灸 20min，灸左阳池 10min。

【来源】王占伟 . 承门中医治病三绝招：点穴按摩针灸中药验方 [M]. 沈阳：辽宁科学技术出版社，2012：228-229.

（四）电针法

1. 电针法 1

【取穴】肺俞、脾俞、肾俞、胰俞、足三里、三阴交。

【功效主治】益气养阴。主治糖尿病。

【操作】每次选用背部俞穴为一组，足三里、三阴交为一组，常规针刺得气后，接 G6805 型电针治疗仪，采用频率为 50 ～ 100Hz 的密波，强度以患者能忍受为宜，通电 20min。隔日 1 次，10 次为 1 个疗程。

【来源】熊百炼，陈俊波，章修春 . 常见内科病中医外治妙法经典荟萃 [M]. 武汉：华中科技大学出版社，2013：127.

2. 电针法 2

【取穴】胰俞、肺俞、脾俞、肾俞、三焦俞、三阴交。

【功效主治】健脾益肾。主治糖尿病。

【操作】针刺得气后，加用电针治疗仪，选用断续波或疏密波，刺激量以患者能忍受为度，每次通电 20 ～ 30min，隔日 1 次。

【来源】王民集，朱江，杨永清 . 中国针灸全书 [M]. 郑州：河南科学技术出版社，2012：752.

54

（五）头针法

【取穴】 双侧感觉区上 1/5，中 2/5。

【功效主治】 通经活络。主治糖尿病。

【操作】 局部消毒后，行头针常规针刺，得气后接电针治疗仪，选疏密波，通电 30min，强度以患者可耐受为宜。每日 1 次，10 次为 1 个疗程，疗程间休息 2 日。

【来源】 熊百炼，陈俊波，章修春. 常见内科病中医外治妙法经典荟萃 [M]. 武汉：华中科技大学出版社，2013：127.

（六）芒针法

【取穴】 主穴：肺俞、脾俞、胃俞、肾俞、胃脘下俞、足三里、三阴交、太溪。配穴：上消者，加鱼际、太渊、少府，以泻心火、清肺热；中消者，加中脘、内庭，以清降胃火；下消肾阴亏虚者，加太冲、复溜、照海，以滋肝肾之阴；阴阳两虚者，加阴谷、气海、关元、命门，以补肾阴肾阳；口干舌燥者，加金津、玉液，既能清热，又能使津液上升，为治口干之验穴；心悸者，加内关、心俞；视物模糊者，加太冲、光明，以清肝明目；肌肤瘙痒者，加大椎、风市、血海、曲池、蠡沟，以凉血润燥；手足麻木者，加八邪、八风，以通经活络。

【功效主治】 上消者，治宜清热润肺，生津止渴。中消者，治宜清胃泻火，和中养阴。下消肾阴亏虚者，治宜滋阴益肾，培元固本；阴阳两虚者，治宜益肾固本，阴阳双补。

【操作】 肺俞、心俞、胃脘下俞、脾俞、胃俞等均向脊柱方向斜刺，不可直刺、深刺，以免伤及内脏。余穴常规刺法，留针 30min。每日 1 次或隔日 1 次。上消、中消均只针不灸，用泻法或平补平泻法。下消以针为主，酌情加灸，用补法。以相应背俞穴为主。

【来源】 王民集，朱江，杨永清. 中国针灸全书 [M]. 郑州：河南科学技术出版社，2012：752.

（七）埋线法

1. 埋线Ⅰ法

【取穴】上消取肺俞、鱼际、合谷；中消取足三里、脾俞透胃俞、内关、曲池；下消取肾俞、复溜、三阴交、太溪。双目不明者，加太阳；头脑不清者，加百会；体虚者，加命门、关元。

【功效主治】上消益气清热，中消健脾和中，下消滋阴益肾。主治糖尿病。

【操作】用注线法。穴位消毒，麻醉后，将1号羊肠线1cm装入9号穿刺针前端，刺入穴内1.5cm。脾俞透胃俞也可用穿线法。推入羊肠线，退出针具，外盖敷料。每15日埋线1次，5次为1个疗程。

【来源】熊百炼，陈俊波，章修春 . 常见内科病中医外治妙法经典荟萃 [M]. 武汉：华中科技大学出版社，2013：127.

2. 埋线Ⅱ法

【取穴】脾俞、肺俞、内关、足三里、胰俞（胸椎第8节段下旁开1.5寸）、肾俞、关元、三阴交；胃俞、肝俞、命门、三焦俞、腰俞、气海、下脘、中膂俞。

【功效主治】健脾，理气，益肾。主治糖尿病。

【操作】用注线法。胰俞向椎体方向成35°～45°角刺入，不可深刺。施以平补平泻法，推线退针，外盖敷料。两组穴位交叉应用，每周埋线1次，6次为1个疗程。

【来源】熊百炼，陈俊波，章修春 . 常见内科病中医外治妙法经典荟萃 [M]. 武汉：华中科技大学出版社，2013：128.

3. 埋线Ⅲ法

【取穴】肺俞、胰俞、脾俞、三焦俞、肾俞、足三里、三阴交（均双侧取穴）。

【功效主治】滋阴补气。主治糖尿病。

【操作】①戴消毒手套，按无菌操作标准进行相关操作。选取俞穴，用亚甲蓝（甲紫）标记，然后对相应穴位皮肤进行消毒，将剪好的羊肠线段旋转于消毒过的腰穿针的前端，然后将针心插入。②在标记好的穴位上先注入 0.5% 利多卡因局部麻醉，左手拇指、示指夹紧或捏起皮肤，右手执笔式持穿刺针，对准穴位，迅速刺入，缓慢送针，得气后，一边退针，一边用针心将羊肠线推入组织内，拔针后用创可贴覆盖针眼处，1 天后取下。③每次选穴 2 ～ 3 处，10 ～ 15 天埋线 1 次，2 个月为 1 个疗程。

【来源】林明珠 . 中医防治慢性病系列：糖尿病 [M]. 西安：第四军医大学出版社，2013：109.

（八）穴位注射法

1. 穴位注射法 1

【取穴】肺俞、脾俞、胃俞、三焦俞、肾俞、曲池、足三里、三阴交。

【功效主治】调和脾胃，滋阴益肾。主治糖尿病。

【操作】药物：红花注射液、当归注射液、黄芪注射液、生理盐水或小剂量胰岛素。操作：每次选用 2 ～ 4 个穴位，常规消毒后，每个穴位注入药液 0.5 ～ 2mL。隔日治疗 1 次，10 次为 1 个疗程。

【来源】熊百炼，陈俊波，章修春 . 常见内科病中医外治妙法经典荟萃 [M]. 武汉：华中科技大学出版社，2013：127.

2. 穴位注射法 2

【取穴】肺俞、脾俞、肾俞、足三里、三阴交、关元、太溪、华佗夹脊穴。

【功效主治】健脾益肾，滋阴补气。主治糖尿病。

【操作】药液：当归注射液、生理盐水、小剂量胰岛素。手法：每次取 2 ～ 3 穴，每穴注入药液 0.5 ～ 2mL，每天或隔天 1 次，

10 次为 1 个疗程。

【来源】刘建平，张庚良 . 不用药物降血糖 [M]. 石家庄：河北科学技术出版社，2012：76.

3. 穴位注射法 3

【取穴】心俞、肺俞、脾俞、胃俞、肾俞、胃脘下俞、足三里、三阴交、太溪、关元等。

【功效主治】调和脾胃，滋阴补气。主治糖尿病。

【操作】药液：当归注射液、黄芪注射液、小剂量胰岛素或生理盐水。手法：每次选 2 ～ 4 穴，先小幅度快速提插，得气注入上述任一药液，每穴 0.5 ～ 2mL，隔日 1 次。

【来源】王民集，朱江，杨永清 . 中国针灸全书 [M]. 郑州：河南科学技术出版社，2012：752.

（九）艾灸法

1. 艾灸法 1

【取穴】关元、气海、阳池、足三里、三阴交、中脘、中极、三焦俞、肺俞、胃俞、肾俞、命门。

【功效主治】滋阴清热止渴。主治糖尿病。

【操作】取穴体位：患者仰卧位取关元、气海、阳池、足三里、三阴交、中脘、中极，然后俯卧位，取三焦俞、肺俞、胃俞、肾俞、命门。操作手法：①用艾条温和灸，将艾条点着，一手中指、示指放于所取穴位两旁，另一手持艾卷垂直悬起所选穴位的皮肤上，离皮肤 3 ～ 4cm，以患者觉得温热至微有灼痛感觉为度。如果觉得太热时可回旋移动，使温热连续刺激。每穴灸 5 ～ 10min。②用艾炷隔姜灸，取新鲜老姜，据穴区部位切成厚 0.2 ～ 0.5cm 的姜片，中间穿刺数孔。施灸时，把鲜姜片放在所选穴位的皮肤上，置大或中等艾炷放在其上，用火点燃艾炷进行施灸。待患者感到局部有灼痛感时，略略提起姜片，或者更换艾炷再灸。每穴灸 3 ～ 5 壮。每日 1 ～ 2 次，10 次为 1 个疗程。对于轻症患者只需治疗 3 ～ 7 次；较重者及缠绵不愈者治疗 15 ～ 20 次。

【来源】洪杰，洪嘉婧 . 常见病简明艾灸疗法 [M]. 长春：吉林科学技术出版社，2013：320.

2. 艾灸法 2

【取穴】主穴分 8 组。①足三里、中脘。②身柱、命门、脾俞。③气海、关元。④脊中、肾俞。⑤梁门、华盖。⑥大椎、肝俞。⑦中极、行间、腹哀。⑧肾俞、肺俞、膈俞。

【功效主治】温补肾阳，益气补虚。主治糖尿病。

【操作】选用炷底直径为 1.5cm，高为 2cm，重 0.5g 的艾炷，直径为 2cm，厚 3 ～ 4 mm 的鲜姜片。每次选用上述任一组穴，轮流使用，每次每穴灸 10 ～ 30 壮，隔日 1 次，25 次为 1 个疗程。

【来源】王民集，朱江，杨永清 . 中国针灸全书 [M]. 郑州：河南科学技术出版社，2012：752.

3. 艾灸法 3

【取穴】百会、胰俞、脾俞、肾俞、膈俞、足三里、三阴交、太溪为主穴。

【加减】肺热盛者，加鱼际；脾胃郁热者，加中脘；肾气不足者，加关元。

【功效主治】疏调脏腑，益气和血。适用于非胰岛素依赖型糖尿病（2 型糖尿病）轻度、中度，体弱，阴阳两虚偏甚者。

【操作】用隔姜灸、艾灸均可，每日 2 次，每次 5 ～ 10 壮。

【来源】俞昌德 . 俞昌德论医选集 [M]. 厦门：鹭江出版社，2000：175.

4. 隔姜灸法

【取穴】足三里，中脘；命门，身柱，脾俞；气海，关元；

脊中，肾俞；华盖，梁门；大椎，肝俞；行间，中极，腹哀；肺俞，膈俞，肾俞。上消口渴甚者，加金津、玉液（针刺）、内关、鱼际、少府；中消胃热较甚者，加大都、脾俞；下消肾虚者，加然谷、涌泉。

【功效主治】补气养血，健脾温肾。主治糖尿病。

【操作】取艾炷，其大小为 1.5cm×2cm，重为 0.5g；鲜生姜切片，厚 3～4mm，直径 2cm。每个穴位艾灸 10～20 壮，每次用 1 组穴位，轮换使用。隔日 1 次，50 日为 1 个疗程。

【来源】熊百炼，陈俊波，章修春．常见内科病中医外治妙法经典荟萃 [M]．武汉：华中科技大学出版社，2013：129．

5. 温和灸法

【取穴】胰俞、肺俞、脾俞、肾俞、足三里、太溪。肺热者，加鱼际；脾胃郁热者，加中脘；肾气不足者，加关元。

【功效主治】润肺健脾。主治糖尿病。

【操作】每日灸 1 次，每次 5～10 壮。或用艾条温和灸，每次 30min。30 次为 1 个疗程。

【来源】熊百炼，陈俊波，章修春．常见内科病中医外治妙法经典荟萃 [M]．武汉：华中科技大学出版社，2013：127．

（十）二期针刺法

【取穴】胰俞、膈俞、气海、中脘、肺俞、脾俞、肾俞、足三里、照海、列缺、三阴交、地机、尺泽、关元、命门。其中一期取穴：胰俞、膈俞、肺俞、脾俞、肾俞、足三里、三阴交、地机、尺泽。二期取穴：胰俞、膈俞、气海、中脘、足三里、照海、列缺、三阴交、关元、命门。

【功效主治】一期调节代谢。二期补气建中，温阳益肾。主治糖尿病。

【操作】一期：三阴交、地机、尺泽，针刺时用补法，得气后留针 30min 以上；其余穴位用平补平泻法，以得气为度，留针

糖尿病效验秘方

第一章 糖尿病

15～30min。二期：针刺时用平补平泻法，得气后留针 30min 以上。关元、命门可用灸法。

【来源】熊百炼，陈俊波，章修春 . 常见内科病中医外治妙法经典荟萃 [M]. 武汉：华中科技大学出版社，2013：126.

（十一）水针疗法

【取穴】①肺俞，尺泽。②心俞，阳池。③胰俞，合谷。

【功效主治】润燥清肺。主治糖尿病肺热证。

【操作】3 组处方交替应用，当归注射液或维生素 B_{12} 注射液，每穴注入 0. 5mL 药液，每日或隔日 1 次，10 次为 1 个疗程。

【来源】杨元德 . 疑难病针灸治验 [M]. 沈阳：辽宁科学技术出版社，2006：359.

（十二）"烧山火"法

【取穴】双侧肾俞、足三里、阳陵泉、悬钟、太冲。伴上肢症状者加曲池、外关、合谷。

【功效主治】补气养血，益肾温经，活血祛瘀。主治糖尿病痹症，症见：四肢远端麻木，发热，发凉，疼痛，蚁行感。

【操作】于足三里、曲池处行"烧山火"手法（重用指切押手，随呼气进针至天部，得气后行九阳术，再至地部，最后至人部，分别行九阳术，此为 1 度；随吸气提至天部，如此反复，直至针下热，一般不超过 3 度，留针 20min，随吸气起针，疾按针孔），余穴行平补平泻手法，留针 50min，每日 1 次，2 周为 1 个疗程，连续治疗 2 个疗程。

【来源】吴哲 . "烧山火"针刺法治疗阳虚寒凝证糖尿病周围神经病的临床观察 [D]. 黑龙江中医药大学，2020.

（十三）降糖穴靶点法

【取穴】降糖穴靶点。

【功效主治】降糖养血。主治糖尿病，症见：定位刺痛，肌肤甲错，口唇发暗，瘀斑或怕热多汗，少气懒言，疲乏无力，脉细数，舌红而裂。

【操作】首先在肘关节至腕关节 2/3 肌肉间隙，以及前臂掌侧，作为降糖穴靶点。按照患者性别的不同，遵循男左女右的原则，选择出不同的降糖穴靶点。在针刺降糖穴位置时，应用上下提插的方式完成，以患者感觉有针感为宜。

【来源】王方方.平衡针降糖穴护理干预对 2 型糖尿病患者血糖控制研究 [J].光明中医，2022，37（1）：131-133.

五、推拿法

1. 俯仰推拿法

【操作】（1）患者俯卧，术者立于其左侧。用㨰法㨰腰背部，上下往返 3～5 遍；按揉膈俞、肝俞、胆俞、脾俞、胃俞、肾俞、命门，每穴各 1min；直擦督脉和膀胱经第 1 侧线，横擦腰骶部，以透热为度；指振大椎 1min。

（2）患者仰卧，术者立于其右侧。按揉中脘、关元、气海，每穴各 1min；掌振脐部 1min；按揉双侧曲池、三阴交、太溪、然谷，行间各 1min；直擦涌泉穴，以透热为度。

【功效主治】通络益气。主治糖尿病。

【来源】卞瑶，郭兆刚.基层实用中医理论与临床技能 [M].北京：中国中医药出版社，2014：214.

2. 平衡推拿法

【操作】（1）胸部　①患者仰卧位，医者位于其右侧。医者在患者胸部以右手指端螺纹面为着力点进行五指平推，时间 5min 左右。②轻轻点揉膻中 1min。

（2）腹部　①医者用摩推法在患者腹部，以肚脐为圆心，顺时针推、摩 5min 左右，以局部皮肤微红为度。②后用点抖法、震颤法、拇指推法，反复施术 10min 左右。③点揉上脘、中脘、建里、下脘、天枢、大横。

（3）下肢前侧 ①紧接上法，医者在患者下肢前侧用攘法、掌揉法、挤捏法，反复操作 10min 左右。②稍加用力点揉血海、阴陵泉、阳陵泉、足三里、解溪、太冲。

（4）背腰部 ①患者取俯卧位，医者位于其左侧。用右手掌根在患者背部，自上而下在脊柱上进行揉推，至局部皮肤红润为度。②在患者腰部用攘法、双手拿揉法，反复操作 5min 左右。③右手示指、中指、环指指端分别置于脊柱及其两侧的足太阳膀胱经和华佗夹脊穴上，自上而下稍用力进行疏经揉 5～10 遍。重力点揉肺俞、脾俞、胃俞、胰俞、肾俞、膀胱俞、三焦俞等穴位。

（5）下肢后侧 ①医者用掌根揉，自臀部至小腿处放松肌肉，操作 3～5min。②用两拇指稍用力点揉患者下肢两侧承扶、殷门、委中、承山。③左手固定患者足踝部，右手掌心揉擦足底至微烫，再点揉涌泉，两侧皆做。

（6）头面部 以上五法完成，医者洗净双手，患者闭目，继在患者头面部施术。①医者大拇指指腹点揉患者印堂，后面四指分抹患者前额至两太阳，并点揉数次。②医者两拇指指腹抹患者两目眼睑、眼眶，点揉睛明。③医者分别用左手五指梳推患者左侧头部，自太阳至率谷，到风池。左侧完成再做右侧。

（7）上肢 ①患者取坐位，医者左手固定其上肢，右手用揉法，挤捏法在上肢施术 5min 左右。②拇指点揉肩髃、肩髎、臂臑、曲池、手三里、列缺、合谷。③以拇指指尖为着力点，梳推患者手背部。④医者左手固定患者右肩部，右手握住患者右手腕部，进行摇肩运动 1min 左右。右上肢术毕再做左侧上肢。

（8）注意事项 本方法主要为配合和辅助治疗糖尿病，如为糖尿病酮症酸中毒，则不宜采用；力度因患者体质、年龄、健康状态及自身接受程度而定；皮肤溃破、感染部位慎用。

【功效主治】健脾利湿，通经活络，调节代谢，降糖。主治糖尿病。

【来源】熊百炼，陈俊波，章修春．常见内科病中医外治妙法经典荟萃 [M]．武汉：华中科技大学出版社，2013：129．

3. 体位推拿法

【操作】①先嘱其做俯仰运动，并配合俯呼仰吸的深呼吸，如此活动数遍，待患者后仰至最大限度时，医者随即两手用力将患者两肘部向后拉动，与此同时膝部向前顶，此时常可听到"喀"的响声，表示手法整复成功。②患者仰卧位，胰脏在腹壁的投影区，左梁门（胰尾）、中脘（胰体）、右梁门（胰头）。患者露出腹部，医者用四指指端轻揉左梁门至右梁门，操作 10～20 次。随后指端并拢叩啄左梁门、中脘、右梁门各 7 次。操作 5 遍。③捏揉第四掌骨与掌中纹相交处 3～5min，此处为胰在手部的反射区，捏揉时嘱患者意念存于上腹部，使患者上腹部有温热舒服感。④捏揉足底内缘第一跖骨小头下方区域 3～5min，此为胰在足底的反射区，操作时也应嘱患者配合意念，以上腹部有温热感为佳。

【功效主治】调和脾胃。主治糖尿病。

【来源】熊百炼，陈俊波，章修春．常见内科病中医外治妙法经典荟萃 [M]．武汉：华中科技大学出版社，2013：131．

4. 推拿按脊法

【操作】（1）预备治疗手法　用𢭐法自颈肩、背部、腰臀、腿至足跟，操作 10 次。顺足太阳膀胱经的大杼、肺俞、心俞直至膀胱俞进行推按，顺双下肢膀胱经和少阳经自臀部至足跟推按。一指禅推阳谷、太溪、三阴交、肝俞、脾俞、梁门、天枢、足三里、血海等穴位 3～5 遍。以上手法应做 10min 以使局部肌肉放松。

（2）推拿按脊手法　在胸椎第 6～11 节段推按治疗。①按脊法：令患者俯卧或侧卧，医者双手拇指按压两棘突间，做前后推按 200 次。②椎间小关节按法：令患者俯卧位，医者双手拇指放置于棘突旁 1.5cm 处，分别按压左侧、右侧，推按 200 次。③左右斜动按脊法：医者双手拇指置于棘突侧面进行推按，用力方向与对侧倾斜 45° 角，推按运动 200 次。④整脊法：包括三维立体斜扳整脊法及顶脊法。三维立体斜扳整脊法：患者侧卧位，患侧在上，髋、膝关节屈曲，下肢伸直。医者立于患者腹侧、一前臂肘关节置于患者的肩部，中指置于偏歪的棘突，另一前臂肘关节置于髋关节及臀部，两前臂肘关节相对用力，使上身和臀部做相反方向旋转，肩部旋后，臀部旋前，同时令患者尽量放松，用力做一稳定的推扳动作。此刻往往可听到清脆的弹响声，适用于胸椎椎后关节紊乱症。顶脊法：患者取坐位，双手抱住颈部前倾位，医者立于患者后方，用膝关节顶住胸椎棘突间，双手握住患者双侧肩部，前顶后拉同时用力，可听到清脆的弹响声，手法结束。

【功效主治】 滋阴，健脾，泄热，疏肝。主治糖尿病。

【来源】 熊百炼，陈俊波，章修春. 常见内科病中医外治妙法经典荟萃 [M]. 武汉：华中科技大学出版社，2013：131.

5. 分部推拿法

【操作】（1）背腰部推拿　患者俯卧位，医者用推法推督脉 5 次，推脊柱两侧膀胱经第一侧线 5 次，第二侧线 5 次。医者用㨰法在背部脊柱两侧施术 3～5min，重点在胰俞和局部阿是穴（大多在胰俞的外侧）。用一指禅推法推背部脊柱两侧膀胱经第一侧线，从膈俞至肾俞往返操作 5～8min。指按揉膈俞、胰俞、肝俞、胆俞、脾俞、胃俞、肾俞、三焦俞、阿是穴，以胰俞和阿是穴为重点，每处约 3min，其余穴位均为 1min 左右。指振大椎约 1min。用擦法直擦背部膀胱经第一侧线，横擦肾俞、命门，均以透热为度。

（2）胁腹部推拿　患者仰卧位，医者用一指禅推法或指按揉施术于中腹、梁门、气海、关元，每个穴位约 2min。掌振神阙约 1min。用掌平推法直推上腹部，小腹部约 5min。擦两胁肋部，以透热为度。

（3）四肢推拿　医者指压曲池 1min 左右。用点法或按法点按足三里、三阴，每穴约 2min，用力均以酸胀为度。用推法推手臂内侧、外侧，下肢内侧、外侧，用拿法拿上臂、下肢 3～5 次，用揉捏法施于上臂、下肢 3～5 次。用擦法擦涌泉，以透热为度。以拍法、击打法结束。

（4）足部按摩　患者仰卧位，首先点按患者心脏反射区，以检验患者身体状况，决定依次按摩的手法力度，依次按揉腹腔左侧的腹腔神经丛，再依次推按肾上腺肾脏、输尿管、膀胱反射区 3～5min，再按摩脾脏 2min，再依次点按头、脑垂体、眼、甲状旁腺、胃、十二指肠、肝脏、心脏、下腹部、淋巴（上身、腹部、胸部）、胸椎反射区，重点按压胰腺、肾上腺及腹腔神经丛 5～10min，点揉按压涌泉 3min，按揉太溪、然谷 5min。患者足趾内侧从趾根到趾尖处有硬块或结节条索状物，此处需循序渐进按摩，将硬块散开使之柔软，若脚后跟有硬块者，亦须加以按摩 5～10min。最后再依次推按肾上腺、肾、输尿管、膀胱反射区。先左足，后右足，按摩后半小时内喝开水 500mL 左右，伴糖尿病肾病者喝 300mL 左右。

（5）注意　对伴有酮症酸中毒或其他严重并发症的糖尿病患者不宜进行此法治疗。在推拿治疗前患者如已服用药物，在推拿时仍应继续服用，密切关注患者血糖和临床体征，根据病情减轻程度，逐渐减少用药量，直至完全停用。患者须进行适量的饮食控制，并参加适当体育活动。按摩手法力度须随患者的承受度增加及身体状况改善而加大。

【加减】上消明显者用手指按揉肺俞、心俞、中府、云门、膻中、气户、库房、手三里、阳陵泉，每个穴位约 1min。用掐法掐少商约 1min。用拿法拿肩井、上臂、前臂约 3min。中消明显者用手指按揉建里、天枢、期门、血海，每个穴位约 1min。搓胁肋 1min 左右。下消明显者用手指按揉肝俞、志室、水分、中极、然谷、太溪，每个穴位约 1min。横揉骶部八髎穴，以透热为度。三消并存者，在基本治疗后，用手指按揉上述上、中、下三消所加的全部或部分穴位。

【功效主治】疏肝健脾，和胃调中，滋阴益肾。主治糖尿病。

【来源】熊百炼，陈俊波，章修春 . 常见内科病中医外治妙法经典荟萃 [M]. 武汉：华中科技大学出版社，2013：132.

6. 足部按摩法

【取穴】足底反射区取大脑、脑干、小脑、脑垂体、肝、肾、肾上腺、膀胱；足内侧反射区取腰椎、坐骨神经；足外侧反射区取肘、膝、生殖腺；足背反射区取上身淋巴结、下身淋巴结；足部穴位取太白、太溪、太冲、三阴交、涌泉。

【操作】患者平卧位，医者五指放松，倒少许万花油在掌心，指掌贴在患者足底部，从足跟至足趾来回揉按，直至整个足底心均发热；接着用中等力度以拇指、示指或中指指端或指面着力，分别在足底、足内侧、足外侧、足背的各个反射区部位上做定点轻柔和缓的回环旋转动作各 3min，施平补平泻法；再用补法揉按足部穴位太白、太溪、涌泉、三阴交各 3min，用泻法重按太冲穴 3min；最后再定点揉按足底部反射区肾、膀胱各 1min。按摩完成后给患者 250mL 温开水饮用。整个过程大约 1h。

【注意】按摩整个足底时指掌不能贴患者足底太紧，松紧适度，用力均匀深透，来回动作要连续，反射区按摩时着力指要带动受术的皮肤一起回环旋转，操作的手要吸定在穴位上，不得在皮肤表现滑动摩擦，频率为每分钟 100 次，用力要持续、均匀、柔和，直至能够深透反射区。

【功效主治】益肾，安神，健腰。主治糖尿病。

【来源】熊百炼，陈俊波，章修春.常见内科病中医外治妙法经典荟萃[M].武汉：华中科技大学出版社，2013：134.

7.自我按摩法

【操作】（1）按摩肾区　清晨起床后及临睡前，取坐位，两足下垂，宽衣松带，腰部挺直。以两手掌心置于腰部肾俞，上下加压摩擦肾区各 36 次，再采用顺旋转、逆旋转摩擦各 36 次，以局部感到有温热感为度。

（2）按摩腹部　清晨起床后及临睡前，取卧位或坐位。双手叠掌，将掌心置于下腹部，以脐为中心，手掌绕脐顺时针按摩 36 圈，再逆时针按摩 36 圈。按摩的范围由小到大，由内到外，可上至肋弓，下至耻骨联合。按摩的力量由轻到重，以能耐受，自我感觉舒适为宜。

（3）按摩上肢　按摩部位以大肠经、心经为主，手法以直线做上下或来回擦法为主，可在手三里、外关、内关、合谷等穴位上各按压、揉动 3min。

（4）按摩下肢　按摩部位以脾经、肾经为主，手法以直线做上下或来回擦法为主，可在足三里、阳陵泉、阴陵泉、三阴交等穴位上各按压、揉动 3min。

（5）按摩劳宫　劳宫位于第二、第三掌骨之间，握拳，中指尖下。按摩采用按压、揉擦等方法，左右手交替进行，每个穴位各操作 10min，每日 2 ～ 3 次。不受时间、地点限制。也可借助小木棒、笔套等钝性的物体进行按摩。

（6）按摩涌泉　涌泉位于足底前1/3，足趾跖屈时呈凹陷处。采用按压、揉擦等手法，左右手交替进行，每个穴位各操作 10min，每日早晚各 1 次。也可借助足按摩器或钝性的物体按摩。

（7）注意事项　①自我按摩宜采用由少至多，由轻至重，由慢至快，量力而行的方法进行。②自我按摩须注意保暖，防止受凉，避免感冒。③腹部（肾区），按摩之前需排出大小便。④糖尿病患者采用自我按摩疗法须持之以恒，每日坚持，方可收效。

【功效主治】通络，安神。主治糖尿病。

【来源】熊百炼，陈俊波，章修春.常见内科病中医外治妙法经典荟萃[M].武汉：华中科技大学出版社，2013：135.

8.药棒疗法

【药物组成】威灵仙、生黄芪、葛根、丹参等具有祛瘀生新、温经通络之功的中药加减配伍制成药液。

【取穴】双侧足三里、太溪、曲池、脾俞及关元、中脘等。

【功效主治】健脾益肾，活血通经。治疗糖尿病周围神经病变，症见：四肢远端麻木，发热，发凉，倦怠乏力与手足畏寒，疼痛，蚁行感。

【操作】按摩力度以患者无刺痛感为宜，每日1次，每次30min。可有以下六种方式。

（1）点法 用拇指、示指、中指固定药棒，以相对圆钝的棒头部吸定于痛点、腧穴点进行持续点按，要求平稳均匀着力，切勿突施暴力，适用于全身各个部位。

（2）揉法 同点法以圆钝的棒头吸定于体表治疗部位，带动深部组织，做轻柔缓和的环旋动作。本法揉动幅度需适中，不可过大过小，适用于全身各个部位，多作为结束性手法。

（3）按法 以圆钝的药棒头端着力于体表治疗部位，利用治疗者自身体重逐渐垂直下压，力度遵循由轻到重再到轻的顺序，亦常结合揉法放松局部，以平缓本法带来的较强的刺激。本法适用于全身部位。

（4）滚法 双手固定圆形药棒两端或单手固定棒体中央，将棒体置于体表治疗部位，在患处沿肌肉、神经、经络走行来回匀速滚动的手法，本法要求移动速度不宜过快，多作为结束性手法。

（5）拍法 治疗者以除小指外的四指握紧药棒的末端，以肘腕关节为发力点，棒头为着力点，在体表治疗部位轻巧有弹性地拍打，拍打力度宜遵循由轻到重再到轻的顺序，有促进血液循环、祛寒通络之效。

（6）叩法　以拇指、示指第二关节与中指第三关节持棒，药棒尾端与掌面劳宫相贴，使用腕部发力对体表进行有节律的叩击。根据与皮肤接触面的大小将叩法分为点叩、平叩、横叩、直叩与混合叩。点叩法以圆形棒头为着力点，与皮肤接触面较小，刺激强，有酸、胀、麻等放射感与烧灼感，适用于四肢穴位和瘦弱、敏感患者；平叩法为圆形或圆锥形木棒叩击体表，本法与皮肤接触面较大，有烧灼样痛感与针扎感，适用于壮实和不敏感的患者；横叩多用扁平形木棒作用于各关节内外侧，手腕部稍左旋转使手心朝向右下方，操作时多有痛感和对侧震动感；直叩法以药棒圆形或锥形末端垂直于体表叩击，因直叩法为应力最强烈的叩法，故适用于肌肉丰厚的腧穴处，只宜短暂性使用。同时使用两种及两种以上的叩击手法为混合叩，适用于全身范围的痛证。

【来源】刘洪，崔瑾 . 药棒疗法的临床应用概况 [J]. 中国民族民间医药，2022，31（1）：74-77，88.

六、调理方

1. 山药饼

【组成】山药 30g，莜麦面 100g，鸡蛋 1 个。

【功效主治】益气养阴，降低血糖。主治阴阳两虚，肾阴亏虚型糖尿病，亦可作为各类糖尿病患者的每餐主食。

【用法】将山药研成细粉，与莜麦面充分拌和均匀，打入鸡蛋，搅拌，再加入葱花、姜末、精盐、味精、香油各少许，和成面团，在加植物油的平锅上，中火煎成薄饼。早晚随餐分食，并减少主食量。

【来源】李广德 . 糖尿病及并发症中西医结合疗法 [M]. 合肥：安徽科学技术出版社，2007：71.

2. 姜汁黄鳝饭

【组成】黄鳝 100g，姜汁 10mL，花生油 5mL，食盐少量，粳米 100g。

【功效主治】本品补阴血，健脾胃。可治病后虚损、贫血、消瘦、疲倦、乏力等，并有降低血糖的作用。

【用法】黄鳝杀好洗净，切成段，放入碗中，调入花生油、姜汁、食盐。粳米洗净上屉蒸至水分将干，将黄鳝放于饭面，小火蒸 20min 即成。

【来源】任旭. 糖尿病的食疗与药膳 [M]. 北京：人民军医出版社，2003：174.

3. 黄连山药饮方

【组成】黄连 5g，山药 100g。

【功效主治】清热解毒，滋阴益气，降血糖。主治肾阴亏虚，胃燥津伤以及燥热伤肺型糖尿病。

【用法】先将黄连洗净，晒干或烘干，切成薄片，放入纱布袋中，扎口，备用。将山药洗净，除去须根，连皮切成薄片，与黄连药袋同放入砂锅，加足量水，大火煮沸后，改用小火煨煮 30min，取出药袋，即成。早晚 2 次分服，吃山药片，饮汤汁。

【来源】李广德. 糖尿病及并发症中西医结合疗法 [M]. 合肥：安徽科学技术出版社，2007：77.

4. 南瓜饭

【组成】粟米 250g，裸仁小南瓜 200g，猪油、葱花各适量。

【用法】将猪油、葱花和削皮切块的南瓜放在铁锅中略炒备用。将洗好的粟米与南瓜块、葱花及水适量一起倒入锅中，盖上锅盖，慢慢用火煮，焖至锅内散发出焦香味为止。当主食，限量食用。

【功效主治】益中补气，降脂降糖。适用于各型糖尿病。

【来源】季昌群，谢英彪．降血糖食物与食疗方 [M]．北京：金盾出版社，2012：82.

5. 麦冬燕窝

【组成】麦冬 20g，燕窝 3g，鸡汤 250mL，盐 2g。

【功效主治】滋阴润肺，清热生津。用于上消型糖尿病之肺热伤津型患者。

【用法】①把燕窝放入 45℃温水中浸泡发透，用镊子夹去燕毛，洗净；麦冬去心，洗净。②将燕窝、麦冬、鸡汤放入蒸杯内，加入盐，搅匀。③将蒸杯置武火大气蒸笼内蒸 45min 即成。每日 1 次，早餐食用。

【来源】彭铭泉．糖尿病食疗食谱 [M]．长春：吉林科学技术出版社，2003：1.

6. 清焖南瓜

【组成】老南瓜 500g，植物油、食盐各适量。

【功效主治】南瓜含甘露醇，具有通便排毒功效，是糖尿病患者的食疗佳品。

【用法】将南瓜去皮洗净切块，按常规焖炒至酥烂食用。

【来源】樊岚岚．名医食疗养生 [M]．杭州：浙江科学技术出版社，2011：117.

7. 虫草炖老鸭

【组成】冬虫夏草 15g，雪蛤 6g，老鸭 1 只，料酒 10mL，姜 5g，葱 10g，盐 3g，鸡精 3g。

【功效主治】补肺益肾，止血化痰。适用于上消型糖尿病患者食用。

【用法】①将冬虫夏草用酒浸泡，洗净；雪蛤洗净，发好，去筋皮；老鸭宰杀后，去毛，内脏及爪，洗净；姜拍松，葱切段。②将老鸭、虫草、雪蛤、姜、葱、料酒一同放炖锅内，加水 3500mL，置武火烧沸，再用文火炖煮 50min，加盐、鸡精即成。

【来源】彭铭泉.糖尿病食疗食谱 [M].长春：吉林科学技术出版社，2003：3.

8. 乌梅参枣汤

【组成】乌梅 8 枚，大枣 15 枚，党参 50g。

【用法】将 3 味加水煎沸 30min 即成。每日 1 剂。

【功效主治】补益脾胃，生津止渴。用于治疗糖尿病之口渴，气短音低，乏力等。

【来源】樊岚岚.名医食疗养生 [M].杭州：浙江科学技术出版社，2011：119.

9. 瓜皮茶方

【组成】鲜冬瓜皮 1000g，西瓜皮 1000g，瓜蒌根 250g，山药粉 250g。

【功效主治】清热，生津止渴。适用于糖尿病。

【用法】将前 3 味用水泡透以后同放入锅内，加水适量，煮 1h，去渣，再以小火继续煎煮浓缩，至较稠黏将要干锅时停火，待温，加入干燥的山药粉，把煎液吸净，拌匀，晒干，压碎，装瓶备用。每天数次，每次 10g，以沸水冲化，频频代茶饮服。

【来源】欧广升.慢性病食疗妙方 [M].长沙：湖南科学技术出版社，2009：222.

10. 绞股蓝枸杞子茶

【组成】绞股蓝 15g，枸杞子 15g。

【功效主治】滋补肝肾，降血糖，降血压。主治肾阴亏虚，阴虚阳浮型糖尿病，对中老年 2 型糖尿病患者兼有高脂血症，高血压病者尤为适宜。

【用法】将绞股蓝、枸杞子分别拣杂后洗净，晒干，放入大号茶杯中，用刚煮沸的水冲泡，加盖，闷 15min 即可饮用。当茶，频频饮用，一般可连续冲泡 3～5 次。

【来源】李广德. 糖尿病及并发症中西医结合疗法 [M]. 合肥：安徽科学技术出版社，2007：79.

11. 丝瓜茶方

【组成】丝瓜 250g，茶叶 5g。

【功效主治】滋阴解渴，生津补虚。主治阴虚型糖尿病。

【用法】将丝瓜切成 2cm 厚的片状，加入盐水煮熟，再掺进适量茶汁，每日 3 次饮服。

【来源】李中南. 名医论治糖尿病 [M]. 合肥：安徽科学技术出版社，2013：367.

12. 莲子茯苓糕

【组成】莲子 250g，茯苓 250g，麦冬 250g。

【功效主治】养阴益气，清热润燥。适用于肺热津伤型及胃热炽盛型糖尿病。

【用法】将上 3 味洗净，晾干后研末，加水调匀，上笼蒸熟，每取适量作点心食用。

【来源】樊岚岚. 名医食疗养生 [M]. 杭州：浙江科学技术出版社，2011：119.

13. 牛奶核桃

【组成】鲜牛奶 1000mL，炸核桃仁 40g，生核桃仁 20g，小米 50g。

【功效主治】补脾益肾，温阳滋阴。适用于糖尿病。

【用法】将小米淘净，用水浸泡 1h，捞起沥干水分；将后 3 味放在一起搅拌均匀，用小石磨磨细，再用细筛滤出细蓉待用；锅内加水煮沸，将牛奶、核桃小米蓉慢慢倒入锅内，边倒边搅拌，稍沸即成。每天早晚服食。连服 3～4 周。

【来源】欧广升. 慢性病食疗妙方 [M]. 长沙：湖南科学技术出版社，2009.

14. 南瓜山药汤

【组成】山药 250g，去皮嫩南瓜 250g，植物油、葱花、姜末各适量。

【功效主治】益气养血，止消渴，降血糖。适用于各型糖尿病。

【用法】将山药去须根，洗净，将外表皮刮去薄薄一层，尽量保持黏液质，并剖条，切成小块；或将山药洗净后，连皮切碎，捣绞成糊，备用。去皮后将嫩南瓜洗净后，切成 2cm 宽，4cm 长的条，备用。炒锅置火上，加植物油，烧至六成热时，加葱花、姜末，煸炒出香，加清水 2000mL，放入南瓜条，中火煨煮 20min，加入山药小块（或山药糊），改用小火继续煨煮10min，使汤稠黏即成。随膳作主食，早、中、晚三餐食用，当日吃完，并减主食摄入量。

【来源】季昌群，谢英彪. 降血糖食物与食疗方 [M]. 北京：金盾出版社，2012：82.

15. 人参益胃消渴茶

【组成】人参 1g，玉竹 15g，麦冬 15g。

【功效主治】滋阴益胃，生津止渴，降血糖。主治胃燥津伤，燥热伤肺，阴阳两虚型糖尿病，对中老年长期劳损过甚，形体羸瘦者尤为适宜。

【用法】先将人参洗净，晒干或烘干，研成极细末，备用。玉竹、麦冬分别洗净、晒干或烘干，共研成细末，与人参粉混合均匀，一分为二，装入绵纸袋中，挂线封口，备用。冲茶饮，每次 1 袋，每日 2 次，放入杯中，用沸水冲泡，加盖，闷 15min 后即可饮用。一般每袋可连续冲泡 3 ~ 5 次，当日吃完。一般以连服 10 天为 1 个疗程，间隔 7 ~ 10 天后，视病情需要可继续下一个疗程。

【来源】李广德.糖尿病及并发症中西医结合疗法 [M].合肥：安徽科学技术出版社，2007：79-80.

16.山药炖苦瓜

【组成】山药块 100g，苦瓜块 100g，料酒 10mL，姜 5g，葱 10g，盐 3g，味精 2g，鸡油 35mL。

【功效主治】益气健脾，降血糖。适用于上消型糖尿病患者。

【用法】将山药块、苦瓜块、料酒、姜、葱同放炖锅内，加适量水用武火烧沸，再用文火炖煮 35min，加入盐、鸡油、味精即成。每日 1 次，每次吃山药、苦瓜共 50g，佐餐食用。

【来源】曲波.食物就是最好的灵丹妙药 [M].北京：北京科学技术出版社北京联合出版公司，2014：99.

17.洋参花粉消渴茶方

【组成】西洋参 2g，黄芪 20g，天花粉 10g，五味子 10g。

【功效主治】益气生津，止渴降糖。主治阴阳两虚型糖尿病，对中老年气阴亏损，津液不足所致糖尿病者尤为适宜。

【用法】先将西洋参洗净，晒干或烘干，研成极细末，备用。将黄芪、天花粉、五味子洗净后，晒干或烘干，共研成细末，与西洋参细末充分混合均匀，一分为二，装入绵纸袋中，挂线封口，备用。冲茶饮，每次 1 袋，每日 2 次，放入杯中，用沸水冲泡，加盖，闷 15min 后即可饮用。一般每袋可连续冲泡 3～5 次，当日吃完。

【来源】李广德.糖尿病及并发症中西医结合疗法 [M].合肥：安徽科学技术出版社，2007：80.

18.陈皮兔肉

【组成】净兔肉 350g，陈皮 0.5g，鲜汤 100mL，干海椒（或辣椒）1g，菜籽油 15～20mL，盐、料酒等调料适量。

【功效主治】补中益气，理气化痰。适用于消渴羸瘦，或食欲不振，咳嗽痰喘等症。可作为糖尿病、慢性支气管炎、动脉硬化、高血压患者的膳食。

【用法】①将兔肉洗净，切成 2cm 方丁入碗内，加盐、料酒、葱节、菜籽油、姜片拌匀；辣椒切碎；陈皮用温水浸泡 10min，切成小方块；味精、酱油、鲜汤入碗内调成汁。②炒锅内油烧至七成热时下辣椒，炸成棕黄色下肉炒散发白，再入陈皮、花椒、姜、葱，继续炒至肉干酥，入调好的酱油汁、醋，搅匀，放红油，炒至汁收干呈棕红色，去葱、姜，装盘，再淋上香油即可。

【来源】雷子.食物食疗与偏方 [M].北京：中医古籍出版社，2006：67.

19. 干贝烩丝瓜

【组成】丝瓜 500g，水发干贝 50g，植物油、精盐、味精、黄酒、葱花、生姜丝、胡椒粉、湿淀粉、香油各适量。

【功效主治】通络养精。主治糖尿病。

【用法】将丝瓜刮去粗皮，表面仍保持青绿色，去瓤，洗净，切成长 6cm，宽厚各 0.8cm 的长条，将大的干贝掰小，炒锅上火，放油烧至六成热时下入丝瓜过油，倒入漏勺中控油。炒锅内留余油，烧至八成热，下入葱花、生姜丝炝锅，加入黄酒、丝瓜、精盐、味精、胡椒粉翻炒几下，再加入干贝、清水，至汤沸后撇去浮沫。烧至入味，用湿淀粉勾芡，淋上香油，装盘即成。当菜佐餐，适量食用。

【来源】季昌群，谢英彪.降血糖食物与食疗方 [M].北京：金盾出版社，2012：86.

20. 山药炖冬瓜

【组成】山药块 100g，冬瓜块 100g，料酒 10mL，姜 5g，葱 10g，盐 2g，鸡精 2g，鸡油 20mL。

【功效主治】健脾，利水，降血糖。适用于上消型糖尿病患者。

【用法】将山药块、冬瓜块、料酒、姜、葱同放炖锅内，加适量水用武火烧沸，再用文火炖煮 35min，加入盐、味精、鸡油即成。

【来源】曲波.食物就是最好的灵丹妙药 [M].北京：北京科学技术出版社北京联合出版公司，2014：99.

21. 黄瓜酿猪肉

【组成】嫩黄瓜 500g，猪肉 250g，玉兰片 50g，鸡蛋 1 个，植物油、酱油、精盐、味精、大葱、鲜生姜、湿淀粉、鲜汤、香油、干淀粉各适量。

【功效主治】滋阴养颜，清热润燥。适用于糖尿病、贫血、单纯性消瘦症、慢性胃炎。

【用法】将黄瓜洗净，削去皮和尖端，切成 3cm 长的段，用小刀挖去瓤，使其形成空筒状。再用适量精盐将黄瓜段抹匀，稍腌片刻后，用洁布吸干黄瓜上的水分。玉兰片切成绿豆似的小丁，葱姜切成细末。猪肉切碎，斩细，放入碗中，加入酱油、精盐、味精、葱花、玉兰片丁、湿淀粉，打入鸡蛋，搅拌成馅。在黄瓜内壁上均匀撒 1 层干淀粉，然后将肉馅填入黄瓜内，两头用手抹平。将平底锅洗净，放油烧热后将锅取下，将填好馅的黄瓜码在锅内。然后再将锅放回炉上，用中火将黄瓜里面煎成浅黄色时，往锅内添入鲜汤，随即盖上锅盖，焖 2 ～ 3min，将汤汁焖尽，淋上香油即成。佐餐适量食用。

【来源】季昌群，谢英彪.降血糖食物与食疗方 [M].北京：金盾出版社，2012：94.

22. 玉竹粥

【组成】玉竹 20g，粳米 100g，甜叶菊糖（不含糖）适量。

【功效主治】玉竹味甘，微苦，为气平质润之品，善润肺补脾；粳米得天地中和之气，色白入肺，益气清热，除烦止渴；佐以甜叶菊糖，甘凉润肺，兼能调味。三味相合，实为滋阴润肺、生津止渴之膳食。主治各类型糖尿病。

【用法】玉竹洗净切片，加水煮汁去渣滓。粳米淘净，加玉竹汁及适量清水煮粥，将熟入糖，稍煮待溶即成。每日1次，连服5～6周。

【来源】雷子．食物食疗与偏方 [M]．北京：中医古籍出版社，2006：68.

23. 杞子花粉南瓜饭

【组成】枸杞子 30g，天花粉 15g，南瓜 250g，粳米 100g。

【功效主治】清热生津，补肾明目，降血糖。主治各类型糖尿病。

【用法】先将天花粉洗净，晒干或烘干，研成极细末；将枸杞子拣杂后，洗净；南瓜洗净，去外皮，切成 1cm 大小的颗粒，放入碗中；粳米淘净，与枸杞子、南瓜丁、天花粉细末同放入电饭煲内，加开水适量，搅拌均匀，煲熟即成。随早、中、晚三餐，当主食服食，并控制当日主食量。

【来源】李广德．糖尿病及并发症中西医结合疗法 [M]．合肥：安徽科学技术出版社，2007：70-71.

24. 瓠子面条

【组成】羊肉 50g，草果 5 个，瓠子 6 个，白面 100g，生姜、葱、盐、醋各适量。

【功效主治】羊肉性温味甘，益气血，温阳御寒，滋养强体；瓠子亦称瓠瓜、扁蒲，性寒味甘，清热解毒，止渴除烦，利水通便。此方是糖尿病患者的有效食疗方，应坚持食用。止消渴，利尿。主治因水饮停蓄，津液不能上润而致之口渴，小便不利而又中气偏虚之症。

【用法】①先将瓠子去瓤、皮，再将羊肉、草果熬成汤，去渣；将瓠子与羊肉均切片合拌。②用面粉做成面条，用肉汤煮熟后，放入葱、姜、盐、醋，与瓠子、熟肉调和食之。

【来源】雷子.食物食疗与偏方 [M].北京：中医古籍出版社，2006：69.

25.南瓜泥方

【组成】南瓜 250g。

【功效主治】益气养阴。主治气阴两虚型糖尿病。

【用法】每晚 8 点钟吃 250g 煮熟的南瓜，5 天后每天早晚各吃 250g 熟南瓜。

【来源】李中南.名医论治糖尿病 [M].合肥：安徽科学技术出版社，2013：367.

26.西芹炒百合

【组成】西芹 100g，鲜百合 20g，胡萝卜 30g，盐、食用油各适量。

【功效主治】排毒清热，生津润肺。主治燥热伤肺型糖尿病。

【用法】西芹摘叶、洗净切段；百合洗净掰开；胡萝卜洗净切丝。锅内加少许油烧热，下入西芹、百合、胡萝卜翻炒至熟，调入盐即可。

【来源】袁建业，王桂茂.糖尿病：名家妙方 + 饮食 [M].北京：化学工业出版社，2016.

27.百合荸荠豆浆

【组成】鲜百合 20g，荸荠 100g，黄豆 30g。

【功效主治】清热生津，健胃降糖。主治胃热伤津型糖尿病。

【用法】将百合洗净，荸荠洗净去皮切块备用。黄豆用清水浸泡 1h。所有材料放入豆浆机中，加适量水打成豆浆。

【来源】袁建业，王桂茂.糖尿病：名家妙方 + 饮食 [M].北京：化学工业出版社，2016.

28.蒜泥拌黄瓜

【组成】紫皮大蒜头 50g，青嫩黄瓜 250g，精盐、味精、香醋、香油各适量。

【功效主治】清胃，解毒，降血糖。适用于各型糖尿病。

【用法】将紫皮大蒜掰开，除去外皮，洗净后放入温开水中浸泡 10min，切碎，剁成大蒜泥，备用。黄瓜用温开水浸泡片刻，反复洗净外表皮，再用沸水烫后去两端，连皮剖开，切片，加少许精盐抓渍片刻，沥去多余的渍液，放入大碗中，加味精、香醋、香油等作料，调入大蒜泥，拌和均匀即成。当菜佐餐，或作小菜，适量服食，当日吃完。

【来源】季昌群，谢英彪.降血糖食物与食疗方 [M].北京：金盾出版社，2012：92.

29.梨汁方

【组成】梨 2 个，白萝卜 250g，绿豆 150g，淮山药 200g。

【功效主治】清热降糖。主治肺热型糖尿病。

【用法】取梨 2 个（去核切片），白萝卜 250g（洗净切丝），绿豆 150g，淮山药 200g，加水煮熟服食。

【来源】李中南.名医论治糖尿病 [M].合肥：安徽科学技术出版社，2013：368.

30.小米粳米紫薯饭

【组成】小米 20g，粳米 30g，紫薯 50g。

【功效主治】清热生津。用于 2 型糖尿病，防止餐后血糖骤升。

【用法】将小米和粳米淘洗干净；紫薯去皮洗净，切成小块。将所有材料放入锅内，加入适量清水煮熟即可。

【来源】袁建业，王桂茂.糖尿病：名家妙方＋饮食 [M].北京：化学工业出版社，2016.

31.燕麦枸杞子饭

【组成】燕麦 10g，粳米 30g，枸杞子 10g。

【功效主治】降压降糖。预防糖尿病高脂血症。

【**用法**】将燕麦和粳米用清水淘洗干净，浸泡半小时；枸杞子洗净，用清水浸泡待用。将燕麦和粳米倒入锅中，加入适量清水，煮至黏稠，下入枸杞子，煮至饭成。

【**来源**】袁建业，王桂茂.糖尿病：名家妙方＋饮食 [M].北京：化学工业出版社，2016.

第二章

糖尿病急性并发症

◎ 第一节　糖尿病酮症酸中毒 ◎

糖尿病酮症酸中毒是指糖尿病患者在各种诱因的作用下出现代谢严重紊乱，形成高血糖、高血酮、酮尿、脱水、电解质紊乱、代谢性酸中毒等病理改变的综合征。这是一种糖尿病急性并发症。

糖尿病酮症酸中毒的临床表现，其隶属于中医学中的"口臭""恶心""呕吐""哕"等范畴。口臭指患者呼气带有特殊气味而言，历代医家有"腥臭""口中胶臭""口气秽恶"等记载。恶心、呕吐指胃失和降所引起的病症，历代医家以有声有物谓之"呕"；无声有物谓之"吐"；有声无物谓之"哕"。

中医对糖尿病酮症酸中毒的辨证，按其不同的临床证候，分为不同证型。燥火亢盛是在糖尿病气阴两虚的基础上，"三多"症状及消瘦症状加重。由于肺燥津伤，通调失司，津液输布无能，加重胃火亢盛，出现肺燥胃热之燥火证，病位在中上两焦，治宜清泄肺胃。此多见于糖尿病酮症酸中毒早期，出现酮体及渗透压升高阶段。当失治或误治出现恶心呕吐，便秘，口有秽臭，大渴引饮之症，揭示上焦津枯，中焦燥火炼液成痰，秽浊燔烁，肠燥腑秽浊中阻，升降失司，浊气上逆。病由肺传入胃，治拟清热养阴润燥，芳香辟秽。高渗性脱水明显，代谢性酸中毒程度加重，出现消化道症状。如病情得不到有效的控制，出现烦躁不安，嗜睡，甚则昏迷，神志症状突出，口渴反不甚，此系秽毒化火，毒火亢盛，深入下焦，出现心肾症状。治拟芳香开窍，清热凉营。多见于糖尿病酮症酸中毒加重阶段。此时大量失水，肾功能障碍，体内酮体进一步堆积，使中枢神经系统对氧的利用率减低，抑制中枢神经系统功能，甚则可出现昏迷。中医的"秽浊""毒火"在糖尿病酮症酸中毒时的临床表现，可能与酮体堆积、水、电解质紊乱有内在的联系。当病情进一步恶化时，出现手足蠕动，重则惊厥、抽搐等动风之症。为真阴化源耗竭之象，病邪深入足厥阴肝经，病位在肝肾。多见于糖尿病酮症酸中毒严重阶段，K^+、Na^+、Cl^- 等电解质大量丢失，出现中枢神经症状。病情发展到最后，肌肤干瘪皱襞，神志倦怠，或昏迷不醒，大汗不止，四肢厥逆，脉微欲绝，出现阴脱阳亡之症，当急于回阳救逆，益气固脱，育阴生脉。多见于糖尿病酮症酸中毒发展到循环衰竭的最后阶段。

程益春教授提倡中西医结合治疗本病，可迅速缓解症状，缩短病程。他认为本病系痰湿之毒蓄积于体内，病位在中焦脾胃，属本虚标实之证，气阴两虚为其本，痰热内蕴为其标。本病所表现的恶心、呕吐、口苦、纳差、便秘、舌质红、苔黄腻、脉滑数等症为痰热中阻的表现，故治疗上根据"急则治其标"的原则，宜清热化痰，降逆和胃，方选黄连温胆汤加减，程师称为"消酮汤"。方中黄连、半夏、陈皮、茯苓、枳实、竹茹清热化痰，和胃止呕；砂仁、佩兰化湿和胃；藿香祛湿和中；熟大黄使湿毒之邪从肠道而除。

糖尿病酮症酸中毒临床上应采用中西医结合治疗，以小剂量胰岛素静脉滴注及迅速补液纠正水电酸碱平衡紊乱为主，中药辨证论治为辅。

（一）内服方

1. 白虎汤合玉女煎加减

【药物组成】知母 20g，天花粉 15g，人参 10g，生地黄 15g，天冬 10g，麦冬 10g，黄柏 10g，枸杞子 15g，玄参 10g，玉竹 10g，女贞子 15g。

【功效主治】清热降火，滋阴活血。主治糖尿病酮症酸中毒阴虚燥热型。

【用法】每日 1 剂，水煎取汁，分 2 次服。

【来源】武文忠，黄爱国．辨证分型论治配合西药治疗非增殖期糖尿病视网膜病变的观察 [J]．环球中医药，2013（S1）：263-264.

2. 补气滋阴方

【药物组成】黄芪 30g，麦冬 20g，生地黄 20g，枸杞子 20g，党参 20g，葛根 15g，丹参 15g，玉竹 15g，黄连 10g，茜草 10g。

【功效主治】补气健脾，滋阴清热。主治糖尿病酮症酸中毒气阴两虚型。

【用法】每日 1 剂，水煎取汁，分 2 次服。

【来源】张庆梅．自拟补气滋阴方联合强化胰岛素方案治疗糖尿病酮症酸中毒临床研究 [J]．中国中医急症，2017，26（7）：1257-1259.

3. 增液承气汤合温胆汤加减

【药物组成】大黄 6～9g（后入），麦冬 30g，玄参 15g，生地黄 15g，黄连 9g，竹茹 9g，姜半夏 9g，佩兰 12g，太子参 30g。

【加减】伴有血瘀，症见少腹疼痛，舌质紫暗者，加桃仁、红花、延胡索。小便灼热黄赤者，加淡竹叶、黄柏、滑石。伴有嗜睡、昏迷者，加石菖蒲、郁金，以开窍醒神。

【功效主治】益气养阴，和胃泄浊。主治气阴两虚，血滞浊留型糖尿病酮症酸中毒较重阶段，证属正虚邪实，症见体倦乏力，精神不振，口渴多饮，皮肤干瘪，恶心呕吐，不思饮食，小便黄赤，大便秘结，舌质暗红，苔黄或黄厚腻，脉象细沉或细滑。

【用法】每日 1 剂，水煎取汁，分 2 次服。

【来源】赵泉霖，胡剑春．中西医结合治疗糖尿病 [M]. 济南：山东科学技术出版社，1998：99-100.

4. 复脉汤合大定风珠加减

【药物组成】生地黄 15g，白芍 10g，麦冬 10g，炙甘草 6g，牡蛎 30g，鳖甲 12g，阿胶 10g，鸡子黄 1 枚。

【加减】心烦不寐且身热者，即为"真阴欲竭，壮火复炽"。热毒深入于肾，资助心火亢于上，劫肾水竭于下，水火不济，心肾不交。如叶天士所说"阳亢不入于阴，阴虚不纳阳"，加黄芩、黄连以清邪热。如见五心烦热，低热绵绵，加青蒿、知母、牡丹皮，以滋阴清热，透邪外出。

【功效主治】滋阴清热，柔肝息风。主治糖尿病酮症酸中毒虚风内动型。

【用法】每日 1 剂，水煎取汁，分 2 次服。

【来源】蔡永敏，杨辰华，王振涛．糖尿病临床诊疗学 [M]. 上海：第二军医大学出版社，2006：213-215.

5. 参芪止渴方

【药物组成】人参 15g，麦冬 15g，五味子 10g，石斛 15g，黄芪 30g，玉竹 30g，山药 30g，芡实 30g。

【功效主治】滋阴益气，补肺肾，固脾胃。主治糖尿病酮症酸中毒肺肾两虚型。

【用法】每日 1 剂，水煎取汁，分 2 次服。

【来源】侯淑芳，阳婉容．参芪止渴汤辅助治疗糖尿病酮症的可行性分析 [J]. 齐齐哈尔医学院学报，2017，38（11）：1290-1292.

6. 安宫牛黄丸合紫雪丹加减

【药物组成】牛黄 0.5g，郁金 10g，黄芩 10g，黄连 6g，甘草 6g，玄参 10g，栀子 10g，石菖蒲 10g，生石膏 20g，水牛角 30g。

【加减】若身热夜甚，或见斑疹隐隐，示热毒之邪初入营分，加金银花、连翘、竹叶心，以清热解毒，透热于外。叶天士云："入营犹可透热转气。"此虽为温病而设，然内科疑难杂症也可适用。目的是使热毒之邪透营出分而解。当出现衄血、吐血、尿血者，为热毒之邪由营入血，则加生地黄、赤芍、牡丹皮等，以清热凉血止血。热毒亢盛，热极生风与惊厥抽风等症者，加羚羊角、钩藤、白芍，以平肝、柔肝、息风。

【功效主治】芳香开窍，清营解毒。主治糖尿病酮症酸中毒浊毒闭窍型。

【用法】每日1剂，水煎取汁，分2次服。

【来源】蔡永敏，杨辰华，王振涛. 糖尿病临床诊疗学 [M]. 上海：第二军医大学出版社，2006：213-215.

7. 消渴降酮汤

【药物组成】生地黄 30g，知母 15g，玄参 25g，麦冬 15g，天花粉 15g，生石膏 30g，栀子 15g，黄连 10g，山药 30g，桃仁 15g，大黄 7.5g。

【减法】如服药后大便已通，改为大黄与其他药物同煎或去大黄；气虚重者，出现乏力、汗出、神疲，加太子参、黄芪；阴虚热盛者，可加白薇、地骨皮，生石膏减量；肝肾阴虚者，加山茱萸、女贞子、白芍。

【功效主治】通腑泄热。适用于"胃热阴亏，大便干小便数"情况的糖尿病酮症酸中毒。

【用法】每日1剂，水煎服，同时配消渴丸 10 粒，日 3 次，口服。

【来源】杨树先，张桂兰，王玉清. 滋阴通腑化瘀法治疗糖尿病酮症 22 例 [J]. 中国社区医师，1998（7）：45-46.

8. 八味肾气丸合五子衍宗丸化裁方

【药物组成】生地黄 10g，熟地黄 10g，山茱萸 10g，山药 10g，茯苓 10g，泽泻 10g，丹参皮 10g，覆盆子 10g，五味子 10g，菟丝子 10g，黄精 10g，熟附片 10g，肉桂末 2g，萆薢 15g，车前子 15g。

【功效主治】益肾固元，阴阳双补。适用于久病入肾，下元不固，阴损及阳，以致阴阳两亏型糖尿病酮症酸中毒。

【用法】每日 1 剂，水煎取汁，每日 3 次服。

【来源】蔡永敏，杨辰华，王振涛 . 糖尿病临床诊疗学 [M]. 上海：第二军医大学出版社，2006：215.

9. 四逆加人参汤加减

【药物组成】红参 30g，附片 12g，干姜 6g，麦冬 15g，五味子 10g，山茱萸 10g，生龙骨 30g，生牡蛎 30g，炙甘草 10g，肉桂 6g，黄芪 30g。

【功效主治】益气，回阳，固脱。本方用于治疗糖尿病酮症酸中毒重症患者，甚则昏迷，热闭清窍型。症见：面色晦暗，头痛烦躁，烦渴引饮，恶心呕吐，呼吸深大，有烂苹果气味，甚则嗜睡昏迷，尿少色黄，舌质红绛或黑褐少津，脉细数。或糖尿病酮症酸中毒阴竭阳脱型。症见目眶凹陷，口与唇焦，肌肤干瘪，嗜睡或神志昏迷，目呆口张，气少息促，面唇苍白或青紫，汗出如油，四肢厥冷，舌青紫，脉微欲绝。

【用法】每日 1 剂，水煎取汁，分 2 次服。

【来源】张娟，李莹，王庆兰 . 中西医结合治疗糖尿病 [M]. 北京：中医古籍出版社，2006：221-222.

10. 生脉饮合参附汤加减

【药物组成】人参 10g，制附子 6g，五味子 10g，麦冬 10g。

【加减】恶寒蜷卧，神疲欲寐，加肉桂、干姜，以辛甘大热加强附子回阳救逆之功。出汗不止加黄芪助人参补气固脱。气短痰鸣，肾气不纳，浊阴上泛，加黑锡丹以纳肾降气。

【功效主治】益气养阴，回阳固脱。主治糖尿病酮症酸中毒阴脱阳亡型。

【用法】每日 1 次，水煎取汁，分 2 次服。

【来源】蔡永敏，杨辰华，王振涛. 糖尿病临床诊疗学 [M].
上海：第二军医大学出版社，2006：213-215.

11. 清营汤送服安宫牛黄丸

【药物组成】犀角 3g（研末冲服），生地黄 30g，玄参 15g，
牡丹皮 15g，麦冬 30g，竹叶 9g，黄连 9g，栀子 15g，生大黄 6g
（后入），石菖蒲 15g，郁金 15g，连翘 9g。

【功效主治】清热凉血，解毒开窍。主治火热邪毒，内陷心
包型糖尿病酮症酸中毒危重阶段，症见精神萎靡，嗜睡甚或昏
睡，呼吸深大，口中臭秽，恶心，呕吐，小便短赤，大便干结，
舌质红或红绛，舌苔黄燥，脉沉细数。

【用法】每日 1 次，水煎取汁，分 2 次服。

【来源】赵泉霖，胡剑春. 中西医结合治疗糖尿病 [M]. 济南：
山东科学技术出版社，1998：99-100.

（二）调理方

熟地黄汤茶

【组成】熟地黄 75g，黄芪 25g，人参 10g。

【功效主治】补气强肾。主治糖尿病酮症酸中毒。

【用法】每日 1 剂，水煎代茶饮。

【来源】蔡永敏，杨辰华，王振涛. 糖尿病临床诊疗学 [M].
上海：第二军医大学出版社，2006：215.

第二节　糖尿病非酮症高渗性昏迷

　　糖尿病非酮症高渗性昏迷以严重高血糖，脱水，高血浆渗透
压，不同程度意识障碍而又无明显酮症为特点，常见于中老年
人。属中医学"消渴""痉证""中风""厥证"等范畴。消渴以

阴虚为本，燥热为标，日久变证丛生，终致阴竭阳衰之危象。《临床指南医案·三消》谓"三消一证，虽有上、中、下之分，其实不越阴亏阳亢，津涸热淫而已"。因此针对阴津亏耗，采用急则救阴之法。

本病概括于中医的"消渴"和"昏愦"的范畴中。《备急千金要方·消渴》云："夫内消之为病……渐以增剧，四体羸……不能起止，精神恍惚，口舌焦干而卒。"本病多见于老年人，由于高年体羸，正气不足，气阴耗伤，所以临床表现为热淫津涸之势，临床死亡率甚高。辨病辨证，通过救阴护阳。

糖尿病非酮症高渗性昏迷是糖尿病的急性并发症之一，以严重失水，高血糖，高渗透压，较轻或无酮症，伴不同程度的神经精神系统表现，低血压，脑血管意外，肾功能不全等为特征。多见于老年 2 型糖尿病患者。约 2/3 的患者发病前无糖尿病史或不知有糖尿病，有糖尿病史者亦多属轻型 2 型糖尿病，无糖尿病史者常以高渗性昏迷为糖尿病的首发症状，大多数患者都未有过糖尿病酮症酸中毒史。

糖尿病非酮症高渗综合征是糖尿病患者在各种诱因的作用下出现胰岛素相对或绝对不足和严重失水所致。胰岛素相对或绝对不足，使葡萄糖不能充分利用，不能顺利透入细胞内，引起细胞外的高血糖；高血糖引起渗透压增高会吸收细胞内的水分，使细胞内脱水，脑细胞脱水可引起昏迷，故称为高渗性昏迷。绝大多数患者有氮质血症，血钠也常升高，高血钠加重血浆渗透压，使细胞内脱水进一步加重，脱水严重者可发生低血容量性休克，出现精神神经症状，严重影响微循环和细胞的代谢和功能。患者一般无酮症或血酮轻度升高。

内服方

1. 滋阴生津汤

【药物组成】龟甲 10g，鳖甲 15g，黄精 30g，天冬 20g，麦冬

25g，玉竹 30g，知母 20g，五味子 15g，黄芪 50g，生地黄 25g，熟地黄 2g，牛膝 2g，丹参 25g，当归 20g。

【功效主治】滋阴活血，清热生津益气。主治高渗性非酮症糖尿病昏迷。

【用法】龟甲、鳖甲先煎 30min，余药后下加水 400mL，文火煎；30min，取汁 300mL，二煎加水 350mL，取汁 300mL，两煎相混分 3 次鼻饲管注入。每次注入药液 200mL，每 8h 1 次。每 2h 注入温水 200mL。神志清者可口服。

【加减】阴阳气血俱虚，阴竭阴亡者，加人参、附子，去知母。

【来源】教富娥 . 滋阴生津汤治疗糖尿病高渗性非酮症昏迷 16 例 [J]. 中国中医急症，2007（5）：608-609.

2. 清营汤

【药物组成】生地黄 15g，麦冬 15g，金银花 15g，连翘 15g，玄参 9g，丹参 9g，竹叶心 12g，犀角 30g（每以水牛角或大青叶代之）。

【加减】若烦忧不安，舌干少苔，手足瘛疭，脉虚数，可与大定风珠加减，药用杭白芍、生地黄、麦冬各 12g，龟甲、鳖甲、牡蛎各 24g，阿胶 9g，五味子 6g，炙甘草 3g。若昏睡而痰鸣，脉滑者，宜天竺黄、胆南星、钩藤、竹沥各 9g，石菖蒲 5g，以除痰开窍。若谵语而阳明腑实，宜择三承气汤急下存阴。若邪陷心包，闭阻清窍，选用紫雪丹、至宝丹、安宫牛黄丸等。

【功效主治】救阴护阳，清营开窍泄热，解毒透邪。主治高渗性非酮症糖尿病昏迷。

【用法】每日 1 剂，水煎取汁，分 2 次服。

【来源】戴春福 . 治疗温病营血分证应注重补气 [J]. 福建中医学院学报，1994（4）：32-34.

3. 降酮汤加减

【药物组成】黄芩 15g，黄连 10g，栀子 10g，当归 15g，赤芍

15g，生地黄 30g，川芎 12g，太子参 15g，玄参 30g，苍术 10g，生牡蛎 30g，熟大黄 8～10g。

【加减】若头晕头痛者，加钩藤 15g、羚羊角粉 2g（分冲）、菊花 10g；若恶心呕吐者，加陈皮、半夏、竹茹、生姜各 10g，藿香、佩兰各 8～12g；合并感染体温升高者，加金银花 30g、连翘 30g；尿多者，加桑螵蛸、覆盆子、五味子各 10g。

【功效主治】清热和血，益气养阴，佐以降浊，治疗气阴两虚，瘀血浊留。主治高渗性非酮症糖尿病昏迷。症见烦渴多饮，尿量明显增多，疲乏无力，食欲不振，恶心呕吐，或头晕头痛，嗜睡大便干结。舌暗红或干红，苔薄黄或白腻，脉弦滑细数。

【用法】每日 1 剂，水煎取汁，分 2 次服。

【备注】降酮汤是临床经验方，对降低尿酮体有一定作用。本病病情危重应配合西医补液及胰岛素滴注，临床多采用中西医结合抢救。糖尿病昏迷患者，治疗应以西医为主，中药为辅。神昏，脉微，四肢厥冷者可用生脉注射液静脉注射；每次生脉注射液 40～60mL，以等量的复方氯化钠注射液稀释静脉注射或滴注。若神昏，呕恶，冷汗出，四肢厥冷，舌淡苔白，脉微欲绝者为亡阳表现，可用四逆汤或参附注射液肌内注射或用生脉注射液静脉滴注。

【来源】江扬清．中西医结合内科研究 [M]．北京：北京出版社，1997：618．

4. 白虎加人参汤加减

【药物组成】知母 10～12g，生石膏 40～200g（先煎），甘草 3～5g，山药 15～20g，太子参 10～20g。

【加减】便秘较甚者，酌加玄参、芒硝等；热盛肠燥者，亦可合用大黄黄连泻心汤；消谷善饥者，可重用生地黄，加玉竹、黄精；汗多者，加五味子；中焦热盛者，症见多食善饥，口臭，大便干结，舌苔黄厚而燥，脉滑实有力为主，可以调胃承气汤；

气阴两伤、口渴乏力明显者，可以麦门冬汤合百合地黄汤合瓜蒌牡蛎散；饮多者，加天花粉、石斛；尿多者，加覆盆子、桑螵蛸；肢体痛者，加丹参、赤芍；脾虚便溏者，加炙黄芪、白术；肾虚耳鸣者，加枸杞子、杜仲、决明子。

【功效主治】清泄肺火，益气生津。用于治疗消渴肺胃热盛证，有效降低血糖。

【用法】每日 1 剂，水煎取汁，分 2 次服。

【来源】刘德城 . 白虎加人参汤加减治疗消渴肺胃热盛证临床观察 [J]. 糖尿病新世界，2016，19（24）：19-20.

5. 清营汤送服紫雪散或安宫牛黄丸

【药物组成】犀角 3g（冲服），生地黄 30g，玄参 15g，麦冬 30g，竹叶 9g，连翘 9g，牡丹皮 15g。紫雪散每次 1 管，安宫牛黄丸每次 1 丸。

【加减】热极生风，高热抽搐者，加羚羊角、钩藤，以清热息风。

【功效主治】开窍醒神，凉血解毒。主治热入心包型糖尿病高渗性昏迷后期，病情危重。症见高热不退，神昏谵语，甚或昏迷，皮肤干瘪皱褶，尿少或尿闭，舌红绛，苔少，脉沉细数。

【用法】每日 1 剂，水煎取汁，分 2 次服。

【来源】赵泉霖，胡剑春 . 中西医结合治疗糖尿病 [M]. 济南：山东科学技术出版社，1998：101.

◎ 第三节　糖尿病乳酸性酸中毒 ◎

乳酸性酸中毒是指突然出现昏睡，血乳酸增高，血 pH 值降低引起的临床综合征。其后果严重，死亡率高。

发生糖尿病时由于各种原因引起供氧或氧利用障碍，导致乳酸过多的代谢性酸中毒称为糖尿病乳酸性酸中毒。本病预后较差，死亡率较高，故应给予足够的重视。

糖尿病乳酸性酸中毒的病因可分为以下两大类。

（1）因缺氧及休克引起

① 休克：多见于心肌梗死、心力衰竭、严重感染、创伤等。

② 急性胰腺炎伴休克。

③ 缺氧：见于一氧化碳中毒等。

（2）无缺氧及休克引起者

① 疾病：如糖尿病酮症酸中毒，各种原因引起的肝炎及尿毒症、恶性肿瘤、败血症、贫血、饥饿等。

② 药物：常见的有双胍类降糖药，尤以苯乙双胍最常见。还有乙醇、木糖醇、山梨醇、对乙酰氨基酚（扑热息痛）、水杨酸盐、链脲霉素、儿茶酚胺类、异烟肼等。

（一）内服方

1. 黄连温胆汤加减

【药物组成】黄连 20g，姜半夏 9g，柴胡 15g，郁金 15g，陈皮 10g，茯苓 20g，竹茹 10g，枳实 15g，佩兰 15g，薏苡仁 50g，玉米须 50g。

【功效主治】清热利胆，健脾祛湿，导邪外出。主治糖尿病前期湿热蕴脾证，症见脘腹胀满，身重困倦，口干口渴，或口中甜腻，心胸烦闷，小便黄赤，食少纳呆，便溏不爽，舌质红或暗红，舌苔黄腻。

【用法】每日 1 剂，水煎取汁，分 2 次服。

【来源】庄新茹 . 黄连温胆汤加减治疗糖尿病前期（糖耐量受损，IGT）湿热蕴脾证的临床研究 [D]. 长春中医药大学，2020.

2. 藿香正气散合温胆汤加减

【药物组成】藿香 12g，竹茹 12g，姜半夏 10g，枳壳 10g，茯苓 15g，陈皮 6g，厚朴 8g，石菖蒲 8g。

【加减】恶心呕吐不止者，加砂仁、旋覆花各 6g，赭石 15g。便溏腹胀者，加白术 15g、大腹皮 30g。

【功效主治】芳香化浊，和胃降逆。主治糖尿病乳酸性酸中毒。

【用法】每日 1 剂，水煎取汁，分 2 次服。

【来源】作者经验方。

3. 菖蒲郁金汤加减

【药物组成】石菖蒲、炒栀子、鲜竹叶、牡丹皮、生地黄、黄芪、柴胡各 9g，郁金、连翘、灯心草、木通各 6g，丹参、茯苓、淡竹沥（冲）各 15g。

【加减】肝郁者，加川芎、香附各 8g；脾虚便溏者，加白术 6g；瘀血甚者，加红花、桃仁各 10g；湿热甚者，加黄芩、荷叶各 10g；痰饮甚者，加姜半夏 8g。

【功效主治】清肝郁，补脾虚，清湿热，消痰瘀。治疗 2 型糖尿病，症见胁肋胀痛，肝区隐痛，情志不畅，嗳气，乏力，食欲不振，便溏，舌淡或胖，舌下有瘀斑，苔薄白或腻，脉弦细或沉细。

【用法】每日 1 剂，水煎取汁，分 2 次服。

【来源】邹耀武 . 菖蒲郁金汤加减对 2 型糖尿病合并非酒精性脂肪肝患者糖脂代谢异常及胰岛素抵抗的影响 [J]. 现代中西医结合杂志，2022，31（3）：389-392.

4. 参附汤合生脉散加味

【药物组成】人参 10g（另炖），炮附子 12g，麦冬 15g，五味子 8g，干姜 6g，甘草 6g。

【加减】汗不止者，加黄芪 10g，生龙骨 30g（先煎），生牡蛎 30g（先煎）。

【功效主治】益气养阴，回阳固脱。主治糖尿病乳配性酸中毒。

【用法】每日 1 剂，水煎取汁，分 2 次服。

（二）外治处方

1. 穴位贴敷方

【药物组成】皂角（火煨）64g，蜇螽 6 个，蜂房 1 个，地龙 3 条，冷饭适量。

【功效主治】化痰通络。主治糖尿病乳酸性酸中毒者。

【用法】共捣烂做饼，敷脐部。

【来源】张玉铭.中医脐疗学 [M].北京：中医古籍出版社，2017：200.

2. 吴茱萸贴脐方

【药物组成】吴茱萸适量。

【功效主治】回阳救逆。用于亡阳欲脱型糖尿病。

【用法】打碎，加黄酒和匀，稍浸泡片刻，再蒸热或炒热，用布包住，来回热熨第 6 ～ 8 胸椎处或前额部。

【来源】王芳芬.现代心血管常见病诊治精要 [M].昆明：云南科技出版社，2018：518.

3. 热盐贴脐方

【药物组成】盐适量。

【功效主治】回阳救逆。适用于脱证糖尿病。

【用法】干炒热，装袋熨脐下气海。

【来源】庞国明，倪青，温伟波，等.中国中西医专科专病临床大系糖尿病诊疗全书 [M].北京：中国中医药出版社，2016：322.

4. 刮痧方

【药物组成】背部：肺俞、脾俞、胃俞、肾俞。上肢：尺泽、曲池、内关。下肢：血海、曲泉、足三里、太溪。

【功效主治】调理阴阳。用于糖尿病昏迷。

【用法】选上穴，刮痧。

【来源】王敬，杨金生.中国刮痧健康法——378种病症临床治疗大全[M].北京：中国医药科技出版社，1994：293.

● 第四节　糖尿病性低血糖昏迷 ●

内服方

1. 生脉散加味

【药物组成】人参10g（另炖），附子10g，五味子15g，麦冬15g。

【加减】汗多时，可加生龙骨、生牡蛎、麻黄根等敛汗之品；表虚者，可加黄芪固表止汗；头晕嗜睡者，加石菖蒲；心慌者，加酸枣仁、柏子仁。

【功效主治】益气固脱，回阳敛阴。治疗糖尿病性低血糖昏迷阳不敛阴，症见突然大汗不止，或汗出如油，气短息微，神疲不支，面色苍白，四肢逆厥，脉大无力或脉微欲绝，舌少津。

【用法】急煎频服。

【来源】赵泉霖，胡剑春.中西医结合治疗糖尿病[M].济南：山东科学技术出版社，1998：313-314.

2. 八珍汤合生脉散加减

【药物组成】人参10g（另炖），麦冬15g，五味子15g，白术15g，生地黄15g，茯苓15g，当归12g，白芍12g，炙甘草6g。

【加减】若伴急躁者，加生龙骨、生牡蛎，以平肝潜阳；意识不清者，加石菖蒲，以醒脑开窍。

【功效主治】益气养血。治疗糖尿病性低血糖昏迷气阴两虚，症见自汗不止，神疲气短，四肢搐搦，头晕目眩，舌质淡红，脉弦细。

【用法】急煎频服。

【来源】赵泉霖，胡剑春.中西医结合治疗糖尿病 [M].济南：山东科学技术出版社，1998：313-314.

第三章
糖尿病常见慢性并发症

◎ 第一节　糖尿病肾病 ◎

糖尿病肾病（DN）是指由糖尿病继发以微血管损害为主的肾小球病变。随病程延长，临床可表现为持续性蛋白尿、水肿、高血压、肾功能减退等症状。

糖尿病性肾病是糖尿病患者的严重并发症，也是糖尿病患者死亡的主要原因之一。早期，通过有效地控制血糖可使肾小球基底膜的病变和尿微量白蛋白的增加得以好转。但一旦出现常规尿蛋白持续阳性时，肾功能损害将持续进展，即使积极控制血糖也不可逆转，并常因肾功能衰竭而导致死亡。因此，对本病的早期预防十分重要。

（一）内服方

1. 杞菊地黄丸加减

【药物组成】枸杞子 10g，山茱萸 10g，泽泻 10g，生地黄 30g，玄参 20g，葛根 10g，天花粉 15g，丹参 30g，当归 10g，黄精 15g，山药 15g。

【加减】舌紫暗或有瘀斑，瘀血较甚者，加桃仁 10g，赤芍、川芎各 15g，以加强活血化瘀作用；视物模糊、双目干涩者，加服石斛夜光丸，1 次 1 丸，1 日 2 次；眼底出血者，加槐花炭、牡丹皮、生蒲黄各 10g，以凉血止血；阴虚阳亢、眩晕较甚者，加牛膝、钩藤各 15g，生龙骨 30g，生牡蛎 30g，以平肝潜阳；腰膝酸痛、四肢麻痛者，加牛膝、狗脊各 15g，木瓜 30g，全蝎 10g，蜈蚣 2 条，乌梢蛇 10g；若尿频尿急或仅有尿热感，舌苔黄腻，证属膀胱湿热，加石韦、生地榆、车前草各 30g，或合八正散加减；若尿液镜检下有大量红细胞者，可合用小蓟饮子凉血止血，清热通淋。

【功效主治】滋补肝肾，益气活血。主治肝肾两虚。多见于早期及临床期糖尿病肾病，一般水肿不明显，多伴有高血压及视网膜病变。症见腰膝酸痛，神疲乏力，少气懒言，五心烦热，咽干口燥，双目干涩，视物模糊，眩晕耳鸣，或兼心悸自汗，大便秘结，舌体胖舌质暗，苔白或少苔，脉沉细弦。

【用法】每日 1 剂，水煎取汁，分 2 次服。

【来源】张娟，李莹，王庆兰.中西医结合治疗糖尿病 [M].北京：中医古籍出版社，2006：286-290.

2. 固元汤加减

【药物组成】熟地黄 20g，茯苓 20g，女贞子 15g，桑椹 15g，淫羊藿 15g，枸杞子 15g，泽泻 15g，猪苓 15g，黄芪 25g，石韦 10g。

【加减】血压高者，加地龙 15g、钩藤 15g（后下）；乏力者，加桑寄生、党参各 15g；便秘者，加大黄、郁李仁各 15g；浮肿、尿少者，加车前子、竹叶各 15g。

【功效主治】清解肺热。主治早期糖尿病肾病，证属肺胃热盛者。

【用法】每日 1 剂，水煎取汁，分 2 次服。同时配合灯盏花素 20 mL 加入 0.9% 氯化钠注射液（生理盐水）250 mL，每日 1 次，静滴。20 天为 1 个疗程。

【来源】鲁淑敏，吕富明.固元汤结合灯盏花素治疗糖尿病

3. 杞菊地黄汤合四物汤加减

【药物组成】枸杞子 15g，菊花 12g，生地黄 15g，山药 15g，山茱萸 12g，牡丹皮 12g，茯苓 15g，泽泻 12g，丹参 15g，当归 12g，川芎 15g，赤芍 15g。

【加减】头晕、头痛严重者，加天麻、钩藤、决明子，以平肝潜阳；失眠多梦甚者，加酸枣仁、百合，以养阴安神；伴视网膜出血、视物模糊者，加三七粉，以活血止血。

【功效主治】滋补肝肾，活血利水。主治肝肾阴虚、瘀血内阻型糖尿病肾病，症见头晕耳鸣，腰膝酸软，手足心热，心烦口渴，失眠多梦，时有胸闷胸痛，面足微肿，舌质紫暗，少苔无津，脉细弦。

【用法】每日 1 剂，水煎取汁，分 2 次服。

【来源】赵泉霖，胡剑春 . 中西医结合治疗糖尿病 [M]. 济南：山东科学技术出版社，1998：209-213.

4. 益肾泄浊方

【药物组成】生黄芪 20g，太子参 15g，淫羊藿 15g，菟丝子 15g，熟地黄 15g，山茱萸 10g，女贞子 12g，天花粉 10g，丹参 30g，益母草 20g，三七末 6g，水蛭 2g，泽泻 20g，黄柏 15g，知母 15g，陈皮 8g，甘草 6g。

【加减】气虚甚者，加入山药 15g、炒白术 12g；蛋白尿甚者，加入芡实 15g、金樱子 12g；阴虚甚者，加入麦冬 20g、玄参 15g；胸闷甚者，加入枳壳 15g。

【功效主治】益肾泄浊，化瘀通络。主治糖尿病肾病。

【用法】每日 1 剂，水煎取汁，分 2 次服，2 周为 1 个疗程。

【来源】薛青 . 益肾泄浊方治疗糖尿病肾病气阴两虚、肾络瘀阻证临床研究 [J]. 中医学报，2017，32（2）：213-217.

5. 实脾饮加减

【药物组成】附子6g，干姜6g，茯苓12g，白术12g，木瓜30g，厚朴10g，木香6g，草果12g，大腹子（槟榔）12g，甘草6g。

【加减】下肢肿甚，加车前子15g、冬瓜皮30g、防己12g、赤小豆30g；喘逆甚者，加苦杏仁12g、葶苈子15g；气短兼舌底脉络迂曲明显者，加黄芪30g，丹参12g，桃仁12g。

【功效主治】温肾暖脾，行气利水。主治脾肾阳虚，症见心悸，气短乏力，浮肿以下半身为主，胸腹胀满，身重肢冷，食少，小便不利，便溏，舌苔白腻，脉沉迟或弱。

【用法】每日1剂，水煎取汁，分2次服。

【来源】李娜，王齐有，陈玉.实脾饮加减治疗糖尿病合并心力衰竭患者的临床观察[J].成都中医药大学学报，2016，39（4）：38-40.

6. 坤草芪莲汤

【药物组成】甘草6g，山茱萸、牡丹皮、泽泻、生地黄、桂枝、牛膝、山药、茯苓、制附子各10g，黄芪15g，坤草（益母草）、白花蛇舌草、半边莲、车前子、半枝莲各20g。

【加减】伴有舌质紫暗或有瘀斑者，加莪术、地龙各10g，水蛭6g；蛋白尿加重者，加益母草至24g，加冬葵10g；伴有气虚多汗者，加麦冬15g、党参12g；对于大便稀泻者，加茯苓至30g，加炒白术15g；伴有显著水肿者，加猪苓20g、车前草15g。

【功效主治】利尿清热，滋阴补阳，温补脾肾，收敛固涩。症见尿液浑浊，小便频数，倦怠乏力，咽干口燥，多食易饥，面目浮肿，舌淡，苔白，脉沉迟或沉细。

【用法】每日1剂，水煎取汁，分2次服。

【来源】王全兴，何志忠，纪春敏.坤草芪莲汤辅助治疗消渴并发尿微量蛋白的效果及对肾功能的影响[J].中外医学研究，2022，20（7）：53-56.

7. 二仙汤合五苓散加减

【药物组成】仙茅 10g，仙灵脾（淫羊藿）15g，芡实 15g，金樱子 15g，党参 15g，黄芪 30g，猪苓 30g，茯苓 30g，泽泻 15g，泽兰 15g，丹参 30g，益母草 30g，木瓜 30g。

【加减】胸闷心悸，舌胖苔腻，为胸阳痹阻，痰湿阻滞，可加瓜蒌、薤白、陈皮、半夏各 10g，或加服冠心苏合丸；黎明腹泻，畏寒肢冷者，加用四神丸或附子理中丸，以温补脾肾，固涩止泻；小腹坠胀或排尿不畅者，加石韦 30g，橘核、荔枝核各 15g，乌药 10g，石菖蒲 10g；肾阳亏虚，气化失司，尿液潴留者，加服金匮肾气丸，并配合针刺中极、三阴交、阴陵泉，灸气海、关元，同时采用少腹膀胱区按摩以促进尿液的排出；腰膝酸软，四肢麻疼者，加狗脊 15g，木瓜 30g，续断、蕲蛇、全蝎各 10g；水肿明显，畏寒较甚者，可改用真武汤合五皮饮加减，以温阳化气，利水消肿。

【功效主治】温肾健脾，益气活血。主治脾肾气阴两虚证。多见于临床期糖尿病肾病或肾衰氮质血症期患者。多数患者伴有双下肢或面部水肿。症见腰膝酸软，神疲乏力，畏寒肢冷，面足浮肿，脘腹胀满，纳呆便溏，夜尿多，舌胖暗有齿印，脉沉细无力。

【用法】每日 1 剂，水煎取汁，分 2 次服。

【来源】张娟，李莹，王庆兰. 中西医结合治疗糖尿病 [M]. 北京：中医古籍出版社，2006：286-290.

8. 活血化瘀散结方

【药物组成】黄芪 15g，生地黄 8g，制大黄 3g，夏枯草 5g，三七 10g，山茱萸 12g，枳壳 10g。

【加减】水肿重者，加五加皮 5g、防己 6g、车前子 8g；血压较高者，加天麻 6g、钩藤 5g；血脂偏高者，加焦山楂 10g；阴虚重者，加麦冬 5g、北沙参 8g。

【功效主治】益气滋阴，活血祛瘀。主治气阴不足，血瘀型糖尿病肾病。

【用法】每日 1 剂，水煎取汁，分 2 次服。

【来源】周培一.活血化瘀散结法治疗Ⅲ期糖尿病肾病气阴两虚夹瘀证临床研究 [J]. 中医学报，2017，32（2）：209-212.

9.加味当归补血汤方

【药物组成】黄芪 50g，当归 10g，三七 10g，川芎 15g，丹参 20g。

【功效主治】补虚，活血通络，温阳泄浊。主治血虚络瘀型糖尿病肾病。

【用法】每日 1 剂，水煎取汁，分 2 次服。

【来源】侯小雪，杨秀炜，周微，等.加味当归补血汤对糖尿病肾病临床疗效及血清免疫因子水平影响研究 [J]. 辽宁中医药大学学报，2017，19（12）：115-118.

10.济生肾气丸加减

【药物组成】熟附子 9g，肉桂 9g，熟地黄 15g，山药 15g，山茱萸 12g，茯苓 15g，泽泻 15g，牡丹皮 12g，车前子 15g。

【加减】心悸，气短，脉结代者，重用熟附子，酌加桂枝、炙甘草，以温通经脉。若喘促，汗出，脉虚浮而数者，加人参、蛤蚧、五味子、煅牡蛎，以纳气平喘。

【功效主治】温肾利水。主治肾阳虚衰，症见面目肢体水肿，甚则腹水，按之凹陷不起，心悸气短，四肢厥冷，精神倦怠，面色苍白或灰滞，小便量少，舌质淡或紫暗，苔白，脉沉细或沉迟无力。

【用法】每日 1 剂，水煎取汁，分 2 次服。

【来源】赵泉霖，胡剑春.中西医结合治疗糖尿病 [M]. 济南：山东科学技术出版社，1998：209-213.

11. 黄芪联合济生肾气丸加减方

【药物组成】黄芪 30g，熟地黄 15g，炒山药 30g，山茱萸 30g，泽泻 30g，茯苓 30g，牡丹皮 20g，桂枝 15g，炮附子（先煎）20g，牛膝 15g，车前子（包煎）20g。

【加减】若出现口渴多饮，舌红，脉沉细数，无水肿，尿量减少，上方减附子、桂枝、泽泻，加知母 20g、麦冬 25g、黄柏 10g，以养阴清热生津；若小便清长量多，形寒畏冷，去泽泻、车前子，加党参 20g、桑螵蛸 15g，以益气缩泉。

【功效主治】温补肾阳，利水消肿，活血化瘀。主治糖尿病肾病。

【用法】每日 1 剂，水煎取汁，分 2 次服。

【来源】唐娜，陈健，邱代伟，等.黄芪联合济生肾气丸加减方治疗糖尿病肾病 36 例疗效观察 [J].医学信息，2014（27）：79.

12. 益脾芪连方

【药物组成】陈皮 20g，黄连 15g，太子参 30g，黄芪 30g，白术 20g，半夏 20g，茯苓 20g，防风 15g，泽泻 15g，柴胡 20g，生姜 10g，白芍 20g，甘草 7.5g，薏苡仁 30g，麦冬 20g，天花粉 20g，丹参 30g，枸杞子 30g，山药 20g，大枣 4 枚。

【功效主治】补益脾肾之气，活血化瘀。主治脾肾不足型糖尿病肾病。

【用法】用水煎至 500mL，分早晚 2 次口服，250mL/ 次，4 周为 1 个疗程，共治疗 3 个疗程。

【来源】谢鑫.益脾芪连汤治疗气阴两虚兼血瘀型糖尿病肾病临床研究 [J].中医药信息，2017，34（6）：86-90.

13. 加味真武汤

【药物组成】白术 9g，丹参 9g，生姜 9g，桂枝 9g，熟附子 9g，白芍 9g，茯苓 9g，甘草 6g。

【加减】患者伴有气滞中满症状，可在处方中加枳壳 10g、厚朴 10g、柴胡 9g；患者热毒比较严重，可在处方中加入黄芩 9g、连翘 10g、黄连 6g；患者瘀血比较严重，可在处方中加入莪术 9g、红花 9g、三棱 9g；患者气虚比较严重，可在处方中加入黄芪 20g、党参 15g；患者阴虚比较严重，可在处方中加入黄精 15g、麦冬 12g、玄参 10g。

【功效主治】温阳利水，健脾益肾。治疗消渴日久，阴损及阳，脾肾阳虚，糖尿病肾病的患者。

【用法】每日 1 剂，水煎取汁，分 2 次服。

【来源】杨薪博，刘超，梅安存．加味真武汤在糖尿病肾病临床治疗中的疗效研究 [J]. 现代中医药，2018，38（6）：20-21，30.

14. 真武汤合大黄附子细辛汤加减

【药物组成】熟附子 15g，肉桂 9g，白术 15g，茯苓 15g，黄芪 30g，党参 30g，枸杞子 12g，山茱萸 12g，泽泻 30g，车前子 15g，石韦 30g，大黄 6g。

【加减】恶心呕吐较重者，加竹茹、生姜，以降逆止呕。尿量极少或尿闭时，还可用大黄附子细辛汤保留灌肠，以排出浊邪。肾阳虚时，常伴有脾阳不足，治疗时应注意酌加温运脾阳的药物。

【功效主治】温肾壮阳，利尿泄浊。主治命门火衰，症见面目四肢俱肿，且有腹水及胸腔积液，四肢厥冷，心悸气促，泛恶呕吐，口中尿味或咸味，尿少或尿闭，精神极度萎靡，面色苍白，舌质淡，舌苔灰或黑，脉沉迟或沉细欲绝。

【用法】每日 1 剂，水煎取汁，分 2 次服。

【来源】赵泉霖，胡剑春．中西医结合治疗糖尿病 [M]. 济南：山东科学技术出版社，1998：209-213.

15. 参苓芪术方

【药物组成】生黄芪 20g，党参 10g，白术 10g，厚朴 6g，猪苓 20g，茯苓 20g，淫羊藿 15g，车前子（包）15g，天花粉 30g，丹参 30g，石斛 10g，半夏 10g，熟大黄 10g。

【功效主治】健脾温肾，利水消肿，活血养阴化痰。主治糖尿病肾病，证属气血阴阳俱虚，瘀血痰浊。症见多饮口干，乏力腰痛，面部及下肢浮肿，视物不清，皮肤瘙痒，大便干结，尿少，脉弦滑。

【用法】每日 1 剂，水煎取汁，分 2 次服。

【来源】高彦彬 . 中国糖尿病医案选 [M]. 哈尔滨：黑龙江科学技术出版社，1993.

16. 胡芦巴丸化裁方

【药物组成】胡芦巴、黄连、桂枝、怀牛膝。

【功效主治】补肾扶阳解毒。用于糖尿病肾病肾阳虚衰，用于治疗糖尿病日久，肾气亏虚，肾阳不足，倦怠无力，面色少华，腰膝酸软的患者。

【用法】每日 1 剂，水煎取汁，分 2 次服。

【来源】武文斌，吴凡，巩静，等 . 胡芦巴丸化裁方治疗糖尿病及糖尿病肾脏病的研究进展 [J]. 世界中医药，2021，16（19）：2839-2844.

17. 滋阴助阳地龟汤

【药物组成】熟地黄 30g，龟甲 20g，当归 20g，黄芪 30g，泽泻 20g，石韦 50g，山药 20g，炙黄精 20g，土茯苓 40g，土大黄 30g，熟附子 9g（先煎），锁阳 40g。

【加减】水肿重者，加茯苓皮、茯苓各 20g；尿热、尿痛者，加淡竹叶 10g、蒲公英 15g；口渴引饮甚者，加麦冬 20g、玄参 30g；目睛干涩、视物模糊者，加石斛 30g；腰痛、足跟痛者，加续断 20g、桑寄生 30g；大便秘结者，加酒大黄 6g。

【功效主治】滋阴助阳益气，清热利尿消肿。该方能明显改善糖尿病肾病患者腰膝酸软、五心烦热、性欲减退、口干咽燥、夜尿频多、下肢浮肿等临床症状，而且能显著降低蛋白尿，改善肾功能，为治疗糖尿病肾病提供了一种有效的方法，充分体现了中药治疗糖尿病并发症的优势。

【用法】每日1剂，水煎取汁，分2次服。

【来源】钟柳娜，沈毅，关伟，等. 滋阴助阳地龟汤治疗肾阴阳两虚型糖尿病肾病50例临床观察[J]. 北京中医药，2012，31（5）：354-357.

18. 缩泉益肾方

【药物组成】益智10g，乌药10g，赤芍10g，天花粉10g，苍术10g，丹参15g，茯苓15g。

【功效主治】温补肾阳，化痰活血。主治肾元亏虚，痰瘀互结型糖尿病肾病，以腰膝酸软，精神萎靡，畏寒肢冷，夜尿频多，下肢水肿，舌淡体胖有齿痕，脉沉迟无力等为主要临床表现。

【用法】每日1剂，水煎取汁，分2次服。

【来源】尹德辉，朱叶，倪雅丽，等. 缩泉益肾方治疗2型糖尿病肾病的临床疗效[J]. 中国老年学杂志，2019，39（9）：2091-2092.

19. 参芪地黄汤加减

【药物组成】山茱萸10g，山药15g，党参20g，太子参30g，生黄芪30g，地黄30g，牡丹皮10g，茯苓15g，炒白术15g，泽泻10g，金樱子10g，芡实10g。

【加减】见脘腹胀满，纳呆恶心，舌淡，苔白腻，便溏泄泻等湿浊内蕴，加白扁豆20g、苍术10g、炒薏苡仁30g、厚朴10g；湿浊化热者，加萆薢15g、黄蜀葵花30g、车前子15g、泽兰15g；见唇紫暗，肢体麻痛，舌紫暗或有瘀斑，舌下青筋显露，苔薄，脉涩不利等瘀滞之象者，加丹参20g、川芎10g、丝瓜络15g、地龙10g；见心胸窒闷，头晕目眩，肢沉体胖，舌暗边有齿痕，苔浊腻，脉弦滑等痰瘀之症者，加法半夏10g、陈皮

15g、川芎 10g、全蝎 3g；头晕耳鸣，遗精早泄者，加续断 15g、桑寄生 30g、狗脊 15g。

【功效主治】益气养阴，补益肝肾。治疗糖尿病肾病气阴两虚证患者疗效明显，可减少蛋白尿，保护肾功能。

【用法】加水浸泡 60min，常规水煎煮 2 次，取药液约 400mL，分早晚 2 次分服，每天 1 剂，疗程为 3 个月。

【来源】杜小梅，潘薇，梁颖兰，等.参芪地黄汤加减治疗气阴两虚型糖尿病肾病疗效观察及对肠道菌群和炎症因子的影响[J].中药新药与临床药理，2021，32（4）：566-572.

20.程氏萆薢分清饮加减

【药物组成】萆薢 15g，炒黄柏 15g，黄连 6g，知母 12g，石菖蒲 12g，茯苓 18g，白术 15g，莲子 10g，丹参 12g，车前子 10g，猪苓 20g，天花粉 18g，益母草 9g，水蛭 3g。

【功效主治】清利湿热，分清别浊，活血化瘀。治疗湿热证型的糖尿病肾病患者。

【用法】每日 1 剂，水煎取汁，分 2 次服。

【来源】郑应红，张银银，胡芷萱，等.李新华论治糖尿病肾脏疾病经验[J].实用中医药杂志，2022，38（3）：494-496.

21.葛根芩连汤合程氏萆薢分清饮加减

【药物组成】葛根 10g，黄芩 10g，黄连 10g，半夏 10g，萆薢 10g，黄柏 10g，白术 10g，茯苓 12g，车前子 15g，泽泻 10g。

【功效主治】清热燥湿，清热利湿，生津柔润。治疗湿热证型的糖尿病肾病患者，症见脘腹胀满，食少纳呆，头身困重，体形肥胖，心烦胸闷，四肢倦怠，小便黄赤，大便不爽及恶心呕吐，口有秽臭，舌红苔黄而腻，脉滑而数等。

【用法】每日 1 剂，水煎取汁，分 2 次服。

【来源】高晓村.葛根芩连汤合程氏萆薢分清饮加减治疗湿热型糖尿病肾病的疗效观察[J].北京中医药，2009，28（9）：

22. 补肾化湿活血汤

【药物组成】熟地黄 12g，山药 15g，山茱萸 12g，当归 12g，黄芪 18g，白术 15g，茯苓 12g，丹参 20g，泽泻 10g，金樱子 15g，益智 10g。

【加减】合并高血压者，加天麻 15g、钩藤 25g、夏枯草 15g；瘀血明显者，加桃仁 10g、红花 12g、地龙 15g；肺中燥热者，加地骨皮 20g、生石膏 25g；口渴明显者，加天花粉 15g、生地黄 18g、乌梅 15g；食少腹胀者，加砂仁 10g、鸡内金 20g；身困乏力者，加党参 30g、黄精 15g；大便干结，舌苔黄燥者，加知母 15g、大黄 10g；肝肾阴虚者，加黄精 15g、墨旱莲 12g；肾阳虚者，加淫羊藿 15g、补骨脂 12g、仙茅 15g。

【功效主治】补肾活血，化瘀降浊，益气养阴，健脾利湿。治疗糖尿病肾病的患者，症见腰酸，肢体麻木沉重，乏力，头重如裹，胸闷，呕恶痰涎，舌胖，苔滑腻，脉弦滑。

【用法】每日 1 剂，水煎取汁，分 2 次服。

【来源】于超 . 补肾化湿活血汤佐治糖尿病肾病 106 例疗效观察 [J]. 国医论坛，2022，37（2）：36-38.

23. 当归补血汤合济生肾气丸加减

【药物组成】黄芪 30g，当归 15g，生地黄 15g，泽泻 10g，山药 15g，猪苓 30g，茯苓 30g，附片 6g，益母草 30g，山茱萸 10g，车前子 10g，牛膝 12g，丹参 30g。

【加减】若肾阳衰败，水湿潴留，浊毒内停，水湿浊毒上凌心肺，症见心悸，胸闷喘憋，不能平卧，少尿，高度水肿，或伴有胸腔积液、腹水或心包积液者，治宜益气养心，泻肺利水，方用生脉散合葶苈大枣泻肺汤（人参 10g，麦冬 15g，五味子 10g，葶苈子 30g，猪苓 30g，茯苓 30g，桑白皮 10g，泽泻 15g，泽兰 15g，车前子 10g，大枣 5 枚）；若浊毒中阻，胃失和降，症见恶心呕吐，食欲不振，舌胖苔厚腻者，治宜和胃降浊，加陈皮、半夏、竹茹、藿香、佩兰各10g；若胃肠结滞，腹实便秘者，加枳实10g、瓜蒌15g、生大黄10g通腑泄浊；若浊毒化热，伤血动血，症见鼻衄，齿龈出血者，加牡丹皮、三七粉凉血止血；若血肌酐、尿素氮较高，又无条件进行透析治疗者，可配合中药灌肠：生大黄10～15g、牡蛎30g、蒲公英30g、槐花炭15g、地榆炭30g，浓煎200mL，保留灌肠，每日1次，可促进尿素氮的排泄。

【功效主治】调补阴阳，益气活血。主治气血阴阳俱虚，多见于糖尿病肾病肾衰期，伴有水肿，贫血，血肌酐、尿素氮升高，病情较重且证候复杂。症见腰膝酸痛，少气懒言，面色黧黑，唇甲色淡，面足浮肿，畏寒肢冷，尿少或尿闭，大便或干或溏，口干不欲饮，怕冷又怕热，舌胖有裂纹，苔白，脉沉细无力。

【用法】每日1剂，水煎取汁，分2次服。

【来源】张娟，李莹，王庆兰.中西医结合治疗糖尿病[M].北京：中医古籍出版社，2006：286-290.

24.升清降浊方

【药物组成】僵蚕12g，蝉蜕6g，生大黄15g，片姜黄6g，黄芪20g，黄连10g，黄葵30g，积雪草30g，鬼箭羽30g，水蛭10g，生地黄24g，生山药30g，泽泻15g，山茱萸15g。

【功效主治】升清降浊，化瘀排毒，调畅气机。治疗糖尿病肾病。

【用法】每日1剂，水煎取汁，分2次服。

【来源】李先行，刘爱华.升清降浊方治疗糖尿病肾病Ⅲ期蛋白尿30例[J].中国中医药现代远程教育，2012，10（17）：16-17.

25.清肾祛瘀方

【药物组成】金银花30g，蒲公英20g，黄连10g，玄参15g，地龙12g，姜黄10g，皂角刺6g，山茱萸15g，白芍15g。

【功效主治】清热解毒，化瘀通络，养阴调肾。治疗以气阴、脾肾亏虚为本，水湿、痰凝、血瘀为标的糖尿病肾病。

【用法】其中蒲公英、黄连、玄参、姜黄、皂角刺、山茱萸、白芍分 2 次水煎，煎取药液 400 mL，地龙、金银花研细粉与中药液混合搅拌，每日 1 剂，分早晚 2 次饭后服。

【来源】张希洲，王素英，张建新，等．清肾祛瘀方治疗糖尿病肾病Ⅲ期临床研究 [J]．中国中医药信息杂志，2011，18（6）：11-12，15．

26.补气活血益肾方

【药物组成】黄芪 30g，党参 20g，生地黄 12g，茯苓 15g，泽泻 15g，金樱子 12g，芡实 12g，当归 15g，川芎 12g，地龙 10g，丹参 15g，瞿麦 10g，金钱草 10g。

【功效主治】滋阴补肾，益气活血。症见尿频量多，神疲乏力，气短懒言，口渴多饮，小便可见泡沫，双眼视物模糊，治疗糖尿病肾病。

【用法】水煎 400 mL，日 1 剂，早晚分服。

【来源】耿金平，杨东旭，吕莎莎．补气活血益肾方联合恩格列净治疗早期糖尿病肾病临床疗效观察 [J]．药物流行病学杂志，2022，31（3）：154-158．

27.温阳利水汤

【药物组成】黄芪 20g，党参 15g，白术 15g，熟地黄 12g，山茱萸 6g，茯苓 10g，泽泻 12g，附子 6g，桂枝 9g，车前子 30g，牛膝 12g。

【功效主治】补肾健脾，益气通阳。症见畏寒，肢冷，面色㿠白，脉沉弱，治疗糖尿病肾病。

【用法】每日 1 剂，水煎取汁，分 2 次服。

【来源】龚剑华．温阳利水汤合西药治疗糖尿病肾病 31 例 [J]．浙江中医学院学报，2001（5）：32．

28. 保肾通络方

【药物组成】 生黄芪 20g，熟地黄 20g，菟丝子 15g，水蛭 3g，鬼箭羽 15g，刘寄奴 15g，丹参 10g。

【功效主治】 益气养阴，活血通络。症见尿浊，神疲乏力，咽干口燥，头晕多梦，气短懒言，尿频尿多，手足心热，心悸不宁，舌体瘦薄，质红或淡红或暗，苔少而干，舌下静脉迂曲或瘀点瘀斑，脉沉细无力或沉弦涩。治疗气阴两虚兼血瘀的 2 型糖尿病。

【用法】 每日 1 剂，水煎取汁，分 2 次服。

【来源】 沈存，王悦芬，孙雪艳，等.保肾通络方治疗 2 型糖尿病肾脏病气阴两虚兼血瘀证临床观察和足细胞保护机制研究 [J].四川中医，2020，38（7）：142-146.

29. 固肾泄浊和络方

【药物组成】 生黄芪 30g，党参 15g，山药 15g，山茱萸 10g，熟地黄 10g，土茯苓 20g，猫爪草 15g，熟大黄 6g，丹参 10g，赤芍 15g。

【功效主治】 固肾泄浊和络。腰膝酸软，面足浮肿，小便清长，夜尿频多，耳鸣或耳聋等可诊断为肾虚证。血瘀：定位刺痛，夜间加重，口唇舌紫，或紫暗，瘀斑或舌下络脉青紫，肌肤甲错。湿浊：面足浮肿，肢体困重，胸闷腹胀，便溏，呕恶纳呆，口腻味臊，舌淡胖苔白腻或浊腻，脉濡或缓。用于治疗肾虚湿浊血瘀的糖尿病肾病。

【用法】 每日 1 剂，水煎取汁，分 2 次服。

【来源】 王欢静，郑艳辉，朱维娜.固肾泄浊和络方治疗糖尿病肾病临床疗效及对 UBA52、PCX 影响 [J].辽宁中医药大学学报，2019，21（3）：133-136.

30. 金芪玉泉方

【药物组成】 生黄芪 50g，生地黄 30g，金樱子 30g，玄参

20g，葛根 20g，丹参 20g。

【功效主治】益气养阴，扶正降血糖。症见神倦乏力，口苦咽干，腰膝酸软，头晕目眩，口唇发暗，舌质暗或有瘀斑，脉沉细数。治疗气阴两虚的糖尿病肾病。

【用法】每日 1 剂，水煎取汁，分 2 次服。

【来源】方六一，石健，唐春花，等 . 金芪玉泉方治疗气阴两虚夹瘀型糖尿病肾病的临床研究 [J]. 南京中医药大学学报，2018，34（1）：54-57.

31. 苏合香丸加味

【药物组成】石菖蒲 30g，杭白芍 30g，全瓜蒌 30g，土茯苓 30g，广郁金 15g，法半夏 15g，生山楂 15g，珍珠母 30g（先煎），生龙骨 30g（先煎），生牡蛎 30g（先煎），黄连 6g，生大黄 6g，苏合香丸 6g（化冲）。

【加减】四肢抽搐者，加全蝎 9g，蜈蚣 4 条；喉中痰鸣者，加制南星 9g，陈皮 15g；胸闷泛恶者，加藿香梗、紫苏叶、紫苏梗各 9g。另外，糖尿病肾病多同时伴有心脑血管病、动脉硬化闭塞症、视网膜病变、神经病变。临床观察，患者舌质多为暗红或紫暗，实验室检查多伴有血黏度增高，血小板黏附，聚集率增高，甲皱微循环异常等微循环障碍，按照中医病及理论分析，证属气阴两伤，肾虚血瘀。因此，在治疗糖尿病肾病时常在益气养阴补肾的基础上加用活血化瘀的药物，如丹参、赤芍、桃仁、益母草、山楂、泽兰、当归、蒲黄、川芎等。或配合丹参注射液静脉滴注，对减少蛋白尿，提高视力，改善心脑血管病及神经病变的临床症状均有一定作用。

【功效主治】开窍醒神，镇惊息风。主治溺毒入脑证，消渴气阴两虚，水液代谢失常，浊毒痹阻于脑。此为西医之糖尿病肾病末期，尿毒症性脑病或高血压性脑病引起的癫痫。症见神志恍惚或昏迷，目光呆滞无神，或突发抽搐，四肢痉挛，牙关紧闭，或手指蠕动，四肢震颤，口吐痰涎，胸闷气憋，舌质淡紫有齿痕，苔白厚腻腐，脉沉弦滑数。

【用法】 水每日 1 剂，水煎取汁，分 2 次服。

【来源】 张娟，李莹，王庆兰 . 中西医结合治疗糖尿病 [M]. 北京：中医古籍出版社，2006：286-290.

32.芪葵方

【药物组成】 生黄芪 15g，黄蜀葵花 15g，制何首乌 5g。

【功效主治】 益气养阴，清热利湿，活血化瘀。治疗气阴两虚，湿瘀阻络的糖尿病肾病。

【用法】 每日 1 剂，水煎取汁，分 2 次服。

【来源】 张舒，查敏，严倩华，等 . 芪葵方对糖尿病肾病患者血糖、血脂、肾功能以及尿足细胞相关蛋白的影响研究 [J]. 中药材，2016，39（10）：2369-2372.

33.肾络安方

【药物组成】 黄芪 30g，生地黄 10g，水蛭粉 3g（冲服），地龙 10g，鬼箭羽 10g，山茱萸 6g，川芎 6g，蒲公英 10g，丹参 15g，芡实 10g，泽泻 6g。

【功效主治】 健脾益气，祛瘀泄浊，滋阴润燥。症见倦怠乏力，肢沉体胖，头晕目眩，口渴喜饮，舌淡苔白或舌红少苔或舌暗边有齿痕，脉濡细或细数无力。治疗肥胖型早期糖尿病肾病。

【用法】 每日 1 剂，水煎取汁，分 2 次服。

【来源】 王兴，田力铭，郝玉杰，等 . 肾络安方治疗肥胖型早期糖尿病肾病临床观察 [J]. 中草药，2015，46（2）：245-249.

34.益气软坚泄浊方

【药物组成】 黄芪 30g，鬼箭羽 30g，僵蚕 15g，制大黄 15g，黄柏 10g，土茯苓 30g，炒白术 10g。

【功效主治】 益气扶正，软坚散结，利湿泄浊，解毒化瘀。

症见小便清长或频数，或浑浊，腹胀纳呆，肢沉体胖，心胸窒闷，头晕目眩，气短懒言，口腻痰多，渴不多饮，腰膝酸软，肢体浮肿或少尿；舌质淡胖，舌苔薄白，脉细滑。治疗脾肾气虚，痰湿瘀阻型糖尿病肾病。

【用法】 每日 1 剂，水煎取汁，分 2 次服。

【来源】 张彤，盖云，杨晓萍，等. 益气软坚泄浊方对糖尿病肾病的影响研究 [J]. 中医药信息，2013，30（3）：71-73.

35. 益肾汤

【药物组成】 黄芪 35g，熟地黄 20g，金樱子 20g，补骨脂 20g，山药 20g，五味子 20g，淫羊藿 20g，葛根 20g，生地黄 18g，川芎、丹参各 15g，麸炒白术 12g。

【加减】 兼有便秘患者，应适量添加决明子 15g。津液等损伤较重患者，适量加麦冬 12g。烦躁多梦患者，可适当加首乌藤 20g、龙眼肉 12g 等。

【功效主治】 生津润脾，补气益精。症见神倦气乏，五心烦热，口干咽燥，肢体浮肿。

【用法】 每日 1 剂，水煎取汁，分 2 次服。

【来源】 张军. 自拟益肾汤对糖尿病肾病的疗效和安全性考察 [J]. 糖尿病新世界，2022，25（2）：25-28，32.

36. 益气养阴补肾活血方

【药物组成】 炙黄芪 30g，知母 30g，玄参 20g，天花粉 20g，黄柏 20g，芡实 20g，熟地黄 15g，生地黄 15g，山茱萸 15g，牡丹皮 15g，葛根 15g，山药 15g，金樱子 15g，丹参 15g，当归 15g，西洋参 10g，陈皮 10g，甘草 6g，三七 4g。

【加减】 对于无力严重患者，加入太子参 15g；对于阴虚严重患者，加入沙参和女贞子各 15g；对于水肿严重患者，加入茯苓和薏苡仁各 30g；对于腰部酸痛患者，加入炒杜仲和桑寄生各 15g。

【功效主治】益气养阴，补肾活血。可治疗早期糖尿病。

【用法】每日1剂，水煎取汁，分2次服。

【来源】张娜娜.益气养阴补肾活血方剂治疗早期糖尿病肾病的价值[J].中国卫生标准管理，2022，13（1）：121-125.

37.水陆二仙丹合芡实合剂加减

【药物组成】金樱子、芡实、白术、茯苓、山药、黄精、菟丝子、百合、枇杷叶（临症加减）。

【功效主治】健脾固肾。用于治疗脾肾气虚证造成的糖尿病肾病早期，症见尿频数而清，时有尿浊，肢体倦怠，少气懒言，纳少腹胀，形体浮肿，大便溏薄，舌淡苔白，脉弱。

【用法】每日1剂，水煎取汁，分2次服。

【来源】余江毅，倪青，刘苏.糖尿病肾病病证结合诊疗指南[J].中医杂志，2022，63（2）：10-17.

38.济生肾气丸合实脾饮加减

【药物组成】炮附片、肉桂、熟地黄、山茱萸、山药、茯苓、泽泻、牡丹皮、车前子、川牛膝、干姜、白术、木香、木瓜。

【功效主治】健脾温肾，利水消肿。可治疗脾肾阳虚型糖尿病肾病，症见尿浊，畏寒肢冷，面浮肢肿，舌淡胖，苔白滑，脉沉迟无力。

【用法】每日1剂，水煎取汁，分2次服。

【来源】余江毅，倪青，刘苏.糖尿病肾病病证结合诊疗指南[J].中医杂志，2022，63（2）：190-197.

39.大补元煎加减

【药物组成】人参、山药、熟地黄、杜仲、当归、山茱萸、枸杞子、炙甘草、龟甲胶、鹿角胶、仙茅、淫羊藿。

【功效主治】滋阴补阳，补肾固本。用于阴阳两虚型糖尿病肾病。症见尿浊，腰膝酸冷，面色㿠白，口渴欲饮，水肿，舌苔淡白而干，脉沉细无力。

【用法】每日1剂，水煎取汁，分2次服。

【来源】余江毅，倪青，刘苏. 糖尿病肾病病证结合诊疗指南 [J]. 中医杂志，2022，63（2）：190-197.

40. 人参白虎汤合消渴方加减

【药物组成】生黄芪、太子参、山药、生地黄、知母、甘草、粳米、石膏、天花粉、黄连、玉竹、麦冬、石斛、炒白术、石韦、土茯苓。

【功效主治】益气养阴，清热利湿。可用于治疗肾阴亏虚、湿热内蕴导致的糖尿病肾病，症见烦渴多饮，多食善饥，尿频量多。

【用法】每日1剂，水煎取汁，分2次服。

【来源】沙鑫，孙伟. 孙伟教授治疗糖尿病肾病 [J]. 吉林中医药，2016，36（4）：350-352.

41. 消渴固精汤

【药物组成】山药30g，生地黄20g，熟地黄20g，麦冬20g，天冬20g，玉竹20g，黄精20g，炒鸡内金30g，沙苑子20g。

【加减】若脾虚重者，加炒白术、豆蔻、砂仁等；若肾阳虚较重者，加巴戟天、肉桂、黑顺片等；若水肿较重，加玉米须、猪苓等；若瘀血较重，加鬼箭羽、水红花子、桃仁等；若湿浊较重，加土茯苓、萆薢、草果等；若腰痛重者，加杜仲、续断；若瘀血较重，加鬼箭羽、水红花子、桃仁等物，亦可加入姜炒僵蚕、地龙、全蝎等以搜风通络。

【功效主治】益气养阴，固肾涩精。用于阴精不足型糖尿病肾病。

【用法】每日1剂，水煎取汁，分2次服。

【来源】赵虹纬，张守琳. 赵振昌教授中医药治疗糖尿病肾病经验撷萃 [J]. 光明中医，2021，36（22）：3783-3785.

42. 荆防当归补血汤

【药物组成】土茯苓 20g，熟地黄 10g，川芎 10g，荆芥 10g，大黄（后下）8g，黄芪 50g，白芍 10g，当归 10g，丹参 20g，防风 10g。

【功效主治】益气养阴，活血化瘀。用于肾虚血瘀型糖尿病肾病。

【用法】每日 1 剂，水煎取汁，分 2 次服。

【来源】李晓玥，程军，俞仲贤，等 . 荆防当归补血汤对早期糖尿病肾病患者临床疗效、氧化应激状态及肾功能的影响研究 [J]. 中华中医药学刊，2022，40（6）：200-204.

43. 参苓白术散合防己黄芪汤加减

【药物组成】生黄芪 30g，党参 30g，茯苓 15g，炒白术 15g，生薏苡仁 30g，炒山药 15g，砂仁 9g，汉防己 12g，车前子 15g，冬瓜皮 15g。

【加减】脾虚伴有气滞者，加木香、佛手、陈皮等。水肿甚或伴有腹水者，加大腹皮、猪苓，以利水消肿。伴有舌质紫暗，或有瘀点、瘀斑者，为兼有瘀血，可加桃仁、红花、益母草、泽兰等，以活血利水。

【功效主治】健脾补气，利水消肿。主治脾气亏虚型糖尿病肾病，症见肢体水肿，腰以下为甚，面色萎黄，疲倦乏力，脘腹痞满，纳呆，大便溏薄，舌体胖有齿痕，舌质淡，苔白腻，脉细弱或细滑。

【用法】每日 1 剂，水煎取汁，分 2 次服。

【来源】赵泉霖，胡剑春 . 中西医结合治疗糖尿病 [M]. 济南：山东科学技术出版社，1998：209-213.

44. 益肾活血方

【药物组成】黄芪 15g，白术 10g，茯苓 15g，麦冬 15g，枸杞子 15g，生地黄 15g，木香 9g，杜仲 15g，桑寄生 15g，丹参 30g，赤芍 12g，当归 15g，石韦 30g，薏苡仁 30g，砂仁 6g（后下）。

【功效主治】培补脾肾，利湿活血。可用于治疗气阴两虚夹瘀型糖尿病肾病。

【用法】每日 1 剂，水煎取汁，分 2 次服。

【来源】刘宏飞，王紫欣，孙郁芝.孙郁芝运用活血化瘀法治疗糖尿病肾病的经验述要 [J].中国民间疗法，2021，29（23）：42-44.

45.四叶汤合茵陈失笑散加减

【药物组成】生黄芪 60g，炙枇杷叶 30g，荷叶 30g，大黄炭 30g，紫苏叶 15g，桑叶 15g，茵陈 15g，五灵脂 15g，蒲黄炭 15g，茯苓 15g，炒白术 15g，莪术 15g，大黄 10g。

【功效主治】醒脾化湿泄浊，活血通络。可用来治疗糖尿病肾病、2 型糖尿病、糖尿病视网膜病变等。

【用法】每日 1 剂，水煎取汁，分 2 次服。

【来源】尹志燕，张宗礼，张苑.张宗礼运用醒脾化浊法治疗糖尿病肾病经验述要 [J].山西中医，2021，37（12）：4-6.

46.雪莲益肾汤

【药物组成】天山雪莲、狗脊、老头草、杜仲、白芍、土牛膝（倒扣草）、丹参、续断、赤芍、牡丹皮、牛膝。

【功效主治】壮阳补肾，利尿通淋。可用于治疗早期糖尿病和糖尿病肾病。

【用法】每日 1 剂，水煎取汁，分 2 次服。

【来源】梁伟娟，王迪.雪莲益肾汤对早期糖尿病肾病干预的临床研究 [J].新疆中医药，2021，39（6）：3-5.

47.三黄化瘀汤

【药物组成】地龙 15g，三七、黄连、黄柏、黄芩各 10g。

【加减】对于肝肾不足型者，以补肾养肝为主，加用地黄、菊花、枸杞子各 10g；对于肾虚血瘀者，以除湿化瘀、补肾活血为主，加用地黄、黄芪各 10g；对于脾肾两虚者，以通阳利水为主，加用益母草 10g。

【功效主治】利水去浊，清热润燥，益气养阴，活血化瘀。可用来治疗 2 型糖尿病肾病。

【用法】每日 1 剂，水煎取汁，分 2 次服。

【来源】刘浩．三黄化瘀汤治疗早期 2 型糖尿病肾病患者的作用分析 [J]．当代医学，2022，28（1）：84-86．

48. 半夏泻心汤合抵当汤加减

【药物组成】清半夏 15g，茯苓 10g，大腹皮 30g，黄连 45g，知母 30g，赤芍 45g，黄芪 45g，丹参 30g，酒大黄 3g，烫水蛭 6g，金樱子 120g，芡实 45g，菟丝子 30g。

【功效主治】健脾益肾，降浊解毒，疏通肾络。主治痰湿血瘀型糖尿病。

【用法】每日 1 剂，水煎取汁，分 2 次服。

【来源】张文苑，陈锐．陈锐治疗糖尿病肾病 [J]．长春中医药大学学报，2019，35（5）：828-830，871．

49. 芪地肾康汤

【药物组成】黄芪 30g，山药 20g，茯苓 15g，熟地黄 30g，山茱萸 10g，肉桂 8g，川芎 10g，大黄 4g。

【功效主治】健脾益肾，化瘀通络。主治脾肾不足、血瘀络阻型糖尿病肾病。

【用法】每日 1 剂，水煎取汁，分 2 次服。

【来源】梁美珍，林捷，徐日明．芪地肾康汤联合前列地尔在糖尿病肾病治疗中的应用及对血清 sICAM-1、尿 CTGF 水平的影响研究 [J]．中华中医药学刊，2022，40（4）：203-206．

（二）常用中成药

1. 参芪降糖颗粒

【药物组成】人参（茎叶）皂苷、五味子、黄芪、山药、生地黄、覆盆子、麦冬、茯苓、天花粉、泽泻、枸杞子。

【功效主治】益气养阴，滋脾补肾。主治消渴，用于 2 型糖尿病肾病。

【用法】口服，每次 1g，每日 3 次，1 个月为 1 个疗程，效果不显著或治疗前症状较重者每次用量可达 3g，每日 3 次。

【来源】余江毅，倪青，刘苏. 糖尿病肾病病证结合诊疗指南 [J]. 中医杂志，2022，63（2）：190-197.

2. 渴络欣胶囊

【药物组成】黄芪、女贞子、水蛭、大黄、太子参、枸杞子。

【功效主治】益气养阴，活血化瘀。用于糖尿病肾病属气阴两虚兼夹血瘀证者，症见咽干口燥，倦怠乏力，多食易饥，气短懒言，五心烦热，肢体疼痛，尿浑浊。

【用法】口服，每次 4 粒（2g），每日 3 次，疗程 8 周。

【来源】余江毅，倪青，刘苏. 糖尿病肾病病证结合诊疗指南 [J]. 中医杂志，2022，63（2）：190-197.

3. 黄葵胶囊

【药物组成】黄蜀葵花。

【功效主治】清利湿热，解毒消肿。用于慢性肾炎或糖尿病肾病之湿热证，症见浮肿，腰痛，蛋白尿，血尿，舌苔黄腻。

【用法】口服，每次 5 粒（2.5g），每日 3 次，8 周为 1 个疗程。

【来源】余江毅，倪青，刘苏. 糖尿病肾病病证结合诊疗指南 [J]. 中医杂志，2022，63（2）：190-197.

4. 黄蛭益肾胶囊

【药物组成】黄芪、枸杞子、山药、薏苡仁、玄参、北沙参、墨旱莲、紫河车、杜仲、三七、益母草、水蛭、蝉蜕、车前子、牛膝。

【功效主治】补气养阴，健脾益肾，化瘀利水。症见腰膝酸痛，疲乏无力，纳呆，便溏，面色无华，或见浮肿，舌质紫暗。

【用法】口服，每次5粒（2g），每日3次。

【来源】余江毅，倪青，刘苏.糖尿病肾病病证结合诊疗指南[J].中医杂志，2022，63（2）：190-197.

5. 慢肾宁合剂

【药物组成】黄芪、桂枝、淫羊藿、生地黄、阿胶、茯苓、泽泻（盐炒）、牡丹皮、黄芩（酒炒）、败酱草、益母草。

【功效主治】益气温阳，利湿化瘀。用于阳虚湿滞型糖尿病。

【用法】口服，每次25～35mL（小儿酌减），每日3次，2～3个月为1个疗程或遵医嘱。

【来源】余江毅，倪青，刘苏.糖尿病肾病病证结合诊疗指南[J].中医杂志，2022，63（2）：190-197.

6. 济生肾气丸

【药物组成】熟地黄、山茱萸、山药、附子、肉桂、车前子、泽泻、茯苓、牡丹皮、牛膝。

【功效主治】温补肾阳，化气行水。主治糖尿病肾病，消渴，水肿，癃闭，以肾阳不足、肾气虚弱为主要病机，以腰膝酸软，全身及腰以下水肿，小便不利或小便不多，肢冷畏寒，口干舌燥，脉沉弱为主症者。

【用法】口服。蜜丸，每丸重9g；水丸，每40粒重3g。蜜丸，每次服1丸，每日服2～3次；水丸，每次服6g，每日2～3次；温开水送服。

【来源】宋《济生方》卷四方。

7. 龟鹿二胶丸

【药物组成】龟甲胶、鹿角胶、熟地黄、山茱萸、山药、泽泻、茯苓、牡丹皮、附片、肉桂、巴戟天、枸杞子、麦冬、当归、白芍、续断、杜仲、补骨脂、五味子、芡实。

【功效主治】温补肾阳，填精益髓。主治糖尿病肾病证属肾阳不足，精血亏虚所致之消渴尿少，腰酸腿软，眩晕耳鸣，阳痿滑精，舌淡苔白，脉沉细无力。

【用法】口服。水蜜丸，每10粒重1g；大蜜丸，每丸重9g；小蜜丸，每10粒重5g。水蜜丸，每次服6g；大蜜丸，每次服1丸；小蜜丸，每次服20粒。每日2次。

【来源】中医药信息查询平台。

8. 参桂鹿茸丸

【药物组成】人参、肉桂、炙黄芪、陈皮、续断、枸杞子、鹿茸、肉苁蓉、炒白芍、熟地黄、茯苓、党参、当归、炙甘草。

【功效主治】补气壮阳，养血益精。主治糖尿病肾病证属气血两虚，肾虚所致之头晕耳鸣，腰膝酸痛，体倦乏力，心慌气短，阳痿不举，口干口渴等。

【用法】蜜丸，每丸重9g。口服，温开水送服，每次1丸，每日2～3次。

【来源】北京市公共卫生局.北京市中成药成方选集[M].北京：人民卫生出版社，1961.

9. 滋补肝肾丸

【药物组成】北沙参、麦冬、当归、何首乌、续断、女贞子、墨旱莲、熟地黄、陈皮、五味子、浮小麦。

【功效主治】滋补肝肾，养血柔肝。主治糖尿病肾病证属肝肾阴虚所致之口干乏力，腰痛酸软，腿膝无力，口燥咽干，遇劳加重，卧则减轻，胁痛头晕，烦躁失眠，舌红，脉细数。对糖尿病肾病水肿消退之恢复期较为适用。

【用法】蜜丸，每丸重 9g。口服，每次 1 丸，每日 2 次。

【来源】中医药信息查询平台。

10. 百令胶囊合大黄䗪虫丸

【药物组成】百令胶囊是发酵冬虫夏草菌丝体干粉制剂，大黄䗪虫丸是《金匮要略》中补虚活血化瘀的方剂。全方由大黄、土鳖虫（䗪虫）、虻虫、水蛭、蛴螬、干漆、桃仁、干地黄、芍药、甘草、黄芩、苦杏仁、蜂蜜等组成。

【功效主治】补虚扶正，破瘀消癥。主治早期糖尿病肾病。

【用法】百令胶囊每次 1.5g，每天 3 次；大黄䗪虫丸每次 3g，每天 2 次，口服。

【来源】吴健，张振忠，刘宁州，等. 百令胶囊、大黄䗪虫丸联合基础治疗对早期糖尿病性肾病蛋白尿的疗效观察 [J]. 中医药信息，2017，34（6）：107-110.

11. 三黄糖肾安片

【药物组成】由大黄、桃仁、桂枝、玄参、熟地黄、山茱萸、黄芪、益母草等组成，每片 0.3g，含生药 1g。

【功效主治】益脾气，补肾阴，活血通脉。主治早期糖尿病肾病。

【用法】口服三黄糖肾安片，每次 5 片，每日 3 次。

【来源】熊曼琪，朱章志，蔡文就，等. 三黄糖肾安片对早期糖尿病肾病患者 GFR、ERPF、RI 的影响 [J]. 中国中医药信息杂志，1999（12）：47-48.

12. 消渴肾宝丸

【药物组成】何首乌（制）、生黄芪各 300g，熟地黄 200g，金樱子、桑椹各 150g，泽泻、山茱萸、鬼箭羽、茯苓、牡丹皮、丹参各 100g，水蛭 50g。

【功效主治】补气养阴，活血益肾。主治早期糖尿病肾病，伴有浮肿、腰痛、尿浊、全身不适，症状可轻可重，舌苔腻，舌质隐青或暗红，脉沉细无力。

【用法】药物中何首乌（制）、熟地黄、桑椹、山茱萸加水煎煮 2 次，2h/ 次，煎煮完成后取汁备用；剩余药物小火烘干，研磨成粉末，用 80 目细筛网过滤后加入上述药汁中，制成药丸，每粒为原生药的 4g。三餐前口服，20 粒 / 次。

【来源】虞成毕，邱悦，严东标，等 . 消渴肾宝丸治疗早期糖尿病肾脏疾病气阴两虚、瘀血内阻证的临床观察 [J]. 中国医学创新，2022，19（8）：72-76.

13. 天芪降糖胶囊

【药物组成】天花粉、地骨皮、山茱萸、黄芪、石斛、五倍子、黄连（酒蒸）、女贞子、墨旱莲、人参。

【功效主治】益气养阴，清热生津；降血糖，调血脂。用于治疗气阴两虚，血脉瘀滞的早期糖尿病肾病。

【用法】每次 3 粒，每日 2 次，口服。

【来源】许遂，周圆，朱雪萍 . 天芪降糖胶囊联合氯沙坦治疗早期糖尿病肾病的临床研究 [J]. 现代药物与临床，2018，33（4）：888-892.

14. 肾炎舒颗粒

【药物组成】苍术、茯苓、白茅根、防己、人参、金银花、蒲公英、黄精、菟丝子、枸杞子等。

【功效主治】健脾益肾，补肾养阴，清热化湿。治疗早期 2 型糖尿病。

【用法】每次 2 粒，每日 2 次，口服。

【来源】张晓丽，张金梅，武文斌，等．肾炎舒颗粒对早期糖尿病肾脏疾病患者氧化应激及蛋白尿的影响 [J]．临床肾脏病杂志，2018，18（10）：606-610.

15. 火把花根片

【成分组成】生物碱、萜类、内酯、酚酸类等。

【功效主治】祛风除湿，舒筋活络，清热解毒。主治糖尿病肾病。

【用法】口服：每次 3 ～ 5 片，每日 3 次，饭后服用。

【来源】熊阔海，高天舒．火把花根片治疗糖尿病肾病的系统评价与 Meta 分析 [J]．中医临床研究，2022，14（1）：136-140.

16. 益气固摄浓缩丸

【药物组成】黄芪、党参、白术、山药、陈皮、白扁豆、薏苡仁、鹿衔草、芡实、白茅根、川芎。

【功效主治】健脾益气，化湿固精。主治糖尿病肾病。

【用法】每日 3 次，每次 25 丸，口服。

【来源】段志新，李芬，朱璐，等．益气固摄浓缩丸配合灸法治疗糖尿病肾病Ⅲ～Ⅳ期临床观察 [J]．中国中医药现代远程教育，2022，20（3）：57-59.

（三）外治处方

1. 兴阳宝膏方

【药物组成】当归 10g，熟地黄 10g，淫羊藿 10g，蜂房 6g，肉苁蓉 10g，巴戟天 10g，远志 10g，九香虫 6g，山药 10g，枸杞子 10g，菟丝子 10g。

【功效主治】补肾壮阳，益气固摄。主治糖尿病肾病。症见阳痿早泄，神经衰弱，记忆减退，腰酸腿软，精神萎靡，夜尿过多，食欲不振，先天不足，发育不全及各种性功能衰退等。

【用法】上述药共研细末，加香油熬，用黄丹收为膏。贴神阙、命门。每2日更换1次，12次为1个疗程。

【来源】邱天道，王文印.常见综合征外治独特新疗法[M].北京：军事医学科学出版社，1999：94.

2.新兴胰生降糖足疗液

【药物组成】天花粉100g，知母20g，葛根50g，生黄芪100g，鸡血藤50g，透骨草100g，红花230g，生地黄100g。

【功效主治】清热生津，泻火降糖。主治糖尿病肾病。症见口渴，多饮，尿频，脚趾麻木。

【用法】上述药共煎水2000mL，待水温后洗泡双足。每日1次，每次30min，30天为1个疗程。孕妇及皮肤过敏者，皮肤破溃处忌贴。

【来源】邱天道，王文印.常见综合征外治独特新疗法[M].北京：军事医学科学出版社，1999：97.

3.益肾膏

【药物组成】黄芪10g，蚂蚁10g，益母草10g，车前草10g，鱼腥草10g，生大黄6g，附片3g，熟地黄10g，山茱萸10g，芡实10g，淫羊藿10g，桑寄生12g，蛤蚧6g，黄狗肾10g。

【功效主治】补肾降浊，益气培元。主治糖尿病肾病。

【用法】上述药共研细末，加香油熬，加黄丹收为膏。外贴于肾俞、关元，每2日更换1次，12次为1个疗程。注意孕妇及皮肤过敏者，皮肤破溃处忌贴。

【来源】邱天道，王文印.常见综合征外治独特新疗法[M].北京：军事医学科学出版社，1999：95.

4.十鼓行水膏

【药物组成】生黄芪30g，柴胡10g，泽兰10g，大戟6g，甘遂6g，芫花6g，桑白皮10g，黑丑（牵牛子）10g，胡芦巴10g，乌梅 10g。

【功效主治】疏肝健脾，行气利水，活血化瘀。主治糖尿病肾病。症见各种水肿。

【用法】上述药共研细末，加香油熬，用黄丹收为膏。贴神阙。每2日更换1次，12次为1个疗程。注意孕妇及皮肤过敏者，皮肤破溃处忌贴。

【来源】邱天道，王文印.常见综合征外治独特新疗法 [M].北京：军事医学科学出版社，1999：95.

5. 益寿降糖膏方

【药物组成】黄芪 60g，生牡蛎 60g，山药 30g，苍术 30g，薏苡仁 30g，玄参 30g，生地黄、熟地黄各 30g，黄精 30g，肉苁蓉 30g，菟丝子 30g，金樱子 30g，蚕沙 30g，草薢 30g，石菖蒲 30g，丹参 30g，生大黄 30g，僵蚕 30g，全蝎 30g，五倍子 30g，牡丹皮 30g，地骨皮 30g，淫羊藿 30g，白芥子 15g，水蛭 15g，肉桂 15g，小茴香 15g，黄连 15g。

【功效主治】益气养阴。主治糖尿病肾病。症见口渴，多饮，尿频等。

【用法】上述药水煎成浸膏，再将冰片、蟾酥各 2g，樟脑 1g，麝香 0.5g，共研成极细粉，加入并混匀，取 1～2g 涂于胶布上。贴于神阙以及涌泉、肾俞、三阴交。每次选用 2～3 穴，每次贴敷 2～3 天。注意孕妇及皮肤过敏者，皮肤破溃处忌贴。

【来源】邱天道，王文印.常见综合征外治独特新疗法 [M].北京：军事医学科学出版社，1999：95.

6. 针灸方

【腧穴组成】中脘、阴陵泉、丰隆、太冲、足三里、三阴交、白环俞、肾俞、膏肓俞、曲池、合谷、地机、血海。

【功效主治】补肾健脾，升清降浊。主治各期糖尿病肾病。

【操作】常规针刺。

【来源】余江毅，倪青，刘苏．糖尿病肾病病证结合诊疗指南 [J]．中医杂志，2022，63（2）：190-197．

7.灌肠方

【药物组成】生大黄 30g，牡蛎 30g，炮附片 10g，紫花地丁 20g。

【功效主治】补益脾肾，祛瘀解毒。主治晚期糖尿病肾病。

【操作】将组方水煎取汁，待凉，自肛门灌入，保留在直肠 或结肠内。

【来源】余江毅，倪青，刘苏．糖尿病肾病病证结合诊疗指 南 [J]．中医杂志，2022，63（2）：190-197．

◉ 第二节　糖尿病足 ◉

糖尿病足是指糖尿病患者下肢的中小血管及微循环障碍、周 围神经病变或并发感染所致的足部坏疽或感染。临床上糖尿病足 可出现患肢皮肤干而无汗，肢端刺痛、灼痛、麻木、感觉减退或 缺失等神经病变表现，以及皮肤营养不良，肌肉萎缩，皮肤干燥 弹性差，皮温下降，色素沉着，肢端动脉搏动减弱或消失等下肢 缺血表现。随着病变进展，可出现静息痛，趾端出现坏疽，足跟 或跖趾关节受压部位出现溃疡，部分患者可肢体感染。

（一）内服方

1.内补黄芪汤合四妙勇安汤加减

【药物组成】生黄芪 120g，党参 30g，赤芍 30g，金银花 10g， 忍冬藤 30g，天花粉 30g，玄参 30g，当归尾 30g，桂枝 12g，乳 香 12g，没药 12g，川芎 9g，生姜 15g，甘草 15g。

【功效主治】益气养阴固本，托里排脓，清热解毒法。主治 糖尿病足。

【用法】每日 1 剂，水煎取汁，分 2 次服。

【来源】李鹏，王吉亭，杨宝钟，等. 内补黄芪汤加减治疗糖尿病足溃疡 1 例 [J]. 环球中医药，2016，9（1）：68-69.

2. 陈益糖尿病方

【药物组成】生黄芪 30g，生山药 30g，金银花 20g，连翘 15g，地龙 15g，水蛭 5g，山茱萸 15g，生地黄 15g，熟地黄 15g，全当归 15g，赤芍 15g，穿山甲 10g，桂枝 10g，牛膝 15g。

【加减】口干渴，多饮者，加黄精 15g、麦冬 15g、天花粉 15g；纳呆者，加焦三仙各 20g、炒白术 15g；热毒盛者，加蒲公英 30g、紫花地丁 20g。

【功效主治】补益气血，消肿生肌。主治消渴日久，气阴两虚，血脉瘀阻，湿热蕴结，肢端失养而导致的足部痈疡。

【用法】每日 1 剂，水煎取汁，分 2 次服。

【来源】徐江雁，毋莹玲，杨建宇，等. 国家级名老中医糖尿病验案良方 [M]. 郑州：中原农民出版社，2010：176.

3. 内托生肌散加减

【药物组成】黄芪 50g，乳香 10g，没药 10g，白芍 15g，天花粉 15g，丹参 15g，甘草 6g，当归 15g，党参 30g，白术 20g，三七 3g。

【功效主治】益气养阴，活血通络，脱疮生肌，佐以活血化瘀。主治糖尿病足。

【用法】每日 1 剂，水煎取汁，分 2 次服。

【来源】姚沛雨，胡建良. 糖尿病足的中西医结合治疗经验谈 [J]. 河南中医学院学报，2007，22（5）：65-66.

4. 四妙勇安汤合仙方活命饮方

【药物组成】玄参 30g，金银花 20g，当归 30g，黄柏 51g，苍术 15g，天花粉 20g，牡丹皮 15g，赤芍 15g，白芷 10g，贝母

6g，防风 6g，赤芍 10g，皂角刺 6g，穿山甲 6g，天花粉 6g，乳香 6g，没药 6g，陈皮 10g，甘草 15g。

【功效主治】清热活血，消肿解毒，敛疮生肌。主治脱疽型糖尿病足。

【用法】每日 1 剂，水煎取汁，分 2 次服。

【来源】李智，李国信，赵婷婷．四妙勇安汤合仙方活命饮联合拔腐祛瘀方与生肌散分期外敷治疗湿热内蕴型糖尿病足（脱疽）78 例临床观察［J］．实用中医内科杂志，2015，29（1）：31-33．

5. 升陷汤

【药物组成】生黄芪 60g，知母 15g，炒白术 15g，桂枝 15g，白芍 15g，柴胡 10g，升麻 10g，枳壳 10g，熟附子 10g（先煎），丹参 20g，炒麦芽 20g，桔梗 5g，鬼箭羽 30g，山茱萸 30g。

【功效主治】升阳举陷，益气活血。主治糖尿病足溃疡。

【用法】10 剂，每日 1 剂，水煎分两次口服，每次配血竭粉 0.5g 吞服。西医治疗维持原胰岛素方案，嘱患者每日使用碘伏清洗伤口，更换无菌纱布。

【来源】关怿，戚经文．升陷汤治疗糖尿病足溃疡验案 1 则［J］．山西中医，2021，37（7）：41，43．

6. 益气活络生肌汤

【药物组成】党参 15g，白术 15g，当归 15g，黄芪 15g，茵陈 30g，鸡血藤 30g，苦参 15g，苍术 15g，泽泻 15g，猪苓 15g，知母 15g，升麻 15g，葛根 15g，羌活 15g，防风 15g，桃仁 10g，川芎 10g，透骨草 10g，赤芍 10g，怀牛膝 10g，延胡索 10g，生甘草 6g。

【功效主治】活血通络，解毒止痛。主治糖尿病足溃疡。

【用法】每日 1 剂，水煎取汁，分 2 次服。

【来源】杨沙丽，何春红．益气活络生肌汤口服联合复方黄柏液外洗对糖尿病足溃疡患者周围神经感觉阈值及炎性指标的影响 [J]. 航空航天医学杂志，2021，32（4）：459-461.

7. 桃红四物汤加味

【药物组成】桃仁 12g，红花 12g，生地黄 12g，当归 15g，川芎 15g，花粉 15g，赤芍 18g，川牛膝 18g，鸡血藤 30g，穿山甲 24g，陈皮 10g。

【加减】局部发热红肿甚者，加金银花、蒲公英各 24g，牡丹皮 10g；四肢不温者，加桂枝 10g；脓多者，加黄芩 12g、黄柏 10g；溃疡久不收口者，加黄芪 30g、白术 12g。

【功效主治】活血行气。主治糖尿病足。

【用法】每日 1 剂，水煎取汁，分 2 次服。服药期间根据病情选用口服降糖药或胰岛素治疗以控制糖尿病，并依据患处分泌物细菌培养和药敏结果，选择适当的抗生素及做充分的局部处理，包括清创、换药等，对其他并发症同时予以对症处理。1 个月为 1 个疗程，治疗 2 个疗程后判定疗效。

【来源】赵立新. 桃红四物汤加味治疗糖尿病足 58 例 [J]. 陕西中医，2006（4）：429.

8. 杞菊地黄汤加减

【药物组成】枸杞子 30g，菊花 12g，茺蔚子 9g，牡丹皮 12g，玄参 45g，蝉蜕 9g，生甘草 3g。

【功效主治】疏风化瘀利水，滋阴泻毒，补养精血。主治热毒炽盛肾虚型糖尿病足。

【用法】每日 1 剂，水煎取汁，分 2 次服。兼服麦味地黄丸，局部以全蝎膏促其坏疽脱落。

【来源】尹涛. 糖尿病 [M]. 北京：中国医药科技出版社，2016.

9. 玉女煎合四妙勇安汤加味

【药物组成】生地黄 30g，金银花 30g，知母 15g，生石膏

15g，牛膝 15g，玄参 15g，当归 15g，乳香 15g，没药 15g，川芎
15g，紫花地丁 20g，水蛭 3g（冲服）。

【功效主治】养阴清热，活血化痰。主治阴虚毒盛夹瘀型糖
尿病足。症见患肢灼痛，昼轻夜重，局部红肿发热，脓液黏稠恶
臭，神疲，口渴喜凉饮，烦躁易怒，大便秘结，舌质暗红或红
绛，舌苔薄黄或灰黑，脉弦数或洪数。

【用法】每日 1 剂，水煎取汁，分 2 次服。

【来源】沈璐，胡筱娟，李群，等 . 中药辨证内服外洗治疗
糖尿病足 46 例 [J]. 陕西中医，2004（6）：488-489.

10. 茵陈赤小豆汤加减

【药物组成】茵陈 30g，赤小豆 30g，炒苍术 10g，炒黄柏
10g，薏苡仁 30g，泽泻 10g，防己 6g，赤芍、白芍各 12g，牛膝
12g，当归 6g，生甘草 10g。

【加减】实证加金银花或蒲公英 30g，连翘 15g，炒黄柏改为
15g；虚证加黄芪 15g，太子参或党参 10g；疼痛重者，防己改为
12g。

【功效主治】利湿清热，活血通络，燥湿止痛。主治糖尿病
并发湿性足坏疽。

【用法】每日 1 剂，水煎取汁，分 2 次服。第 3 煎熏洗患足，
早晚各 1 次。

【来源】曲宝慧，张祥敏 . 茵陈赤小豆汤加减为主治疗糖尿
病湿性足坏疽 18 例 [J]. 山东中医杂志，1996（12）：23-24.

11. 生脉散合桃红四物汤加味

【药物组成】西洋参 6g（另煎），黄芪 30g，生地黄 15g，当
归 15g，川芎 15g，赤芍 15g，桃仁 15g，红花 15g，水蛭 3g（冲
服），麦冬 12g。

【功效主治】益气养阴，活血通络。主治气阴两虚夹瘀型糖

尿病足。症见患肢麻木，感觉迟钝或消失，神疲，手足心热，心悸失眠，自汗，盗汗，舌质淡，舌尖红，苔薄白，脉细弱。

【用法】每日 1 剂，水煎取汁，分 2 次服。

【来源】沈璐，胡筱娟，李群，等.中药辨证内服外洗治疗糖尿病足 46 例 [J].陕西中医，2004（6）：488-489.

12.济生肾气汤合桃红四物汤加味

【药物组成】制附子 6g，桂枝 9g，牛膝 9g，泽泻 10g，牡丹皮 10g，茯苓 10g，川芎 10g，赤芍 10g，车前子 15g，熟地黄 15g，山茱萸 15g，桃仁 15g，红花 15g，当归 15g，水蛭 3g（冲服）。

【功效组成】阴阳双补，活血通络。主治阴阳两虚夹瘀型糖尿病足。症见患足皮肤凉，色苍白，患足冷痛，水肿，疮口脓汁清稀，经久不愈，形寒喜温，神疲乏力，舌淡体胖，苍白，脉沉弱无力。

【用法】每日 1 剂，水煎取汁，分 2 次服。

【来源】沈璐，胡筱娟，李群，等.中药辨证内服外洗治疗糖尿病足 46 例 [J].陕西中医，2004（6）：488-489.

13.犀角地黄汤加减方

【药物组成】细生地黄 30g，玄参 30g，黄柏 10g，牛膝 30g，木瓜 30g，丹参 30g，莪术 10g，三七粉 3g（冲服）。

【功效主治】主治阴伤化热，瘀阻受寒。主治阴虚内热瘀血闭阻型糖尿病足。

【用法】水煎服，每日 1 剂，分 2 次服。继续用胰岛素控制血糖。

【来源】尹涛.糖尿病 [M].北京：中国医药科技出版社，2016.

14.八珍汤加味

【药物组成】黄芪 30g，党参 15g，当归 30g，川芎 10g，陈皮 6g，甘草 4g，白术 10g，茯苓 5g，白芍 15g，生地黄 15g。

【加减】形寒肢冷，肾阳虚亏者，加鹿角胶、肉桂，以温补肾阳；口干心悸者，加麦冬、龟甲，以坚阴培元。

【功效主治】补气养血。主治糖尿病足溃疡久不愈合。症见患肢疼痛较轻，疮口脓汁清稀经久不愈合，神疲倦怠，面色苍白或萎黄，心悸失眠，少气懒言，舌淡胖，苔薄白，脉虚细，趺阳脉消失。

【用法】每日 1 剂，水煎取汁，分 2 次服。

【来源】李瑾，龚静，李学松. 糖尿病治疗名方验方 [M]. 北京：人民卫生出版社，2014.

15. 当归补血汤合二妙散加减

【药物组成】黄芪 60g，当归 15g，生白术 30g，川芎 10g，枳壳 10g，赤芍 10g，牛膝 10g，甘草 6g，黄柏 15g，苍术 15g。

【加减】肿胀者，加用薏苡仁、泽泻；溃疡色暗者，加用桂枝、桃仁；腐肉未脱者，加用皂角刺；疼痛者，加用川楝子、延胡索。

【功效主治】清热燥湿，调补肝肾，化痰通络。主治气血亏虚、湿毒内蕴型糖尿病足。

【用法】每日 1 剂，常规煎煮取汁 400mL，早晚各服用 1 次，1 次 200mL。持续治疗 14 天。

【来源】张杨，刘元炜，王艳，等. 当归补血汤合二妙散加减联合负压封闭引流技术治疗糖尿病足的疗效观察 [J]. 中国医院用药评价与分析，2021，21（3）：292-294，298.

16. 当归四逆汤加减

【药物组成】桂枝 6g，当归 12g，通草 3g，牛膝 12g，芍药 15g，细辛 3g，丹参 30g，甘草 6g。

【功效主治】温经散寒，养血通络。主治糖尿病足初期。症见足趾疼痛，遇冷则甚，痛如针刺，下肢沉而无力，小腿酸胀痛，肌肤冷而苍白，渐次变紫，舌淡苔白，脉细。

【用法】每日 1 剂，水煎取汁，分 2 次服。

【来源】李瑾，龚静，李学松 . 糖尿病治疗名方验方 [M]. 北京：人民卫生出版社，2014.

17. 银花解毒汤加减

【药物组成】金银花 30g，连翘 15g，黄连 9g，蒲公英 15g，生地黄 30g，牡丹皮 15g，赤芍 15g，野菊花 9g，天花粉 30g，牛膝 12g，玄参 30g，紫花地丁 12g，全蝎 12g。

【功效主治】清热解毒，凉血。主治糖尿病足。

【用法】每日 1 剂，水煎取汁，分 2 次服。

【来源】曾宪斌，丁成华 . 糖尿病验方 450 首 [M]. 上海：上海中医药大学出版社，2002.

18. 内托生肌散

【药物组成】生黄芪 120g，甘草 60g，生乳香 45g，生没药 45g，杭白菊 60g，天花粉 90g，丹参 45g。

【加减】为加强清热解毒、消肿生肌的作用，可酌加金银花、白蔹、白及；烦渴多饮，善饥多尿，阴虚偏重者，加生地黄、知母、麦冬，重用天花粉；趾端发黑，热毒偏重者，除加用金银花、白蔹外，酌加蒲公英、紫花地丁、败酱草；兼阳虚加桂枝、附子；血瘀偏重加血竭、桃仁、红花、鸡血藤、失笑散等；疮面较多渗出物，甚或夹有脓液，湿热较甚者，加二妙丸、龙胆、苦参；下焦火盛，肠道燥结加大黄、火麻仁。在内治的同时，局部予外科常规换药，并敷以云南白药，效果更佳。

【功效主治】益气养阴，活血化瘀，托毒生肌。消渴脱疽属正虚血瘀，热毒内蕴者。症见口渴多饮，小溲频数，头晕乏力，下肢麻木或疼痛，或皮肤发绀，甚则溃烂舌暗或紫暗，脉细涩或细弦。

【用法】每日 1 剂，水煎取汁，分 2 次服。

【来源】高彦彬.中国糖尿病医方精选 [M].北京：中国中医药出版社，2018.

19. 温阳通络汤

【药物组成】熟附子 15g，淫羊藿 15g，黄芪 30g，桂枝 9g，当归 12g，细辛 3g，麻黄 6g，蜈蚣 3g，全蝎 3g，伸筋草 9g，白芍 9g，炙甘草 6g。

【加减】脾胃气虚者，可加白术、薏苡仁；瘀阻络脉重者，可加赤芍、川芎通畅血脉、消散瘀滞，实现温通并用。

【功效主治】温阳益气，活血通络。主治阳虚血瘀型糖尿病足。

【用法】水煎服。每日 1 剂，水煎取汁，分 2 次服。

【来源】陈泓，黄仁燕，樊炜静，等.柳国斌运用温阳通络法辨治糖尿病足临证撷菁 [J].上海中医药杂志，2024，58（9）36-39.

20. 血府逐瘀汤加减

【药物组成】当归 30g，生地黄 15g，川芎 10g，赤芍 10g，桃仁 10g，红花 10g，黄芪 30g，牛膝 15g。

【加减】下肢红肿热痛，加蒲公英、紫花地丁、牡丹皮、金银花、连翘，以清热解毒，防热毒内蕴而致成脓溃烂。肢体发凉、疼痛剧烈，舌质淡红者加桂枝、乳香、没药、丹参，以温经通络，活血止痛。

【功效主治】活血化瘀止痛。主治瘀血阻滞型糖尿病足。

【用法】每日 1 剂，水煎取汁，分 2 次服。

【来源】李瑾，龚静，李学松.糖尿病治疗名方验方 [M].北京：人民卫生出版社，2014.

21. 阳和汤

【药物组成】熟地黄 24g，鹿角胶 10g（烊化），肉桂 3g，姜炭 3g，白芥子 9g，麻黄 1.5g，甘草 3g。

【功效主治】通络活血，壮阳补阴。可治阴阳两虚型糖尿病足部溃疡，症见：患肢皮肤感觉冰冷，破溃之处经久未愈，创面色泽显白或暗紫色，未见新生肉芽长出，或趾端干黑，创面周围皮肤失去弹性，入夜主诉有剧烈疼痛，影响入眠，对温觉、触觉反应迟钝，腰膝酸软，畏寒肢冷，舌淡苔白，脉沉迟无力，趺阳脉搏动消失。

【用法】每日 1 剂，水煎取汁，分 2 次服。

【来源】邵红雨，刘静. 林兰教授治疗糖尿病足部溃疡的经验 [J]. 中国继续医学教育，2022，14（1）：195-198.

22. 阳和汤加味

【药物组成】熟地黄 15g，鹿角胶 15g（烊化），白芥子 6g，麻黄 4g，姜炭 6g，当归 30g，赤芍 10g，桂皮 6g。

【加减】下肢厥冷，皮肤青紫者，加附子、牛膝，以加强温经通脉之力；下肢紫暗，瘀斑甚者，加红花、桃仁、鸡血藤，以加强活血化瘀之功；痛剧者，加乳香、没药，以加强止痛之功。

【功效主治】温阳补血，散寒通滞。主治糖尿病足神经性溃疡早期，或溃破后久不愈合。症见形寒怕冷，患肢冷痛，夜间尤甚，局部漫肿，肤色不变或色白，触之微热，舌淡胖，苔薄白，脉沉迟而细，趺阳脉微弱。

【用法】每日 1 剂，水煎取汁，分 2 次服。

【来源】李瑾，龚静，李学松. 糖尿病治疗名方验方 [M]. 北京：人民卫生出版社，2014.

23. 黄芪桂枝五物汤加减

【药物组成】黄芪 30g，桂枝 12g，白芍 12g，丹参 30g，制附子 9g，水蛭 9g，当归 9g，牛膝 15g，川芎 9g，红花 9g，苏木 9g，全蝎 9g。

【功效主治】益气养阴，活血通脉。主治营卫虚弱之糖尿病足。

【用法】每日 1 剂，水煎取汁，分 2 次服。

【来源】曾宪斌，丁成华．糖尿病验方 450 首 [M]．上海：上海中医药大学出版社，2002.

24. 仙方活命饮加减

【药物组成】金银花 15g，皂角刺 15g，乳香 6g，没药 6g，当归尾 10g，天花粉 15g，浙贝母 15g，白芷 10g，赤芍 15g。

【加减】兼气虚者，加党参、黄芪；阴虚者，加生地黄、龟甲；血虚者，当归尾改为当归，加鸡血藤；阳虚者，加桂枝、鹿角霜；热毒甚者，加蒲公英、紫花地丁、野菊花；疼痛明显者，加延胡索、蜈蚣等。

【功效主治】活血化瘀，清热解毒。主治瘀热互结型糖尿病足。

【用法】每日 1 剂，水煎取汁，分 2 次服。30 日为 1 个疗程。

【来源】邓伟明，钟秀驰，简小兵，等．仙方活命饮加减治疗糖尿病足 36 例临床观察 [J]．四川中医，2006（5）：68-69.

25. 八珍汤加减

【药物组成】党参 20g，黄芪 30g，白术 10g，茯苓 10g，当归 10g，川芎 6g，熟地黄 10g，赤芍 10g，陈皮 6g，甘草 6g。

【加减】形寒肢冷者，加鹿角霜 10g、肉桂 3g；口干心悸者，加麦冬 10g、龟甲 30g。

【功效主治】补气养血。主治气血两亏型糖尿病足，症见患足疼痛较轻，疮口脓汁清稀，经久不合，神疲乏力，面色苍白或微黄，心悸失眠，少气懒言，舌淡胖，苔薄白，脉弱，趺阳脉消失。

【用法】每日 1 剂，水煎取汁，分 2 次服。

【来源】刘新民，张培毅．糖尿病防治一本通 [M]．沈阳：辽宁科学技术出版社，2005.

26. 丹参通脉汤

【药物组成】丹参 20g，赤芍 15g，川牛膝 15g，桑寄生 30g，鸡血藤 30g，川芎 15g，郁金 15g，枳壳 12g，香附 12g，延胡索 15g。

【加减】寒凝血脉者，加肉桂、制附子；气虚者，加人参、党参；阴虚者，加生地黄、玄参；湿热蕴毒明显者，加金银花、蒲公英、紫花地丁、黄柏；痛甚者，加乳香、没药、蜈蚣等。

【功效主治】活血化瘀，理气通络。主治瘀血络阻型糖尿病足。

【用法】每日 1 剂，水煎取汁，分 2 次服。30 日为 1 个疗程，休息 5 日，进行下一个疗程，共治疗 3 个疗程。

【来源】王志新 . 活血化瘀、理气通络法治疗糖尿病足 25 例 [J]. 河南中医，2007，27（11）：38-39.

27. 养肝生肌汤

【药物组成】当归 15g，生地黄 18g，条参 12g，枸杞子 12g，川楝子 6g，柴胡 9g，白芍 18g，益母草 15g，鸡血藤 15g，忍冬藤 15g，黄芪 15g，白术 12g，甘草 9g，三七粉 9g。

【功效主治】养肝疏肝，益气养血，生肌愈溃。主治肝虚型糖尿病足。

【用法】每日 1 剂，水煎取汁，早、中、晚 3 次餐后服，15 日为 1 个疗程，一般治疗 1 ～ 6 个疗程。

【来源】安峻青 . 养肝生肌汤治疗糖尿病足溃疡 30 例疗效观察 [J]. 现代中西医结合杂志，2004（24）：3280-3281.

28. 凉润通络汤

【药物组成】生地黄 20g，百合 10g，白芍 10g，木瓜 10g，生石膏 20g，川芎 10g，蒲黄 10g，五灵脂 10g，延胡索 10g，瓜蒌 12g，女贞子 20g，墨旱莲 20g，枳实 10g。

【功效主治】清热润燥，活血通络。主治热瘀型糖尿病足。

【用法】每日 1 剂，水煎取汁，分 2 次服。

【来源】赵梅萍，武会平，阚建辉，等. 凉润通络法治疗糖尿病下肢血管病变 60 例临床观察 [J]. 时珍国医国药，2007（4）：929-930.

29. 益气活络生肌汤

【药物组成】红花 15g，当归 15g，桂枝 15g，川芎 12g，赤芍 12g，地龙 12g，桃仁 10g，细辛 10g，透骨草 10g，海桐皮 10g，乳香 10g，没药 10g，吴茱萸 8g，独活 8g，鸡血藤 5g。

【功效主治】通络止痛，益气活血。主治血瘀气虚型糖尿病足。起病较急，患足肢端破口溃烂，无或有少量厚脓性分泌物，创面肉芽组织鲜活或略暗不鲜，局部皮色紫暗，稍有肿胀。次症：皮肤干燥，伴头晕，乏力，口干，目涩，舌暗淡，脉细弱或细涩。

【用法】每日 1 剂，水煎取汁，分 2 次服。

【来源】林立英，陈雪芳. 益气活络生肌汤促糖尿病足溃疡面的愈合作用研究 [J]. 中华中医药学刊，2020，38（4）：255-258.

30. 四妙勇安汤加减

【药物组成】金银花、玄参、当归、甘草、生地黄、熟地黄、知母、桃仁、红花、虎杖、苍术、玄参。

【功效主治】清热排脓，燥湿通络。可治湿热下注型糖尿病足部溃疡，症见患肢皮肤红肿，伴有明显的局部疼痛反应，局部破溃并腐烂，创面有大量黄色分泌物，味较腥臭，发热，口干，跌阳脉搏动减弱，舌红苔黄腻，脉滑数。

【用法】每日 1 剂，水煎取汁，分 2 次服。

【来源】邵红雨，刘静. 林兰教授治疗糖尿病足部溃疡的经验 [J]. 中国继续医学教育，2022，14（1）：195-198.

31. 生脉散加减

【药物组成】人参、麦冬、五味子、生地黄、熟地黄、太子参、牡丹皮、赤芍、茯苓、鸡血藤。

【功效主治】益气养阴，活血通络。可治疗气阴两虚型糖尿病足部溃疡，症见患肢皮肤干燥，肌肉萎缩，肢端溃烂，经久不愈，疼痛虽不明显，但神疲乏力，自汗，盗汗，舌红少津，脉细弱，跌阳脉搏动减弱。

【用法】每日1剂，水煎取汁，分2次服。

【来源】邵红雨，刘静.林兰教授治疗糖尿病足部溃疡的经验[J].中国继续医学教育，2022，14（1）：195-198.

32. 景兰益脉汤

【药物组成】红景天、绞股蓝、熟地黄、当归、白术、茯苓、川芎、牛膝、桂枝、黄芪、甘草。

【功效主治】益气通脉，活血散瘀。常用来治疗气虚血瘀型糖尿病足。

【用法】每日1剂，水煎取汁，分2次服。

【来源】薛志敏.景兰益脉汤治疗糖尿病足0级（气虚血瘀证）的临床观察[D].黑龙江中医药大学，2019.

33. 黄芪猪蹄汤

【药物组成】猪蹄、黄芪、当归、山药、大枣。

【功效主治】补气养血，健脾益肾。可治疗气血亏虚型糖尿病足。

【用法】药膳，当餐服用。

【来源】李骥，梁志强，曹烨民.中医药膳对糖尿病足溃疡合并低蛋白血症影响的临床研究[J].上海中医药杂志，2018，52（8）：40-43.

34.益气解毒祛瘀汤

【药物组成】生地黄、桂枝、当归、赤芍、玄参、茯苓、白花蛇舌草、连翘、金银花各15g，地龙10g，丹参、鸡血藤、薏苡仁各30g，炒白术20g，黄芪40g。

【加减】明显口干者，加天花粉、沙参、麦冬；明显疼痛者，加皂角刺、没药、乳香；明显瘀血者，加红花、桃仁。

【功效主治】化瘀排脓，清热解毒，益气托毒。主治糖尿病足。

【用法】每日1剂，水煎取汁，分2次服。

【来源】麦敏.自拟益气解毒祛瘀汤治疗糖尿病足临床探讨[J].糖尿病新世界，2022，25（1）：173-175，179.

（二）常用中成药

1.丹参注射液

【药物组成】丹参。

【功效主治】活血化瘀，通络止痛。主治糖尿病性肢端坏疽，证属气血瘀滞，脉络阻痹。症见下肢疼痛，麻木，肢端色暗，溃疡坏疽，舌暗红或有瘀斑，脉沉细涩。

【用法】注射剂。每支2mL，每1mL相当于丹参1.5g。肌内或静脉注射。肌内注射，每次2～4mL，每日1～2次；静脉注射，每次4mL，每日1～2次，用生理盐水20mL稀释后应用；静脉滴注，每次10～20mL，用生理盐水250～500mL稀释后应用，每日1次。

【注意】不得与罂粟碱、士的宁、喹诺酮类抗生素、细胞色素C、硫酸庆大霉素、注射用头孢拉定、普萘洛尔、维生素C等注射剂混合使用；不宜与川芎嗪、维生素K、凝血酶类药物、阿托品注射液配伍使用。用药期间宜清淡饮食。注射用丹参与其他化学药品配伍使用时，如出现浑浊或产生沉淀，则禁止使用。静脉注射慎用。溶解不完全时请勿使用。若发现浑浊，沉淀，变色，漏气或瓶身细微破裂，均不得使用。

【来源】孙洪胜.常用中成药 [M].济南：山东科学技术出版社，2020：98.

2.愈足胶囊

【药物组成】三七、血竭、延胡索、蜈蚣、丹参、自然铜、大黄、当归、川芎、白芍、鹿角胶、龟甲胶、黄精、黄芪、杜仲、牛膝、肉桂。

【功效主治】活血通络。主治糖尿病足。

【用法】中药治疗，予愈足胶囊（将上述药物粉碎后过 120 目筛装胶囊而得），每次 5 粒，每日 3 次，黄酒送服。

【来源】刘玉坤，张兴中，李建东，等.愈足胶囊治疗糖尿病足疗效观察 [J].辽宁中医杂志，2005（2）：131.

3.复春片

【药物组成】乳香、没药、郁金等。

【功效主治】活血通络，行气逐瘀。主治糖尿病性肢端坏疽，消渴脱疽。证属气滞血瘀，经脉阻滞。症见患肢疼痛，夜间更甚，不能入睡，患肢局部暗红、紫暗，下垂时更甚，舌质暗红或有瘀斑，脉沉细涩。

【用法】片剂，每片 0.3g。口服，每次 4～8 片，每日 3 次。

【来源】马振友，李斌，李元文.新编中西皮肤药物手册 [M].郑州：河南科学技术出版社，2019：271.

4.阳和丸

【药物组成】熟地黄、鹿角胶、肉桂、麻黄、炮姜、白芥子、甘草。

【功效主治】温阳补血，散寒行滞，消痰通络。主治糖尿病性肢端坏疽，消渴脱疽。证属肾阳不足，寒凝血瘀，痰瘀阻滞。症见患肢发凉怕冷，麻木疼痛，间歇性跛行，肢端色暗或色苍白，肤温低，趺阳脉搏动减弱或消失，重者可有肢端坏疽。

【用法】口服，每次2丸，每日2～3次。

【来源】彭成，黄正明.中国临床药物大辞典 中药成方制剂卷下 [M].北京：中国医药科技出版社，2018：2527.

5.复方黄柏液

【药物组成】连翘、黄柏、金银花、蒲公英、蜈蚣。

【功效主治】清热解毒，消肿祛腐。主治糖尿病足，疮疡溃后，伤口感染，属阳证者。

【用法】外用冲洗剂，每1mL相当于饮片0.2g。外洗，用浸泡纱布条外敷于感染伤口内，或破溃的脓肿内，每天换药1次；若溃疡较深，使用无菌胶管插入溃疡深部，注射器抽取10～200mL复方黄柏液冲洗创面。

【来源】徐世军.实用临床药物学 [M].北京：中国医药科技出版社，2019：757.

（三）外治处方

1.八味顾步汤合芷黄十味生肌膏

【药物组成】八味顾步汤药物组成：生黄芪60g，水蛭9g，乌梢蛇9g，红花12g，乳香6g，鸡血藤20g，怀牛膝12g，甘草10g。

芷黄十味生肌膏药物组成：血竭30g，白及45g，黄柏60g，生大黄60g，龟甲30g，乳香30g，白芷60g，全蝎15g。

【功效主治】益气活血，祛瘀通络，消肿解毒。主治缺血性糖尿病足。

【用法】八味顾步汤：每日1剂，水煎2次取汁300mL，混合后分早、晚2次口服，150mL/次。芷黄十味生肌膏：诸药浸泡于香油200g中，泡3天后入锅慢火煎熬，至药浮起为度，离火片刻，去渣后加入蜂蜡200g随加随搅，滴油成珠即成，分装放冷即成深褐色膏。敷药前先以 0.5% 碘伏消毒疮周皮肤，0.9% 氯化钠注射液冲洗创面，然后将芷黄十味生肌膏均匀地涂于消毒纱布上，范围与创面大小相当，厚度 1 ～ 2mm，覆盖创面。根据创面分泌物多少每日或隔日换药 1 次。10 天为 1 个疗程，3 个疗程后统计疗效。

【来源】缠双鸾，白克昌．八味顾步汤合芷黄十味生肌膏治疗缺血性糖尿病足 108 例 [J]. 河北中医，2009，31（3）：33.

2. 化腐生肌膏药

【药物组成】白芍 30g，当归 30g，熟地黄 30g，玄参 15g，大黄 20g，白芷 15g，肉桂 10g，乳香 10g，没药 10g，紫草 10g，血竭 10g。

【功效主治】化腐生肌。主治糖尿病足溃疡合并感染。

【用法】香油炸枯，黄蜡为膏，清创后外敷创面。

【来源】李鹏，王吉亭，杨宝钟，等．内补黄芪汤加减治疗糖尿病足溃疡 1 例 [J]. 环球中医药，2016，9（1）：68-69.

3. 陈益昀糖尿病足外敷方 1

【药物组成】白芷 30g，白及 30g，黄连 30g，金银花 30g，血竭 6g，象皮 20g，冰片 0.6g。

【功效主治】清热解毒，生肌敛疮。主治糖尿病足。

【用法】上药共为细末，加入香油 300mL，调成糊状即可使用。

【来源】徐江雁，毋莹玲，杨建宇，等．国家级名老中医糖尿病验案良方 [M]. 郑州：中原农民出版社，2010：177.

4. 陈益昀糖尿病足外敷方 2

【药物组成】生川乌头 12g，艾叶 15g，海桐皮 15g，细辛 5g，白芷 15g，蒲公英 30g，败酱草 30g，大黄 15g，紫花地丁 30g，黄连 10g，黄柏 15g，红花 15g，食醋 30mL。

【功效主治】清热解毒，消散疔疮。主治糖尿病足。

【用法】水煎 2 次，取汁 2000mL，分 2 次浸洗。若无开放性创口，可将患肢入药液中浸洗，温度应保持在 40℃左右。有开放性创口者，应避开创口，可用消毒纱块蘸药液置患肢湿敷，注意药物温度以免烫伤。同时取一块纱布不断蘸药液淋渍患处，敷料应保持适当温度，浸洗 15min。每日 1 次，15 日为 1 个疗程。

【来源】徐江雁，毋莹玲，杨建宇，等.国家级名老中医糖尿病验案良方 [M].郑州：中原农民出版社，2010：177.

5. 血脉洗剂方

【药物组成】独活 15 ～ 30g，红花 15 ～ 30g，白芷 15 ～ 30g，生附子 15 ～ 30g，大黄 15 ～ 30g，赤芍 15 ～ 30g，没药 15 ～ 30g，川芎 15 ～ 30g，透骨草 15 ～ 30g，川椒 15 ～ 30g，艾叶 15 ～ 30g，冰片 15 ～ 30g。

【功效主治】清热解毒，生肌敛疮。主治糖尿病足。

【用法】使用时用 2500mL 沸水浸泡装此药剂的药袋，待水温 40 ～ 50℃时浸泡脚，并同时轻轻搓揉，每次 10 ～ 20min，每天 2 次。另外，将洗剂方中药粉碎，装入袜样袋中，每天在室内穿，不少于 10h。2 周为 1 个疗程。

【来源】王惟恒，强刚，徐毅.百病外治 500 问 [M].合肥：安徽科学技术出版社，2004：234.

6. 荆芥连翘汤足浴方

【药物组成】荆芥 10g，连翘 20g，黄连 10g，黄芩 15g，黄柏 15g，栀子 15g，柴胡 15g，枳壳 10g，当归 12g，生地黄 15g，白芍 15g，川芎 10g，防风 10g，薄荷 10g（后下），桔梗 10g，甘草 10g。

【功效主治】清热解毒，燥湿，养血，生肌收口。主治糖尿病足。

【用法】足浴前用 10mL 碘伏消毒创口周围皮肤，再分别用

30mL 过氧化氢、无菌生理盐水依次清洗，去除创面坏死组织、骨坏死及窦腔内的老化白色假膜等。然后进行荆芥连翘汤足浴，将药煎取 1500mL，温度为 40℃浸泡患足，可通过加热保持温度，每次 45min，根据病情可浸洗至踝关节或膝关节以上，足浴结束后外用血竭或珍珠粉撒敷创面，外盖纱布，每天换药 1 次，治疗疗程为 4 周。

【来源】黄平，朱莎，谭永法.荆芥连翘汤足浴治疗糖尿病足的疗效观察 [J]. 现代临床护理，2011，10（3）：37-38.

7.藤芪泡足方

【药物组成】鸡血藤 20g，黄芪 15g，山茱萸 10g，生地黄 15g，五味子 10g，桂枝 10g，墨旱莲 15g，女贞子 15g，当归 10g，红花 10g，牛膝 15g，地龙 12g，海桐皮 15g，伸筋草 15g。

【功效主治】濡润筋脉。主治糖尿病足，症见肢端怕冷、麻木、疼痛、感觉迟钝。

【用法】取药液 2000mL 泡足，药液温度控制在 40℃左右，淹没足踝，每天 2 次，每次 30min。10 天为 1 个疗程，共治疗 3 个疗程。

【来源】孙凤娟，江爱娟，童火木，等.藤芪汤泡足联合穴位按摩治疗早期糖尿病足的疗效观察 [J]. 中国中医药科技，2021，28（6）：931-932.

8.回阳生肌膏

【药物组成】肉桂、炮姜、人参、黄芪、川芎、当归、白芥子、白蔹。

【功效主治】温阳散寒，补血生肌。主治糖尿病足。

【用法】外敷于伤口，用一次性无菌纱布、医用透明胶包扎，每天 1 次。

【来源】吴黎，郭卉，杨易森，等.回阳生肌膏治疗糖尿病足溃疡的作用机制探讨 [J]. 北京中医药，2021，40（9）：956-962.

9. 减味生肌玉红膏

【药物组成】当归 300g，甘草 150g，白芷 75g，紫草 3g（以上免煎颗粒研成细末），血竭 60g（打粉），白蜡 300g（打粉），香油 500mL。

【功效主治】祛腐止痛，活血生肌。主治糖尿病足。

【用法】覆盖全部创面，厚度达 3mm，外层用医用无菌纱布包扎，每 2 天换药 1 次。

【来源】于一江，殷学超，周兴武，等.减味生肌玉红膏联合常规治疗对难治性糖尿病足患者的临床疗效 [J].中成药，2021，43（9）：2371-2374.

10. 四黄膏

【药物组成】大黄、黄连、黄柏、黄芪。

【功效主治】清热解毒，消肿止痛。主治糖尿病足。

【用法】研末制成软膏进行外用，于患者溃疡部位涂抹，厚度约为 1mm，并用纱布将其包扎，1 次 / 天。5 天为 1 个疗程，治疗 3 个疗程。

【来源】汪朝振，孟洁，张太阳.四黄膏在糖尿病足溃疡中的研究 [J].中国当代医药，2021，28（25）：171-173.

11. 愈疽膏

【药物组成】黄连 30g，黄柏 30g，白芷 20g，血竭 5g，乳香 10g，冰片 3g，铅丹 5g，蜂蜡 50g，香油 450g。

【功效主治】清热解毒，生肌敛疮。主治糖尿病足。经清创、缝合、截肢、截趾术后愈合不良，发生溃疡不愈者。

【用法】基础治疗 + 清洁换药 + 局部愈疽膏外敷。1 个月为 1 个疗程。

【来源】李洵，刘波."愈疽膏"外敷治疗糖尿病足的临床观察 [J].中医药学报，2005（3）：20.

12. 化疽生肌膏

【药物组成】白芷、黄连、延胡索、血竭、紫草、轻粉、白蜡、香油。

【功效主治】清热，活血，生肌。主治糖尿病足。

【用法】疮面常规消毒，依疮面大小，将药膏均匀敷于疮面上，再以无菌敷料盖之。疮面有窦道者可用化疽生肌膏纱条引流，每日换药 1 次，1 个月为 1 个疗程。

【来源】董有莉. 化疽生肌膏治疗糖尿病足 120 例 [J]. 湖北中医杂志，2005（11）：50.

13. 糖足消外洗方

【药物组成】矾石 15g，生大黄 30g，丹参 30g，紫花地丁 30g。

【功效主治】燥湿解毒，清热活血。主治糖尿病足。

【用法】采用基础治疗和中药口服外洗。

【来源】沈璐，胡筱娟，李群，等. 中药辨证内服外洗治疗糖尿病足 46 例 [J]. 陕西中医，2004（6）：488-489.

14. 仝小林自拟泡脚方

【药物组成】生麻黄 30g，桂枝 30g，艾叶 30g，透骨草 30g，川芎 30g，葱白 2 根，生姜 50g。

【功效主治】益气养阴，温经通络。主治糖尿病足气阴两虚，络脉寒瘀内结。

【用法】14 剂，每日 1 剂，水煎泡脚，每日 1 次。

【来源】尹涛. 糖尿病 [M]. 北京：中国医药科技出版社，2016.

15. 经验方

【药物组成】忍冬藤 100g，附子 50g，桂枝 50g，丹参 100g，黄芪 100g，乳香 24g，没药 24g。

【功效主治】温阳益气，活血止痛。主治糖尿病性趾端坏死。

【用法】上药加水 5kg，水煎 2 次，将药倒入桶内，待温度降至 50℃时，将患足放入药液中浸泡，药液可浸至膝部，每次 30min，每晚 1 次，每剂药浸泡 5 天。治疗 20 例，最短浸泡半个月，最长浸泡 80 天，临床均获治愈。

【来源】高彦彬.中国糖尿病医方精选 [M].北京：中国中医药出版社，2018.

16. 解毒洗药

【药物组成】蒲公英、金银花各 30g，苦参、黄柏、连翘、木鳖子各 15g，白芷、赤芍、牡丹皮、生甘草各 10g。

【功效主治】清热解毒，活血消肿，祛腐生肌敛疮。主治糖尿病足。

【用法】外用：每日 1 剂，水煎，冷却至温度适宜时清洗溃疡面。

【来源】刘政，刘玉莲，王博文，等.解毒洗药灌注联合负压封闭引流术干预糖尿病足溃疡的临床效果研究 [J].中国中西医结合外科杂志，2022，28（2）：258-262.

17. 扶正消毒散熏洗

【药物组成】黄芪 25g，忍冬藤 15g，皂角刺 15g，白芷 10g，当归 15g，茯苓 10g，白术 15g，川芎 15g，穿山甲 12g，水蛭 6g，桂枝 10g，甘草 3g。

【功效主治】益气活血，燥湿化痰，通络止痛。主治糖尿病足。

【用法】每日 1 剂，水煎，先熏后洗患处，每次约 30min，防止烫伤，15 日为 1 个疗程，3 个疗程为 1 个周期。

【来源】张月霞.扶正消毒散治疗糖尿病足 52 例疗效观察 [J].实用临床医学，2006（3）：31.

18. 冰矾炉甘散外敷

【药物组成】冰片、明矾、炉甘石各等份。

【功效主治】抗炎收敛，祛腐生肌。主治糖尿病足。

【用法】上药共为细末。取适量，外敷溃疡局部，覆盖无菌纱布，用绷带包裹，每天换药 1 ～ 2 次。

【来源】李瑞．冰矾炉甘散外用治疗糖尿病足部溃疡 56 例 [J]. 中医外治杂志，2006（2）：38.

19. 化瘀通脉汤外洗

【药物组成】当归 30g，生地黄 15g，川芎 20g，赤芍 10g，桃仁 10g，红花 10g，牛膝 15g，桂枝 10g，乳香 10g，没药 10g，透骨草 15g，细辛 6g，独活 18g，白芷 20g，防风 10g，蝉蜕 10g。

【功效主治】活血化瘀，温经通痹。主治糖尿病足。

【用法】上药用水 3500mL 浸泡 30min 后煮沸，待水温降至 40℃左右时，浸泡、外洗、揉搓双足，每次 30min，每日 2 次，20 日为 1 个疗程，连续治疗 2 个疗程。

【来源】张锋，邵玉霞．化瘀通脉汤外洗治疗糖尿病足 105 例 [J]. 山东中医杂志，2007（6）：386-387.

20. 中药制剂穴位注射

【药物组成】丹红注射液（主要成分为丹参、红花）。

【功效主治】活血化瘀，通脉舒络。常用于治疗糖尿病周围神经病变。

【用法】在足三里穴位处注射，一次 2 ～ 4mL，一日 1 ～ 2 次。

【来源】苏娟．丹红注射液穴位注射治疗糖尿病周围神经病变疗效观察 [J]. 现代中西医结合杂志，2015，24（28）：3107-3109.

21. 复方黄柏涂剂

【药物组成】黄柏、金银花、连翘、蒲公英。

【功效主治】祛腐生肌，通络止痛。可用于治疗糖尿病足溃疡。

【用法】将涂剂均匀涂于纱布中，置于创面，无菌敷料包扎。根据创面敷料渗液情况及时更换无菌敷料，常规每日换药 1 次。

【来源】程佳，吕国忠，朱宇刚，等．复方黄柏涂剂治疗糖尿病足溃疡的临床效果分析 [J]．中外医学研究，2022，20（1）：49-52.

22. 活血止痛散

【药物组成】透骨草 10g，延胡索 10g，当归尾 10g，姜黄 10g，川椒 10g，海桐皮 10g，威灵仙 10g，牛膝 10g，乳香 10g，没药 10g，羌活 10g，白芷 10g，苏木 10g，五加皮 10g，红花 10g，土茯苓 10g。

【功效主治】活血化瘀，温经活络。主治瘀血寒凝型糖尿病足。

【用法】外用：用纱布将药物包好，加水煎煮后去渣，趁热熏洗患处，每日 1 ～ 2 次。

【来源】曾宪斌，丁成华．糖尿病验方 450 首 [M]．上海：上海中医药大学出版社，2002.

23. 复方生肌玉红膏

【药物组成】当归 60g，白芷 15g，轻粉 12g，甘草 50g，紫草 6g，血竭 12g。

【制法】先将当归、白芷、紫草、甘草 4 味入香油内浸泡 3 天，用文火熬枯去渣，再加入血竭化尽，次入白蜡微火化开，待油温后，再加入研细轻粉搅匀，冷却后即凝成膏装容器备用。临用时，把脱脂纱布剪成稍大于创面大小，置于消毒缸内，纱布的上面倒入适量生肌玉红膏，放于医用高压锅内消毒，在加热消毒过程中，生肌玉红膏遇热逐渐烊化，并浸于纱布内而成。经高压灭菌，制成纱条放置阴凉处备用。

【功效主治】活血化瘀，行气止痛，祛腐排脓。主治糖尿病足湿热毒盛证。

【用法】疮面干净后，根据患者创面的大小，病情的轻重，将生肌玉红膏涂在无菌纱布上。然后胶布固定。每日换药 1 次，若病情严重，可直接将软膏涂于创面上。第 1 ~ 10 天，每天换药 1 次，第 11 ~ 20 天，隔日换药 1 次。

【来源】朱晓娟，张娣娣，姚静，等 . 复方生肌玉红膏外敷治疗糖尿病足湿热毒盛证的效果观察 [J]. 护理学报，2013，20（11）：61-63.

（四）针灸处方

1. 针灸法 1

【取穴】刺足底胼胝体配合体穴针刺治疗，取穴肺俞、胃俞、肾俞、三阴交、足三里、昆仑、解溪。

【功效主治】活血通络。改善糖尿病足患者局部微循环。

【操作】令患者卧位，常规皮肤消毒，选用 0.3mm×50mm 毫针，背部俞穴不可直刺、深刺以免伤及内脏，应向脊柱方向斜刺 1 ~ 1.5 寸。胼胝体围刺时，毫针与皮肤表面呈 15°角针尖朝向胼胝体中心，进针深度为 0.5 ~ 1 寸，中央再直刺一针深度为 0.2 ~ 0.5 寸。胼胝体围刺，体穴针刺分左右足，每次取同侧针刺，每日一次交替进行。

【来源】余白浪，马朝阳 . 体针加围刺胼胝体对 2 型 0 级糖尿病足患者 6- 酮前列腺素、血栓素 B2 的影响 [J]. 内蒙古中医药，2014，33（26）：1-3.

2. 针灸法 2

【取穴】中脘、气海、关元、手三里、上曲泉、丰隆、外关、足三里、阴陵泉、三阴交、太冲等；气血两虚加梁丘、血海；脉络血瘀，加合谷、商丘；脉络热毒，加上巨虚、合谷；气阴两亏，加解溪、少冲、肾俞。

【功效主治】活血化瘀，清热解毒，健脾益气，补肾阴，温补肾阳。用于糖尿病足。

【操作】患者卧位，常规消毒，针刺选取的穴位，要求气至病所。诸穴得气后可行补法。每日1次或隔日1次，每次留针20～30min。

【来源】孟雪芬.体针、激光干预糖尿病足196例疗效观察[J].世界中医药，2010，5（6）：417-418.

3. 针灸法3

【取穴】双下肢足三里、三阴交、阳陵泉、涌泉。

【功效主治】补气血，营阴阳，舒经络，濡筋骨，利关节，除痹痛。用于糖尿病足早期。

【操作】泡足后擦干双足，取舒适体位，医者对其双下肢足三里、三阴交、阳陵泉、涌泉进行穴位按摩，按揉用力要均匀，强度以患者能耐受为度，忌过深、过猛的按摩动作，每穴按摩5min，每天1次。

【来源】孙凤娟，江爱娟，童火木，等.藤芪汤泡足联合穴位按摩治疗早期糖尿病足的疗效观察[J].中国中医药科技，2021，28（6）：931-932.

4. 温针灸

【取穴】关元、阳陵泉、阴陵泉、悬钟、太溪、气海、足三里、丰隆、三阴交。

【功效主治】温阳散寒，舒筋通络。用于糖尿病足。

【操作】常规消毒后，在相应穴位快速刺入针灸针（28号，2～3寸），达一定深度后行捻手法，待局部酸、麻感后停止。将2cm清艾炷插入针柄上，艾炷由近皮端点燃，燃尽后更换下1炷，每穴3炷，每日1次。上述穴位交替进行，连续治疗2个月。

【来源】胡春燕，曹改杰.温针灸治疗糖尿病足的临床效果[J].实用临床医学，2021，22（2）：10-12.

5. 艾灸法

【腧穴组成】足三里、上巨虚、解溪、内庭、三阴交、商丘、公孙、照海、复溜、太溪、涌泉为主穴，配合光明、悬钟、丘墟、足窍阴、太冲、行间及足部阿是穴。

【功效主治】燥湿解毒。主治糖尿病足。

【用法】每日于足浴外洗后，取清艾条，对上述穴位采用雀啄灸法，以热为度，杜绝皮肤灼烫伤，每次 20 ～ 30min。

【来源】齐静，刘晓明，郑秋月，等. 循经穴位艾灸对早期糖尿病足患者的干预作用 [J]. 解放军医药杂志，2013，25（6）：63-64.

（五）调理方

1. 沙参玉竹煲老鸭汤

【组成】沙参 30 ～ 50g，玉竹 30g，老公鸭 1 只，葱、姜、盐适量。

【功效主治】养阴益气。适用于中老年糖尿病足患者。

【用法】沙参、玉竹、老公鸭、葱、姜、盐一起炖煮，熟后食肉饮汤。

【来源】高彦彬. 糖尿病食疗方简介 [J]. 家庭中医药，1995（3）：25-26.

2. 白花苡玉卷

【组成】白花蛇舌草 30g，蒺藜 20g，松花粉 50g，葛根粉 50g，薏苡仁粉 100g，玉米面 2000g，面粉 50g，发酵面 600g，精盐 2g，花椒粉 3g。

【功效主治】清热解毒，通经活络。适用于糖尿病足和并发微循环病变等。

【用法】将白花蛇舌草、蒺藜煎煮取汁约 50mL；将松花粉、葛根粉、薏苡仁粉、玉米面放进和面盆内拌匀，用药汁和成面坯，并与发酵面合并揉匀，稍放饧面；面饧好后揉匀，撒上花椒粉、精盐，将面片从下向上卷成长圆面剂，切成 6cm 长卷。上笼旺火蒸 25min 即成。

【来源】李瑾，龚静，李学松. 糖尿病治疗名方验方 [M]. 北京：人民卫生出版社，2014.

3. 鲜生地露

【组成】鲜生地黄 500g。

【功效主治】滋肾养阴，生津止渴。用于糖尿病足阴虚型。

【用法】鲜生地黄切成块，制露 1000g，每服 100g。

【来源】高彦彬. 糖尿病食疗方简介 [J]. 家庭中医药，1995，（3）：25-26.

4. 玄参水鱼汤

【组成】玄参 20g，当归 8g，小水鱼 1 只，生姜、去核大枣、调味品各适量。

【用法】小水鱼除去头和内脏，洗净；玄参、当归、生姜、大枣洗净。把全部原料放入瓦锅内，加适量水，猛火煮开后，再用慢火煮 2h，调味即成。分 1 ～ 2 次食用。

【功效主治】清热解毒，活血止痛。用于糖尿病足。

【来源】曾宪斌，丁成华. 糖尿病验方 450 首 [M]. 上海：上海中医药大学出版社，2002.

5. 百菇烧蚬肉

【组成】鲜蚬肉 100g，鲜百合 50g，鲜慈菇 50g，葱 2g，姜丝 2g，干淀粉（绿豆淀粉）20g，西红柿酱 20g，味精 1g，酱油 20mL，葡萄酒 5mL，香油 2mL，花生油 500mL。

【功效主治】解毒消肿。用于糖尿病足并发感染。

【用法】将百合（掰成小瓣）、慈菇用沸水焯烫，捞出过凉水，沥去水分；将蚬肉洗净，放小盆中加入 10mL 酱油，15g 干淀粉拌匀；取炒锅置旺火上加进花生油，烧至八成热时（油温约80℃，下入蚬肉，并迅速拨开，炸至表皮泛金黄时捞出，沥尽油；锅内留少许油，重新回至火上，油热后放入葱、姜丝煸炒，待葱出香味，放进西红柿酱、酱油、葡萄酒、蚬肉及适量清水稍炖，下入水淀粉勾芡，再放味精、香油翻炒均匀盛盘即成。

【来源】李瑾，龚静，李学松.糖尿病治疗名方验方 [M].北京：人民卫生出版社，2014.

6.马齿苋绿豆粥

【组成】马齿苋 200g，绿豆 30g，大米 100g。

【功效主治】清热解毒，利湿。用于糖尿病足湿热型。

【用法】马齿苋洗净，切 3cm 长的段；绿豆、大米淘净，放入锅内，加适量清水，大火烧沸，再用小火煮 10min，加入马齿苋再煮 5min 即成。早晚空腹食用。

【来源】曾宪斌，丁成华.糖尿病验方 450 首 [M].上海：上海中医药大学出版社，2002.

○ 第三节　糖尿病视网膜病变 ○

　　糖尿病视网膜病变（diabetic retinopathy，DR）为发生于糖尿病患者眼底视网膜微血管的一种特异性病变。病变分为单纯型和增殖型两种。早期病变较轻，以单纯型为主，晚期则出现增殖型病变，影响视力，甚至失明。

　　【鉴别】糖尿病视网膜病变与高血压视网膜病变的鉴别：糖尿病视网膜病变一般视乳头正常，多见视网膜毛细血管瘤，出血多为圆形或不规则小斑点，渗出物多为边界清楚的肥皂质样或蜡样，白色或黄白色，硬性，孤立或融合的斑点；一般黄斑星芒状渗出少见；有时散在新旧不等的棉絮状斑。而在高血压性视乳头视网膜病变，后极部视网膜常呈水肿，视乳头亦可水肿，多见火焰状、线条状浅层出血和棉絮状浅层渗出，黄斑区星芒状渗出多见。高血压常有后极部广泛的视网膜水肿；在一般检眼镜观察下，糖尿病则少见。在糖尿病的晚期有明显的视网膜内新生血管和增殖性视网膜病变，静脉亦可有一系列的改变。而高血压视网膜病变主要是动脉显著变细，动静脉交叉有明显的交叉压迫现象。当然在糖尿病视网膜病变中既有糖尿病眼底改变，又有高血压动脉硬化两种病的眼底改变同时存在。详尽检查，仔细分析，从眼底发现亦可推断出两个病的同时存在。

【预后】从全身来说，糖尿病视网膜病变的存在与患者的预期寿命关系不大。由于糖尿病患者的寿命延长，可能会出现全身性病变，如电解质紊乱、酸中毒、休克、感染和心力衰竭、心律失常等。

【预防】糖尿病视网膜病变是糖尿病严重的并发症，为四大致盲原因之一。目前尚无切实有效的治疗方法，早期预防十分重要。常见的预防措施有以下几个方面：

① 合理有效地控制血糖是根本的预防措施。

② 低脂低盐高蛋白质饮食，可以减少视网膜硬性渗出，并对改善糖尿病视网膜病变有利。对肥胖型糖尿病患者，还要控制总热量，降低体重。

糖尿病视网膜病变，一经临床诊断，即应积极治疗。除控制血糖，降黏抗凝，改善微循环之外，还应积极控制高血压和防止剧烈活动，并调节情志，防止暴怒，以预防病变出血进一步加重。有条件可采用物理、外科疗法，并配合中药辨证施治，使病情得到有效控制并防止其他并发症发生。

（一）内服方

1. 济生肾气丸加减

【药物组成】牛膝 9g，车前子（包）15g，附子 9g，肉桂 6g，熟地黄 9g，山茱萸 9g，山药 12g，玄参 9g，泽泻 12g，茯苓 15g，益母草 9g，泽兰 9g，丹参 12g，决明子 9g，黄芪 15g。

【加减】视网膜水肿，渗出明显，选加茯苓、泽泻、车前子健脾利水渗湿；硬性渗出，结缔组织增生明显，选加昆布、海藻、牡蛎、夏枯草、石决明化痰散结；眼底新鲜出血，血色鲜红，选加白茅根、藕节、槐花炭、仙鹤草凉血止血；陈旧出血，血色暗红，久不吸收，选加三七、蒲黄、丹参、茜草、花蕊石活血化瘀；肢体麻木，怕冷，选加桂枝、当归、鸡血藤温通血脉，活血通络；下肢浮肿，选加淫羊藿、白术、冬瓜皮利水消肿；咽干口燥，选加天花粉、沙参、麦冬清热生津，养阴润燥；耳鸣头晕，选加菊花、天麻、钩藤平肝潜阳。

【功效主治】调补阴阳，利水活血。主治阴阳两虚，血瘀水泛证。症见视力明显下降，甚则失明，腰膝酸软，倦怠乏力，口干咽燥，肢体麻木冷痛，面足浮肿，舌淡暗，脉沉涩。眼底可见瘀血，水肿，渗出。

【用法】每日 1 剂，水煎取汁，分 2 次服。

【来源】张娟，李莹，王庆兰.中西医结合治疗糖尿病 [M].北京：中医古籍出版社，2006：305-308.

2.天麻钩藤饮加减

【药物组成】天麻 12g，生地黄、钩藤、熟地黄、枸杞子、墨旱莲各 15g，女贞子 30g，牛膝、赭石各 20g。

【加减】阴虚更甚者，加麦冬、石斛；大便溏泄，小便清长，肢体水肿者，加桂枝、苍术、猪苓、薏苡仁等；舌体瘀斑，面色紫暗，脉象细涩者，基础方加桂枝、川芎及丹参。

【功效主治】滋阴潜阳，补肝益肾。治疗糖尿病视网膜病变，症见头部晕眩，视力下降，双眼干涩，失眠健忘，口干咽燥，耳鸣神疲，腰膝酸软，心烦心悸，遗精，舌红苔薄，脉象弦细。

【用法】每日 1 剂，水煎分早晚 2 次温服。

【来源】马朝辉.天麻钩藤饮加减治疗糖尿病合并高血压肝肾阴虚型临床观察 [J].光明中医，2017，32（11）：1541-1543.

3. 丹栀逍遥散加减

【药物组成】丹参 20g，郁金 15g，茯神 20g，牡丹皮 10g，酸枣仁 30g，甘草 10g，炒白术 10g，生地黄 15g，柴胡 10g，当归 15g，黄连 10g，白芍 15g，栀子 10g，玄参 10g。

【加减】易怒，易急躁者，加夏枯草 10g、龙胆 6g；便溏者，加麦芽 10g、薏苡仁 10g、茯苓 10g；容易饥饿者，加石膏 7g；皮肤瘙痒者，加地肤子 10g、苦参 10g；容易出汗者，加龙骨 10g、远志 10g、牡蛎 10g。

【功效主治】清泻郁火，调畅肝气，安心宁神。治疗肝郁气滞，目络受阻，肝郁化火型糖尿病。

【用法】水煎服，分早晚 2 次服用。

【来源】胡建明.丹栀逍遥散加减治疗糖尿病合并失眠的临床疗效 [J].内蒙古中医药，2021，40（6）：77-78.

4. 糖尿病并发白内障方 1

【药物组成】生地黄、熟地黄各 30g，山茱萸 20g，山药 15g，茯苓 10g，牡丹皮 10g，泽泻 10g，枸杞子 30g，菊花 10g，女贞子 30g，墨旱莲 15g。

【加减】大便秘结者，加生白术 50g、当归 30g；大便稀薄者，加砂仁 10g、吴茱萸 10g；合并眼底出血、便秘者，也可加大黄炭 10g。

【功效主治】补益肝肾，降糖明目。主治糖尿病并发白内障，证属肝肾阴虚型，兼见腰膝酸软，头晕耳鸣，舌红少苔，脉细等。

【用法】水煎服，每日 1 剂。

【来源】牟洪林.中医治疗糖尿病眼病 [M].天津：天津科技翻译出版有限公司.2013：89-90.

5. 糖尿病并发白内障方 2

【药物组成】磁石 20g（先煎），神曲 30g，朱砂 0.6g（冲服），女贞子 30g，菟丝子 30g，枸杞子 30g，柴胡 10g，当归 10g，赤芍 10g。

【功效主治】摄纳浮阳，镇心明目。主治糖尿病并发白内障，证属心肾不交型，兼有头晕失眠，脉弦细等。

【用法】水煎服，每日 1 剂。

【来源】牟洪林. 中医治疗糖尿病眼病 [M]. 天津：天津科技翻译出版有限公司，2013：89-90.

6. 糖尿病并发白内障方 3

【药物组成】焦白术 10g，党参 10g，黄芪 20g，当归 10g，茯苓 20g，远志 10g，炒酸枣仁 30g，木香 3g，葛根 6g，升麻 6g，炙甘草 6g。

【加减】若脾虚湿滞，大便溏薄者，去当归，加薏苡仁 30g、白扁豆 30g、山药 15g。

【功效主治】补益心脾。主治糖尿病并发白内障，证属心脾血虚型，兼有精神倦怠，肢体乏力，面色萎黄，食少便溏，舌淡苔白，脉缓或细弱。

【用法】水煎服，每日 1 剂。

【来源】牟洪林. 中医治疗糖尿病眼病 [M]. 天津：天津科技翻译出版有限公司，2013：89-90.

7. 活血宁络汤

【药物组成】麦冬 19g，枸杞子 18g，菟丝子 18g，黄芪 28g，山药 28g，三七（研粉冲服）6g，丹参 9g，当归 11g，甘草 4g。

【加减】黄斑部见大量硬性渗出物或呈蜡板样大块黄色渗出物者，加山楂、鸡内金各 16g；有新生血管者，加乌梅 13g；饥饿感明显者，加玉竹、熟地黄各 13g；心悸者，加牡蛎 13g；大便溏薄者，加芡实 13g；下肢虚软者，枸杞子加至 28g，加狗脊 13g；盗汗者，加五味子、生牡蛎各 13g；大便干结难出者，加大黄 6g（大便通畅后立即停用）；尿糖不降者，加天花粉 13g；偏气虚者，加人参 6～9g；偏阴虚者，加沙参 9～16g；有阳虚体征者，加淫羊藿 12～16g；眼底出血属新鲜出血或新鲜玻璃体积血者，加生蒲黄、墨旱莲各 18g，丹参加至 16g；眼底出血暗红或伴见渗出物者，加三七（研粉冲服）至 9g、丹参至 18g；眼底见机化物，新生血管或陈旧性玻璃体积血（出血在 3 周以上）者，加丹参至 28g，加川芎 12g、海藻 5～13g；视网膜水肿者，加茯苓 28g、薏苡仁 10～16g。

【功效主治】养阴益气，活血宁络。适用于糖尿病性视网膜病变，证属气阴两虚，兼血瘀。

【用法】水煎取汁，每日 1 剂，每日分 2 次于早、晚口服。30 天为 1 个疗程，可连续服用 3 个疗程。

【来源】蔡向红 . 糖尿病传承老药方 [M]. 北京：中国科学技术出版社，2017.

8. 丹七地黄汤

【药物组成】三七粉 3g，生地黄 20g，赤芍 12g，牡丹皮 10g，炒蒲黄 15g，丹参 30g，石斛 15g，升麻 6g。

【功效主治】养阴活血。适用于糖尿病性视网膜出血。

【用法】水煎后口服，每日 1 剂，早晚各 1 次，每次 200mL，观察期间，除服用原使用的降糖西药外，停其他中药。

【来源】王大千 . 丹七地黄汤治疗糖尿病性视网膜出血 161 例临床观察 [J]. 北京中医，1999（5）：25-26.

9. 益气养阴通络方

【药物组成】山药 28g，黄芪 28g，玄参 28g，麦冬 16g，苍术 16g，葛根 16g，丹参 16g，三七粉（冲服）4g。

【加减】出血期患者，加血余炭、仙鹤草、茜草、藕节；气虚重于阴虚者，改用炙黄芪或加人参、党参、太子参；阴虚重于气虚者，加生地黄、天冬、天花粉；视网膜渗出较多或增殖型患者，加海藻、昆布、浙贝母。

【功效主治】养阴益气，通络活血。适用于糖尿病视网膜病变。

【用法】每日 1 剂，水煎服，每日分 2 次服。28 天为 1 个疗程，连服 2 个疗程以上。

【来源】蔡向红. 糖尿病传承老药方 [M]. 北京：中国科学技术出版社，2017.

10. 六君子汤加减

【药物组成】党参 10g，茯苓 10g，清半夏 10g，陈皮 10g，白术 10g，山药 10g，薏苡仁 30g，白扁豆 30g，当归 10g，三七 10g。

【功效主治】健脾益气，渗湿化痰。主治糖尿病性玻璃体混浊，属脾虚湿困型，兼有面色黄白或萎黄，纳少，痰多，胸闷乏力，神疲，舌质淡嫩，苔白，脉濡。

【用法】水煎服，每日 1 剂。

【来源】作者经验方。

11. 温胆汤加味

【药物组成】半夏 6g，陈皮 6g，茯苓 10g，枳实 10g，苍术 8g，竹茹 10g，丹参 15g，山药 15g。

【加减】痰多者，加胆南星。倦怠乏力者，加党参、黄芪。眼底有出血而加脾气不足证者，可合用补中益气汤，以益气摄血。

【功效主治】健脾燥湿，化痰通络。治疗脾虚湿困，痰浊阻络，症见头重头晕，眼花目眩，视物如云雾遮睛，伴胸闷胀满，肢重纳呆，便溏，舌淡红，苔白腻，脉濡滑。多见于糖尿病性视网膜病变Ⅲ～Ⅳ期，视网膜充血，迂曲，扩张，伴有白色鞘膜或有片状出血。

【用法】每日 1 剂，水煎取汁，早晚分 2 次温服。

【来源】赵泉霖，胡剑春.中西医结合治疗糖尿病 [M].济南：山东科学技术出版社，1998：272.

12. 养阴固本方

【药物组成】西洋参 10～16g，黄芪 30～40g，肉苁蓉 13g，山茱萸 13g，金樱子 13g，生地黄 13g，海螵蛸 10～18g，丹参 10～18g，桃仁 6g，黄连 6g。

【加减】舌质暗红或兼见瘀点，少苔或无苔等有明显瘀血者，可参考血液流变学检查，加重丹参、桃仁用量；身体瘦弱，年龄较大的女性患者，有气血不足证者，可加当归、白芍、何首乌；若情志抑郁比较明显，除做好心理引导外，可加疏肝安神药柴胡、当归、白芍、郁金、五味子、首乌藤等；若有脾虚湿盛症状者，应去生地黄，西洋参改用党参，加苍术、蚕沙、藿香、豆蔻等；兼见肝阳上亢者，可参考血压情况，选加石决明、首乌藤、夏枯草、决明子、葛根，并加服羚羊角胶囊；肥胖痰盛者，可参考血脂水平，去生地黄，西洋参改用党参，选加山楂、法半夏、茯苓、陈皮、天花粉、茺蔚子、何首乌。局部辨证：如早期仅见微血管瘤，应坚持方中丹参、桃仁的使用；痰浊渗出明显者，可加服珍珠末，每天 3 次，每次 1 支，酌加浙贝母、玄参；温燥祛痰药一般不宜选用；小出血点无须另加血分药，但应注意降虚火，滋肾阴。

【功效主治】养阴益气固本，清热软坚化瘀。用于糖尿病视网膜病变。

【用法】每日 1 剂，水煎服，每日分 3 次服。

【来源】蔡向红.糖尿病传承老药方 [M].北京：中国科学技术出版社，2017.

13. 丹栀逍遥散或血府逐瘀汤加减

【药物组成】本证出血不久者，以丹栀逍遥散加生蒲黄 10g、三七 3g。若出血日久者，用血府逐瘀汤加减：柴胡 10g，枳壳

166

10g，桔梗 10g，当归 10g，川芎 10g，赤芍 10g，牛膝 20g，桃仁 10g，红花 10g，三七粉 6g（冲服）。

【功效主治】疏肝理气，化瘀止血。主治糖尿病性玻璃体混浊，除眼部主要临床表现外，证属气滞血瘀型，兼见情志不舒，胸闷胁胀，口苦苔黄，或舌上有瘀斑，脉弦或弦紧。

【用法】水煎服，每日 1 剂。

【来源】牟洪林.中医治疗糖尿病眼病 [M].天津：天津科技翻译出版有限公司，2013：90-93.

14.六味地黄汤

【药物组成】熟地黄 20g，山茱萸 12g，山药 15g，泽泻 10g，茯苓 12g，牡丹皮 12g。

【加减】阴虚火旺型去泽泻，加知母 12g，黄柏 12g，生地黄 12g，菊花 12g，枸杞子 10g；气阴两虚型加太子参 15g，麦冬 15g，黄精 12g，玉竹 12 克；脾肾两虚型加党参 15g，白术 20g。

【功效主治】补肝肾，养阴明目。主治糖尿病视网膜病变。

【用法】每日 1 剂，水煎分 2 次服。20 日为 1 个疗程，平均 3～6 个疗程。并继续控制血糖治疗。

【来源】王印昌，浦彤远，刘翠贞，等.六味地黄汤加减治疗糖尿病视网膜病临床观察 [J].河北中医，2003（3）：204-205.

15.知柏地黄汤加减

【药物组成】知母、黄柏、牡丹皮、生地黄、茯苓、山药、山茱萸、泽泻、天花粉、丹参、葛根、玄参、地龙、茺蔚子。

【功效主治】清热滋阴补肾。主治糖尿病视网膜病变。

【用法】每日 1 剂，水煎分 2 次服，1 个月为 1 个疗程，连续服用 3 个疗程。根据患者空腹血糖水平选用降糖灵（苯乙双胍）、优降糖（格列本脲）或达美康（格列齐特）。

【来源】包广军，徐勇，侯保民.知柏地黄汤加减治疗糖尿病视网膜病变 80 例 [J].国医论坛，2002，17（5）：28.

16. 银花复明汤加减

【药物组成】金银花 30g，蒲公英 30g，桑白皮 10g，天花粉 15g，黄芩 10g，黄连 10g，龙胆 10g，生地黄 20g，知母 10g，大黄 10g，玄明粉 10g，木通 10g，蔓荆子 10g，枳壳 10g，甘草 6g，三七粉 6g（冲）。

【加减】头痛剧烈者，加荆芥 10g、防风 10g。

【功效主治】泻肝胃实热。主治糖尿病性虹膜睫状体出血，除眼部主要临床表现外，证属肝胃实热型，兼有口苦，便秘，小便黄赤，舌苔厚腻，脉弦滑数。

【用法】水煎服，每日 1 剂。

【来源】牟洪林 . 中医治疗糖尿病眼病 [M]. 天津：天津科技翻译出版有限公司，2013：86-88.

17. 葛七明目汤

【药物组成】葛根 20g，三七 10g，丹参 15g，牡丹皮 15g，决明子 15g，石斛 15g，菊花 10g。

【加减】口干甚者，加沙参 15g，生地黄 20g；伴腰酸腿软，耳鸣者，加枸杞子 12g、山茱萸 10g。

【功效主治】清肝明目。主治糖尿病视网膜病变。

【用法】所有患者均采用饮食控制，口服降糖药或胰岛素基础治疗控制血糖。在此基础治疗上，根据中医辨证，用葛七明目汤加减治疗。每日 1 剂，水煎取 300 mL 服，4 周为 1 个疗程。

【来源】唐东晖，谢宇明，周少君 . 葛七明目汤治疗单纯型糖尿病视网膜病变疗效观察 [J]. 辽宁中医杂志，2005（8）：802.

18. 吴茱萸汤加减

【药物组成】吴茱萸 9g，人参 9g，大枣 4 枚，生姜 18g，柴胡 10g，半夏 10g。

【加减】伴有恶寒，四肢不温者，加炮附子 10g；气虚者，加黄芪 12g；呕多者，加法半夏 15g；反酸甚者，加海螵蛸 15g、浙贝母 12g；纳呆甚者，加焦三仙各 15g；腹胀甚者，加枳壳 10g。

【功效主治】温中补虚，降逆止呕。主治肝胃虚寒型糖尿病。

【用法】每日 1 剂，水煎取汁，分 2 次服。

【来源】戴广法 . 吴茱萸汤加减治疗 2 型糖尿病胃轻瘫 75 例观察 [J]. 实用中医药杂志，2007，23（10）：621-621.

19. 固本止血汤加减

【药物组成】黄芪 10g，山药 30g，苍术 10g，女贞子 30g，墨旱莲 30g，仙鹤草 30g，白茅根 30g，茜草 15g，三七粉 3g，大黄 6g。

【功效主治】益气养阴，凉血止血。主治糖尿病视网膜病变血证。

【用法】口服：每日 1 剂，水煎服。

【来源】张德芹，周鹏，欧丽娜 . 糖尿病百草良方 [M]. 福州：福建科技出版社，2009.

20. 金水六君煎加减

【药物组成】当归 9g，生地黄 15g，半夏 9g，陈皮 9g，茯苓 15g，浙贝母 9g，生牡蛎 30g，夏枯草 12g，海蛤粉 9g，茜草 9g，三七粉（冲）3g，川芎 9g，生蒲黄 9g，鬼箭羽 9g。

【加减】视网膜水肿，渗出明显者，选加泽泻、车前子健脾利水渗湿；硬性渗出，结缔组织增生明显者，选加昆布、海藻、石决明化痰散结；眼底新鲜出血，血色鲜红者，选加白茅根、藕节、槐花炭、仙鹤草凉血止血；陈旧出血，血色暗红，久不吸收者，选加丹参、花蕊石活血化瘀；肢体麻木，怕冷者，选加桂枝、鸡血藤温通血脉，活血通络；下肢浮肿者，选加淫羊藿、白术、冬瓜皮利水消肿；咽干口燥者，选加天花粉、沙参、麦冬清热生津、养阴润燥；耳鸣头晕者，选加菊花、天麻、钩藤平肝潜阳。

【功效主治】活血通络，化痰散结。主治痰浊瘀血，凝结目络证。症见两目昏花，视物变形，久病不愈，面唇色暗，皮肤瘀斑，肢体困倦，头重昏蒙，纳呆口黏，舌质紫暗，或有瘀斑，脉弦细涩。眼底有瘀血滞留，血色暗红；或有结缔组织增殖机化。

【用法】每日 1 剂，水煎取汁，分 2 次服。

【来源】张娟，李莹，王庆兰 . 中西医结合治疗糖尿病 [M]. 北京：中医古籍出版社，2006：305-308.

21. 补血止血汤

【药物组成】荆芥炭 13g，生蒲黄（包煎）16g，仙鹤草 28g，牡丹皮 16g，当归 13g，白茅根 16g，郁金 13g，丹参 16g，墨旱莲 13g，甘草 6g。

【加减】气阴两虚明显者，加党参、麦冬、芡实、五味子；气虚者，加黄芪、党参、白术、太子参；阴虚者，加天花粉、天冬、麦冬、玄参、黄柏、牛膝；脾虚明显者，加山药、白术。中期出血已止者，减少荆芥炭、仙鹤草用量，加生地黄、桃仁、红花、水蛭等；晚期气虚血瘀者，加党参、黄芪等。

【功效主治】消瘀止血，宁血补血。适用于糖尿病眼底出血。

【用法】每日 1 剂，水煎服，每日分 2 次服。15 日为 1 个疗程。

【来源】蔡向红 . 糖尿病传承老药方 [M]. 北京：中国科学技术出版社，2017.

22. 糖网欣 I 号

【药物组成】墨旱莲、女贞子、生地黄、山药、葛根、枸杞子、茺蔚子、丹参、赤芍、泽兰。

【功效主治】养肝益肾滋阴。主治肝肾阴虚型单纯型糖尿病视网膜病变。

【用法】患者采用口服降血糖药或注射胰岛素控制血糖，停服影响血凝的中西药。然后加服糖网欣 I 号水煎剂，每日 1 剂，分 2 次早晚温服。1 个月为 1 个疗程，连续治疗 3 个疗程。治疗期间每 2 周观察 1 次视力及眼底变化情况，每 4 周监测 1 次血糖。

【来源】徐惠，艾育德，格日勒，等.糖网欣Ⅰ号治疗单纯型糖尿病性视网膜病变的疗效观察 [J].内蒙古中医药，2006（1）：1-4.

23.糖尿病眼病名医验方

【药物组成】黄芪 30 ～ 40g，西洋参 10 ～ 15g，肉苁蓉 10g，山茱萸 10g，金樱子 10g，生地黄 10g，海螵蛸 10 ～ 20g，丹参 10 ～ 20g，桃仁 5g，黄连 5g。

【功效主治】益气养阴固本，兼清热化瘀软坚。用于糖尿病视网膜病变。

【用法】口服：每日 1 剂，水煎。

【来源】张德芹，周鹏，欧丽娜.糖尿病百草良方 [M].福州：福建科学技术出版社，2009.

24.葛氏经验方（自拟名）

【药物组成】制乳香 6g，制没药 6g，天花粉 10g，赤芍 10g，茯苓 10g，泽泻 10g，僵蚕 10g，丹参 20g，山茱萸 15g，怀山药 15g，煅牡蛎 15g。

【功效主治】滋肾活血，养阴明目。主治阴虚血瘀型糖尿病视网膜病变。

【用法】每日 1 剂，水煎服。或制成丸散，每次服 3 ～ 4g，每日 2 次，3 个月为 1 个疗程。

【来源】曾宪斌，丁成华.糖尿病验方 450 首 [M].上海：上海中医药大学出版社，2002.

25.消渴明目方

【药物组成】黄芪 30g，山药 30g，玄参 15g，麦冬 15g，枸杞子 15g，泽泻 15g，党参 15g，菊花 15g，葛根 12g，决明子 12g，丹参 10g，川芎 18g。

【功效主治】清肝明目。主治早期糖尿病视网膜病变。

【用法】35 例糖尿病患者均为合并背景型（非增殖型）1～2 期眼底改变的病例，在口服降糖药或人工胰岛素控制血糖的情况下，采用中药消渴明目方治疗。每日 1 剂，水煎分 2 次口服，14 日为 1 个疗程，连续治疗 2 个疗程。治疗前及治疗后 2 周、4 周分别做视敏度、荧光眼底血管造影、检眼镜等检查。

【来源】李劲亮.消渴明目方治疗早期糖尿病性视网膜病变 35 例 [J]. 国医论坛，2000（6）：24.

26. 降糖对药方加减

【药物组成】生黄芪 30～50g，生地黄 30g，炒苍术 15g，玄参 30g，丹参 30g，葛根 15g，谷精草 10g，密蒙花 10g。

【加减】视物模糊不清，视力下降者，加川芎、白芷、菊花各 10g。

【功效主治】益气养阴，活血化瘀。主治糖尿病视网膜病变。

【用法】口服：每日 1 剂，水煎。

【来源】张德芹，周鹏，欧丽娜.糖尿病百草良方 [M]. 福州：福建科学技术出版社，2009.

27. 养阴化瘀汤

【药物组成】生山药 60～90g，天花粉 30～60g，地骨皮 15～30g，枸杞子 10～20g，生地黄 15～30g，玄参 15～30g，牡丹皮 10～20g，葛根 10～20g，黄连 6～10g，黄芪 30～60g，赤芍 15～20g，丹参 15～30g，乌梅 10～20g。

【加减】出血期间患者，加三七粉、大黄或云南白药 0.3g，每日 3 次；吸收期患者，加郁金、茜草、益母草、山茱萸；恢复期患者，加川芎、贝母、生牡蛎；形成机化物者，加昆布、海藻、夏枯草、鸡内金；网膜水肿者，加茯苓、车前子、泽泻；渗出物较多者，加苍术、白术、薏苡仁。

【功效主治】养阴化瘀。主治糖尿病视网膜病变。

【用法】水煎服，每日 1 剂，1 个月为 1 个疗程，治疗期间可停用其他降糖药物。

【来源】侯建宁，罗尊宇．养阴化瘀汤治疗糖尿病性视网膜病变 50 例 [J]．河北中医，2004（8）：629．

28. 益气养阴化瘀合剂

【药物组成】生黄芪 30g，黄精 15g，枸杞子 12g，丹参 15g，三七 3g。

【功效主治】益气养阴化瘀。主治糖尿病视网膜病变。

【用法】服益气养阴化瘀合剂，每次 20mL，每日 3 次，1 个月为 1 个疗程，连服 2 个疗程。

【来源】李涯松，钱秋海，程益春．中药合剂治疗糖尿病性视网膜病变的临床观察 [J]．南京中医药大学学报，1999（5）：26-28．

29. 补肾活血方

【药物组成】何首乌 15g，黄精 15g，石斛 10g，淫羊藿 10g，葛根 10g，赤芍 10g，川牛膝 10g，三七粉 2g（冲）。

【功效主治】益气养阴，温阳活血。主治老年人糖尿病视网膜病变。

【用法】每日 1 剂，水煎服。1 个月为 1 个疗程。

【来源】阎海，倪青．糖尿病并发症妙方 [M]．上海：上海科学普及出版社，2002．

30. 加减桃仁承气汤

【药物组成】桃仁 10g，大黄 6g，生山楂 15g，胆南星 10g，丹参 15g，黄芪 20g，芒硝 6g，生地黄 6g，半夏 10g，甘草 6g。

【功效主治】清热化痰，活血化瘀。主治痰瘀互结血行不畅型糖尿病。

【用法】每日 1 剂，水煎取汁，早晚分服。

【来源】毛振营．加味桃仁承气汤治疗胰岛素抵抗临床研究 [J]．

31. 祝氏经验方

【药物组成】北沙参 10g，麦冬 10g，枸杞子 10g，当归 10g，川楝子 10g，丹参 30g，生地黄 15g，熟地黄 15g，葛根 15g，青葙子 10g，谷精草 10g，决明子 30g，菊花 12g。

【功效主治】滋阴明目，清热生津。主治内热伤阴型糖尿病视网膜病变。

【用法】每日 1 剂，水煎服。

【来源】曾宪斌，丁成华 . 糖尿病验方 450 首 [M]. 上海：上海中医药大学出版社，2002.

32. 邓氏经验方

【药物组成】黄精 30g，山药 30g，生地黄 15g，沙参 20g，麦冬 12g，枸杞子 12g。

【功效主治】滋补肾阴，生津止渴，养肝明目。主治糖尿病视网膜病变肝肾阴虚型。

【用法】每日 1 剂，水煎服。

【来源】曾宪斌，丁成华 . 糖尿病验方 450 首 [M]. 上海：上海中医药大学出版社，2002.

33. 生脉饮合增液汤加减

【药物组成】黄芪 15g，麦冬 12g，太子参 18g，五味子 6g，玄参 15g，生地黄 30g，黄精 9g，谷精草 12g，天花粉 30g，葛根 9g，菊花 9g，白芍 12g，知母 9g，丹参 15g。

【加减】视网膜水肿，渗出明显者，选加茯苓、泽泻、车前子健脾利水渗湿；硬性渗出，结缔组织增生明显者，选加昆布、海藻、牡蛎、夏枯草、石决明化痰散结；眼底新鲜出血，血色鲜红者，选加白茅根、藕节、槐花炭、仙鹤草凉血止血；陈旧出血，血色暗红，久不吸收者，选加三七、蒲黄、茜草、花蕊石活血化瘀；肢体麻木，怕冷者，选加桂枝、当归、鸡血藤温通血脉，活血通络；下肢浮肿者，选加淫羊藿、白术、冬瓜皮利水消肿；咽干口燥者，选加沙参清热生津，养阴润燥；耳鸣头晕者，选加菊花、天麻、钩藤平肝潜阳。

【功效主治】益气养阴，益睛明目。治疗糖尿病视网膜病变气阴两虚，目睛失养证。症见视物模糊，两目干涩，劳则加重，倦怠乏力，气短懒言，咽干口燥，形体消瘦，舌淡红，苔薄白干燥，脉细弱。眼底可见轻度渗出，水肿，出血。

【用法】每日 1 剂，水煎取汁，分早晚 2 次服。

【来源】张娟，李莹，王庆兰 . 中西医结合治疗糖尿病 [M].北京：中医古籍出版社，2006：305-308.

34. 元芪祛瘀方

【药物组成】黄芪 15g，丹参 15g，玄参 12g，女贞子 18g，槐花 12g，益母草 30g，石菖蒲 12g，川芎 9g，三七粉 6g。

【功效主治】益气养阴，活血化瘀。可治疗增殖型糖尿病视网膜病变（PDR）。

【用法】水煎服，每日 1 剂，早晚分服。

【来源】陈志义，邱庆华，姚宜 . 元芪祛瘀方对增殖型糖尿病视网膜病变的疗效及血清 CMKLR1、TGF-β1 及 CTGF 的影响 [J].四川中医，2022，40（1）：160-164.

35. 军荔汤

【药物组成】熟大黄 15g，荔枝核 10g，生地黄 20g，威灵仙15g，盐蒺藜 20g，夏枯草 25g，连翘 15g，炒茺蔚子 20g，菊花15g，牡丹皮 20g，知母 20g，天花粉 30g，炒苍术 15g，薏苡仁30g，三七粉（冲服）3g，仙鹤草 25g。

【功效主治】化浊解毒，散瘀通络，清肝明目。可用于治疗中医病机为浊毒内蕴，蚀损目络的糖尿病视网膜病变，症见目中有黑影，似戴墨镜感，四肢少量银屑病灶，倦怠乏力，形体消瘦，舌淡苔白，舌下络脉迂曲，脉沉细等。

【用法】每日 1 剂，分早晚两次服用，水煎服。

【来源】郭泽慧，管媛媛，赵晓丽，等.吴深涛教授从"浊毒"辨治糖尿病视网膜病变验案 1 则 [J]. 天津中医药，2022，39（1）：87-89.

36. 二明汤

【药物组成】炒决明子 15g，夏枯草 20g，白芍 30g，佩兰 15g，小蓟 30g，仙鹤草 20g，白茅根 30g，乌梅 20g，夜明砂 7g，黄芩 15g，盐蒺藜 15g，蒲公英 30g，牡丹皮 20g，肉桂 6g，薄荷（后下）10g，三七粉（冲服）3g。

【功效主治】清肝凉血，退翳明目，散瘀通络。可用于治疗糖尿病视网膜病变。

【用法】每日 1 剂，分早晚两次服用，水煎服。

【来源】郭泽慧，管媛媛，赵晓丽，等.吴深涛教授从"浊毒"辨治糖尿病视网膜病变验案 1 则 [J]. 天津中医药，2022，39（1）：87-89.

37. 和血明目汤

【药物组成】生地黄 15g，当归 10g，茯苓 10g，枸杞子 10g，泽泻 10g，车前子 10g，赤芍 9g，白芍 9g，桃仁 6g，川芎 6g，黄柏 6g，红花 6g，知母 6g，炙甘草 5g。

【功效主治】滋阴化瘀，凉血止血，化瘀明目。主治糖尿病视网膜病变。

【用法】上药水煎取汁 400mL，日 1 剂，分早晚 2 次口服，4 周为 1 个疗程，治疗 2 个疗程。

【来源】朱岩.和血明目汤治疗糖尿病眼病临床观察 [J]. 中国中医药现代远程教育，2022，20（4）：57-59.

（二）常用中成药

1. 明目地黄丸

【药物组成】熟地黄、山茱萸、枸杞子、山药、当归、白芍、牡丹皮、白蒺藜、石决明、茯苓、泽泻、菊花。

【功效主治】滋补肝肾，养阴明目。主治糖尿病视网膜病变，肝肾阴精亏虚，目失所养而致视物模糊，干涩昏花，头目眩晕，耳鸣耳聋，腰膝酸软，口咽干燥，舌红少苔，脉细弱。

【用法】蜜丸，每丸重9g。口服，每次1丸，每日3次，空腹温开水送服。

【来源】孙洪胜.常用中成药[M].济南：山东科学技术出版社，2020：182.

2. 石斛夜光丸

【药物组成】熟地黄、枸杞子、天冬、石斛、肉苁蓉、菟丝子、生地黄、五味子、麦冬、牛膝、人参、山药、茯苓、甘草、羚羊角、黄连、菊花、青葙子、决明子、白蒺藜、川芎、苦杏仁、枳壳、防风等。

【功效主治】益气填精，滋补肝肾，清热祛风，平肝潜阳，扶正祛邪，明目除翳。主治糖尿病视网膜病变，肝肾亏虚，阴虚火旺，熏灼目窍所致的头目眩晕，视物模糊，或眼前出现黑花，迎风流泪，舌红，脉细数。

【用法】蜜丸，每丸重6g。口服，每次1丸，每日2～3次。

【来源】黄世敬，翁维良.中成药临床应用手册[M].郑州：河南科学技术出版社，2019：315.

3. 杞菊地黄丸

【药物组成】熟地黄24g，山药12g，山茱萸12g，泽泻9g，茯苓9g（去皮），牡丹皮9g，枸杞子9g，菊花9g。

【功效主治】滋肾养肝，清头明目。主治糖尿病视网膜病变，肝肾阴虚所致的头目眩晕，视物模糊，或目涩眼痛，或迎风流泪，羞明怕光，或耳鸣耳聋，潮热盗汗，口燥咽干，腰膝酸软，舌红，脉弦细数。

【用法】 水泛丸，每瓶 120g。口服，每次 9g，每日 2 次，温开水送服。

【来源】 王付 . 王付五官疾病选方用药技巧 [M]. 郑州：河南科学技术出版社，2018：82.

4. 桑麻丸

【药物组成】 桑叶 800g，黑芝麻 200g。

【功效主治】 滋补肝肾。主治糖尿病视网膜病变证属肝肾阴虚所致的两目干涩，头晕目眩，耳鸣如蝉，健忘失眠，口咽干燥，腰膝酸软，舌红少苔，脉沉细或细数。

【用法】 水丸，每袋重 6g。口服，每次 6g，每日 2 次，温开水送服。

【来源】 孙世发 . 新编中成药大全 [M]. 郑州：河南科学技术出版社，2019：492.

5. 明目止血片

【药物组成】 地黄、赤芍、牡丹皮、丹参、菊花、决明子、当归、龙胆等 21 味中药（西安更新中药厂设计制成内服片剂）。

【功效主治】 凉血止血，活血化瘀，养肝明目，清热利湿。主治糖尿病视网膜病变。

【用法】 口服，每日 3 次，每次 5 片，15 天为 1 个疗程，3～6 个疗程为 1 个周期。

【来源】 阎海，倪青 . 糖尿病并发症妙方 [M]. 上海：上海科学普及出版社，2002.

6. 降糖明目胶囊

【药物组成】 三七、石斛、枸杞子、女贞子、水蛭等。

【功效主治】益精明目，滋补肝肾。主治糖尿病视网膜病变。

【用法】每日服 3 次，每次服 4 粒，连续治疗 3 个月。

【来源】法利，裴存文，王洪宇.复方樟柳碱注射液联合降糖明目胶囊治疗糖尿病视网膜病变的疗效观察[J].辽宁中医杂志，2019，46（5）：1002-1004.

7.熊胆逐瘀片

【药物组成】熊胆粉、三七、丹参、当归、川芎、红花、桃仁。

【功效主治】清热明目，活血化瘀。主治糖尿病视网膜病变。降低糖尿病视网膜病变患者的血黏度，改善视网膜微循环状态，改善视力，对非增殖性糖尿病视网膜病变有治疗作用。

【用法】患者在原西药治疗糖尿病的基础上加服熊胆逐瘀片，每日 3 次，每次 4 片。

【来源】蒋莉.熊胆逐瘀片治疗非增殖性糖尿病视网膜病变观察[J].辽宁中医杂志，2001（4）：213-214.

（三）外治处方

明目退翳方

【药物组成】青皮 6g，芒硝 6g，大青盐 3g，菊花 15g，冰片少许。

【功效主治】明目退翳。主治糖尿病视网膜病变。

【用法】水煎去渣，微温洗眼，或用纱布浸药做湿热敷。

【来源】牟洪林.中医治疗糖尿病眼病[M].天津：天津科技翻译出版有限公司，2013：104.

（四）针灸处方

1.耳针法

【取穴】肝、肾、神门、眼 1、眼 2。

【功效主治】明目。主治糖尿病视网膜出血，糖尿病玻璃体浑浊。

【操作】隔日 1 次。12 次为 1 个疗程。

【来源】牟洪林.中医治疗糖尿病眼病 [M].天津：天津科技翻译出版有限公司，2013：103.

2.体针法

【取穴】攒竹、太阳、球后、风池、百会。

【功效主治】明目。主治糖尿病视网膜出血，糖尿病玻璃体浑浊。

【操作】隔日 1 次。12 次为 1 个疗程。

【来源】牟洪林.中医治疗糖尿病眼病 [M].天津：天津科技翻译出版有限公司，2013：103.

3.针法

【取穴】（1）体针　攒竹、睛明、瞳子髎、丝竹空、肝俞、足三里、合谷、外关、风池。

（2）耳针　肝、神门、目 1、目 2。

（3）手针　眼区。

【功效主治】凉血止血，清热明目。主治糖尿病性虹膜睫状体出血。

【操作】体针每次取远近穴各 2～3 个。

【来源】牟洪林.中医治疗糖尿病眼病 [M].天津：天津科技翻译出版有限公司，2013：88.

（五）调理方

1.参芪母鸡汤

【组成】人参 20g，黄芪 60g，母鸡 1 只，调味品适量。

【功效主治】益气健脾明目。用于糖尿病视网膜病变属气虚血弱者。

【用法】人参，黄芪切碎，装入布袋中，放入去内脏的鸡腹内，再将鸡置于砂锅内炖至熟烂，弃药袋调味即成。

【来源】曾宪斌，丁成华．糖尿病验方450首[M].上海：上海中医药大学出版社，2002.

2. 枸杞子叶蚌肉汤

【组成】鲜枸杞子叶60g，胡萝卜60g，鲜蚌肉60g。

【功效主治】养肝明目，清热止渴。主治糖尿病眼病属于脾肾阳虚，痰浊蒙蔽，症见形体虚胖，舌胖而淡，苔白垢腻，脉沉迟弱者不宜饮用本汤。

【用法】胡萝卜洗净，切片；蚌肉洗净与上料同放入瓦锅内，加清水适量，文火煮1h，放入洗净的鲜枸杞子叶，煮沸约10s，调味即可。随量饮用。枸杞子叶稍煮片刻（约10s）即可，既味道清香，口感滑嫩，又可保留有效成分。

【来源】曾宪斌，丁成华．糖尿病验方450首[M].上海：上海中医药大学出版社，2002.

3. 双耳汤

【组成】白木耳、黑木耳各10g。

【功效主治】滋阴润肺，生津止渴，益气补肾。适用于糖尿病患者眼底出血症。

【用法】将木耳洗净加清水，用蒸笼蒸至木耳熟烂，取出木耳，加水煎汤。食木耳饮汤。

【来源】李广德．糖尿病及并发症中西医结合疗法[M].合肥：安徽科学技术出版社，2007：75.

4. 仙芹兔丁

【组成】仙人掌50g，芹菜150g，兔肉500g，调味品适量。

【功效主治】清肝泻火，滋阴凉血，散瘀明目。用于糖尿病视网膜病变属肝肾阴虚者。

【用法】仙人掌去刺，选新鲜嫩芹菜洗净，一同放入沸水中余一二沸，捞出仙人掌切丝，芹菜切段。将兔肉蒸熟，切成丁，与仙人掌丝和芹菜段混合，加调味品调味即成。

【来源】曾宪斌，丁成华．糖尿病验方450首 [M]．上海：上海中医药大学出版社，2002．

5. 桑叶螺肉汤

【组成】桑叶（鲜）24g，蝉蜕 6g，田螺（鲜活）240g，大枣少许。

【功效主治】清肝明目，除烦止渴。适用于糖尿病视网膜病变。

【用法】取鲜活田螺置清水中养之（一般为半天），除去泥沙，略煮后捞起，取肉去壳；大枣（去核）洗净，用水浸透（枣水留用）；桑叶、蝉蜕略洗。把全部材料一齐放入瓦锅内，加入枣水及清水适量，武火煮 15 ～ 20min（不宜过久），调味即可。随量饮汤食肉。

【来源】曾宪斌，丁成华．糖尿病验方450首 [M]．上海：上海中医药大学出版社，2002．

6. 苦瓜茶

【组成】新鲜苦瓜 1 个，茶叶 50g。

【功效主治】清热利尿，明目减肥，降血糖。主治各类型糖尿病，对青少年、中老年糖尿病合并肥胖症、视网膜病变、皮肤病症者尤为适宜。

【用法】将鲜苦瓜在 1/3 处截断，去瓤，纳入茶叶后，用竹签插合，并以细线扎紧，挂通风处阴干。苦瓜干后，外部用洁净纱布以温开水擦净，连同茶叶切碎，混合均匀。每次取 10g，放入有盖杯中，用沸水冲泡，加盖 30min 后即可饮用。频频饮服，可连续换冲开水 3 ～ 5 次。

【来源】李广德. 糖尿病及并发症中西医结合疗法 [M]. 合肥：安徽科学技术出版社，2007：77.

7. 明子鸡肝蛋汤

【组成】决明子 10g，鸡肝 1 个，红皮鸡蛋 1 个。

【功效主治】滋养肝血，清肝明目。用于肝血不足、肝阳上亢之糖尿病视网膜病变者。

【用法】先用水煮决明子 10min，然后加入鸡肝，再煮 20min，鸡肝熟后打入鸡蛋，搅入锅中，水再沸起后即成。

【来源】曾宪斌，丁成华. 糖尿病验方 450 首 [M]. 上海：上海中医药大学出版社，2002.

第四节　糖尿病周围神经病变

中国古代文献虽然没有糖尿病周围神经病变这一病名，但根据其临床表现，属于中医"痹症""不仁""麻木"的范畴。本病主要由糖尿病（消渴）久治不愈，使正气日衰，脉络空虚，正虚邪凑，外邪乘虚入中经络，使脉阻络痹而引起。本病属本虚标实，病机关键为气血不畅，脉络痹阻。

（一）内服方

1. 金匮肾气丸加减

【药物组成】熟地黄 20g，山药 20g，山茱萸 12g，茯苓 10g，杜仲 10g，木瓜 10g，丹参 10g，黄芪 30g，制附子 6g，当归 10g，桑寄生 30g。

【功效主治】温补肾阳。主治肢体麻木，发凉怕冷疼痛，得温痛减，遇寒加重，常以下肢为著，每至入夜后明显，神疲乏力，倦怠懒言，舌质淡胖，舌色暗红，苔白滑，脉沉弱无力。

【用法】白开水冲服，每日 2 次。

【来源】刘新民，张培毅.糖尿病防治一本通 [M].沈阳：辽宁科学技术出版社，2005.

2.柴胡疏肝散加减方

【药物组成】菟丝子 15g，枸杞子 10g，柴胡 10g，当归 10g，茯苓 10g，白术 10g，川楝子 10g，片姜黄 10g，延胡索 10g，白芍 15g，全蝎 4g，荔枝核 30g。

【功效主治】补肾疏肝，理气活血。主治糖尿病周围神经病变，证属肾虚肝郁者。症见全身肌肉疼痛麻木，以胸背、胁肋以及大腿为重，痛甚时彻夜不眠，下肢发凉，心烦易怒，脉沉细。

【用法】每日 1 剂，水煎服。

【来源】孔立.糖尿病单验方大全 [M].北京：中国中医药出版社，1998.

3.通络汤

【药物组成】海藻 20g，虻虫 5g，泽泻 10g，当归 10g，赤芍 10g，生地黄 10g，川芎 15g，玄参 15g，太子参 15g，黄连 6g。

【功效主治】涤痰祛瘀。主治糖尿病周围神经病变，证属痰瘀阻络。

【用法】每日 1 剂，水煎（虻虫研末冲服）取汁，分 2 次于早晚温服。4 周为 1 个疗程。

【来源】段红莉.痰瘀并治法治疗糖尿病性周围神经病变 36 例 [J].陕西中医，2006（3）：284-285.

4.活血通络涤痰汤

【药物组成】北沙参 9g，天花粉 12g，麦冬 9g，玉竹 9g，枸杞子 9g，生地黄 12g，知母 9g，黄芩 6g，黄连 6g，丹参 12g，泽兰 9g，鬼箭羽 9g。

【加减】另服指迷茯苓丸（每日 5g），其他药物随证加减，多数患者加用益气、行气药。连用 4.5～5 个月。

【功效主治】养阴清热，活血通络。主治糖尿病周围神经病变。

【用法】水煎，每日 1 剂，分 2 次服。

【来源】阎海，倪青.糖尿病并发症妙方 [M].上海：上海科学普及出版社，2002.

5.杞菊地黄丸加减（颗粒剂）

【药物组成】熟地黄 20g，山茱萸 12g，枸杞子 10g，菟丝子 10g，茯苓 10g，山药 20g，白芍 30g，威灵仙 30g，木瓜 10g，牛膝 10g，鬼箭羽 10g。

【功效主治】滋肾养肝，活血通经。主治肢体麻木不仁，灼热刺痛，腿足挛急，酸胀不适，腰膝酸软，头晕耳鸣，口干欲饮，或有便秘，舌质暗红少津，脉虚细数。

【用法】白开水冲服，每日 2 次。

【来源】刘新民，张培毅.糖尿病防治一本通 [M].沈阳：辽宁科学技术出版社，2005.

6.撮风散加减

【药物组成】

① 阴虚热盛型，采用滋阴泄热、息风通络法治疗，方用黄连阿胶汤合撮风散：黄连 3g，阿胶 9g，地骨皮 30g，知母 6g，全蝎 4.5g，僵蚕 9g 等。

② 气阴两虚型，采用扶气养阴、息风通络法治疗，方用《简易方》地黄饮子合撮风散：黄芪 30g，黄精 12g，玉竹 15g，生地黄 12g，全蝎 4.5g，僵蚕 9g 等。

③ 湿热互蕴型，采用清化湿热、息风通络法治疗，方用清热渗湿汤合撮风散：葛根 9g，黄连 3g，苍术 15g，泽泻 9g，全蝎 4.5g，僵蚕 9g 等。

【功效主治】糖尿病周围神经病变。

【用法】水煎服，每日 1 剂。3 个月为 1 个疗程。饮食控制糖尿病，长期用口服降糖药者继续服用。

【来源】阎海，倪青．糖尿病并发症妙方 [M]．上海：上海科学普及出版社，2002.

7.消麻汤

【药物组成】黄芪 30g，当归 12g，川芎 10g，丹参 20g，桂枝 12g，延胡索 10g，鸡血藤 15g，桃仁 12g，川牛膝 15g，白芍 20g，甘草 6g。

【功效主治】益气养阴，化瘀通络。主治糖尿病周围神经病变。

【用法】每日 1 剂，分早晚 2 次口服，每次 200mL，4 周为 1 个疗程。

【来源】刘祎琳，王辉，赵辉．消麻汤治疗糖尿病周围神经病变临床研究 [J]．中医学报，2017，32（4）：544-546.

8.补肝肾通络汤

【药物组成】狗脊 15g，生地黄 15g，牛膝 12g，当归 12g，枸杞子 10g，山茱萸 10g，桑椹 10g，何首乌 10g，黄芪 30g，全蝎 6～10g，蜈蚣 1～2 条。

【加减】肢体麻木明显者，加鸡血藤 30g，木瓜、天麻各 10g；肢体冷痛，舌体胖大者，加细辛 3～6g、肉桂 6～10g、黑附子 10～20g；痰湿明显者，加半夏、陈皮、茯苓各 10g。

【功效主治】滋肝补肾，益气通络。主治糖尿病周围神经病变。

【用法】药物用水煎煮 2 次得药液 400mL，每日 1 剂，分 2 次服用。

【来源】程茂维．补肝肾通络汤治疗 2 型糖尿病周围神经病变疗效观察 [J]．中国民间疗法，2017，25（9）：44-45.

9.清燥救肺汤加减（颗粒剂）

【药物组成】太子参 30g，麦冬 10g，茯苓 10g，山药 10g，白芍 30g，沙参 10g，熟地黄 20g，五味子 12g，黄芪 20g。

【功效主治】清燥润肺。症见倦怠乏力，少气懒言，肢体痿弱，肌肉消瘦，皮肤干燥，口干口渴，或咽喉不利，小便黄少，舌苔黄或干燥少津，脉虚数。

【用法】白开水冲服，每日 2 次。

【来源】刘新民，张培毅.糖尿病防治一本通 [M].沈阳：辽宁科学技术出版社，2005.

10. 补阳还五汤加减

【药物组成】生黄芪 30g，黄精 10g，地黄 10g，麦冬 10g，玄参 10g，赤芍 10g，当归 10g，地龙 15g，牛膝 15g，桃仁 15g，鸡血藤 15g。

【功效主治】补气活血。主治糖尿病周围神经病变疼痛症。

【用法】每日 1 剂，水煎，早晚分服。服用中药期间，继续使用降糖药物，以控制血糖。

【来源】阎海，倪青.糖尿病并发症妙方 [M].上海：上海科学普及出版社，2002.

11. 补阳还五汤加减（颗粒剂）

【药物组成】生黄芪 30g，当归 10g，赤芍 10g，桃仁 10g，红花 12g，地龙 10g，鸡血藤 30g，路路通 10g。

【加减】病变以上肢为主者，加桑枝 20g、桂枝 12g；以下肢为主者，加川牛膝 20g。

【功效主治】补气活血通络。症见手足发麻，犹如虫行，肢体末端疼痛，下肢尤甚，短气乏力，倦怠嗜卧，懒于活动，下肢酸软，或面色苍白，自汗畏风，易感冒，舌暗红，苔白，脉细涩。

【用法】白开水冲服，每日 2 次。

【来源】刘新民，张培毅.糖尿病防治一本通 [M].沈阳：辽宁科学技术出版社，2005.

12. 升阳散火汤

【药物组成】升麻、柴胡、葛根、羌活、独活、防风、白芍、人参、生甘草、炙甘草。

【加减】原方中柴胡8钱，葛根、升麻、羌活、独活、人参、白芍各5钱。临床中柴胡疏解退热每剂多用 12～18g，宣透郁热、疏肝解郁、透达膜原 8～12g，升阳举陷 3～5g，拨利枢机 5～8g，轻宣气机 3～8g。临床治疗中柴胡多取 10g，同时配合四藤一仙汤中的鸡血藤、威灵仙增加阴火消散。

【功效主治】升脾阳，散阴火。患者多因消渴日久，损伤脾胃，阴火郁遏于脾土之中，清阳不升而致双下肢皮肤灼热感，同时伴有纳谷不馨，神疲乏力，口干口苦，脉细，苔白等相关症状。

【用法】水煎服，每日1剂。

【来源】陈红霞，黄柏文，李双蕾，等.升阳散火汤治疗糖尿病周围神经病变的临床经验[J].江西中医药，2020，51（1）：27-29.

13. 加减消痹方

【药物组成】赤芍12g，川芎9g，当归尾9g，桃仁6g，红花6g，天麻9g，炒枳壳6g，牡丹皮6g，牛膝12g，桂枝6g，丝瓜络12g。

【加减】气虚血瘀证加生黄芪60g、鸡血藤30g；阴虚血瘀证加丹参12g、鸡血藤20g、白芍12g、生甘草12g；肝肾亏虚证加生黄芪30g、生地黄30g、生山药30g、鸡血藤30g、丹参12g；阳虚寒凝证加黑附片10g、细辛3g、鸡血藤30g、桂枝15g。

【功效主治】清热解毒，散瘀通络。症见消渴日久，气阴两虚，阴阳失调，阴津愈损则燥热愈盛，气虚导致血行无力，瘀血、湿热瘀滞脉络，营卫不能周流，脉络得不到滋养，出现肢体麻木、疼痛等。

【用法】水煎服。加水 800mL，煎煮至 200mL，分早晚 2 次服用。

【来源】刘畅，邱新萍，马万千 . 加减消痹汤配合针刺对糖尿病周围神经病变炎症因子和血液流变学指标的影响研究 [J]. 中华中医药学刊，2021，39（12）：117-120.

14. 温阳活血通痹方

【药物组成】生黄芪 50g，当归 20g，川芎、桂枝、红花、赤芍、地龙和桃仁各 15g，苏木和干姜各 10g，水蛭 6g，细辛 3g。

【功效主治】温阳散寒，活血化瘀。症见肢体麻木，肢体疼痛，四肢发凉，畏寒怕冷，神疲麻木，夜尿频，大便溏，舌质暗淡或伴有瘀点，苔白滑，脉沉细或涩，治疗阳虚寒凝证的糖尿病周围神经病变的患者。

【用法】每日 1 次，水煎取汁，分 2 次服。

【来源】韩茂志 . 温阳活血通痹方联合西药治疗糖尿病性周围神经病变阳虚寒凝血瘀证临床疗效 [J]. 中医临床研究，2021，13（23）：71-74.

15. 益气活血方

【药物组成】黄芪 30g，赤芍 15g，当归尾 10g，红花 10g，没药 10g，白术 10g，熟地黄 10g，山药 10g，薏苡仁 10g，地龙 3g，川芎 6g，甘草 3g，炒麦芽 15g，炒谷芽 15g。

【加减】麻木冰凉明显者，加淫羊藿 15g、附子 10g；脾胃气虚乏力者，加党参 15g 等。

【功效主治】益气活血养阴。治疗消渴日久耗伤气阴，气虚血滞，脉络痹阻的糖尿病周围神经病变的患者。

【用法】每日 1 剂，每日 3 次，餐后 30min 服用。

【来源】房其军，沈山梅，毕艳，等 . 益气活血方治疗糖尿病周围神经病变的临床疗效 [J]. 中国临床研究，2017，30（11）：1564-1566.

16. 益气通络饮

【药物组成】黄芪 50g，川芎 12g，当归 15g，生地黄 15g，地龙 30g，赤芍 30g，红花 30g，桃仁 15g，全蝎 10g，鸡血藤 30g，鬼箭羽 30g。

【功效主治】益气养阴，活血通络。症见倦怠乏力，气短懒言，面色晦暗，肢体麻木或刺痛且夜间加重，舌体胖大，舌暗或有瘀斑，瘀点或舌下青筋紫暗怒张，苔薄白，脉沉细。治疗气虚血瘀型糖尿病周围神经病变。

【用法】电煎制剂，一日 2 次，每次 1 包，每包 200mL 温服。

【来源】崔文堂. 益气通络饮治疗气虚血瘀型糖尿病周围神经病变临床观察 [J]. 中国民康医学，2008（12）：1292.

17. 加减菟丝子方

【药物组成】菟丝子 15g，枸杞子 10g，当归 10g，延胡索 10g，桃仁 10g，牛膝 10g，白术 10g，补骨脂 10g，全蝎 4g，桂枝 6g，白芍 15g，荔枝核 30g。

【功效主治】补肾活血。主治糖尿病周围神经病变，证属肾虚血瘀者。症见下肢疼痛麻木，影响睡眠，双足发凉，舌淡暗，脉沉细。

【用法】每日 1 剂，水煎服。

【来源】孔立. 糖尿病单验方大全 [M]. 北京：中国中医药出版社，1998.

18. 益气温阳活血通络验方

【药物组成】黄芪 30g，当归 10g，川芎 10g，牛膝 15g，熟附子 5g，白芍 15g，赤芍 15g，桃仁 10g，枳壳 15g，五指毛桃 20g，郁金 15g，牡丹皮 10g，炙甘草 10g。

【功效主治】气血并行，脾肾双补。症见多食易饥，神疲乏力，少气懒言，手足不温，肌肤甲错，肢体麻木或疼痛等，用于治疗患病日久，气血亏虚，阴损及阳，血脉痹阻的糖尿病周围神经病变。

【用法】每日 1 剂，水煎取汁，分 2 次服。

【来源】林惠京，刘艺芬，詹国良. 益气温阳活血通络验方联合针刺治疗气虚血瘀型 2 型糖尿病周围神经病变的疗效及对氧化应激的影响 [J]. 世界中西医结合杂志，2022，17（2）：354-358，363.

19. 益气活血通络方

【药物组成】全蝎 6g，太子参 16g，山药 25g，生地黄 15g，僵蚕 6g，地龙 6g，红花 6g，当归 15g，牛膝 15g，三七 6g，桃仁 6g，白芍 10g，五味子 10g，丹参 10g。

【功效主治】活血祛瘀，通经止痛，化痰散结，补中益气。症见感觉异常、疼痛、肌无力等，用于治疗瘀血阻滞，痰瘀交阻，脉络不通所致糖尿病周围神经病变。

【用法】每日 1 剂，水煎取汁，分 2 次服。

【来源】时晓明. 益气活血通络方治疗糖尿病周围神经病变效果 [J]. 内蒙古中医药，2022，41（2）：41-42.

20. 益气活血通痹汤

【药物组成】全蝎 3g，地龙、桃仁、赤芍、红花、当归、墨旱莲、女贞子各 10g，桂枝、鸡血藤、白鲜皮各 12g，桑椹 15g，黄芪 30g。

【加减】加太子参 20g 治疗气虚甚；加木瓜 10g 治疗肢体痉挛；加三七粉 2g、桃仁 10g 治疗血瘀偏重。

【功效主治】清热燥湿，活血散瘀，益气养阴，温经通络，养血行血，通痹止痛。症见肢体麻木、疼痛、感觉异常等，用于治疗阴虚燥热、筋脉失养、气虚血瘀的糖尿病周围神经病变。

【用法】每日 1 剂，水煎取汁，分 2 次服。

【来源】王倩倩，鲍凤和. 益气活血通痹汤治疗糖尿病周围神经病变的临床疗效 [J]. 内蒙古中医药，2022，41（2）：38-39.

21. 三虫散

【药物组成】全蝎 3g，蜈蚣 2 条，乌梢蛇 10g，黄芪 30g，桂枝 10g，白芍 15g。

【功效主治】益气养营，活血化瘀，搜风通络。用于治疗糖尿病周围神经病变。症见常见的对称性疼痛或（和）感觉异常、麻木、冰凉、肌肉萎缩等。

【用法】内服。

【来源】严兴茂，钱宇，王安宇，等."三虫散"治疗糖尿病周围神经病变的临床疗效 [J]. 内蒙古中医药，2022，41（2）：1-3.

22. 独活寄生汤

【药物组成】独活 12g，桑寄生 15g，杜仲 12g，防风 6g，川芎 9g，牛膝 12g，秦艽 12g，细辛 9g，茯苓 15g，肉桂 6g，芍药 9g，地黄 6g，人参 9g，当归 9g，甘草 6g（临证加减）。

【功效主治】补气养血，益肾温经，活血祛瘀。可治疗 2 型糖尿病周围神经病变。

【用法】文火水煎 2 遍，将药汁浓缩为 200mL，早晚温服。

【来源】宋婷婷. 独活寄生汤治疗 2 型糖尿病周围神经病变的临床疗效观察 [J]. 中医临床研究，2019，11（31）：19-21.

23. 扶正祛瘀通络汤

【药物组成】黄芪 30g，木香 10g，茯苓 15g，党参 20g，红花 10g，地龙 10g，葛根 20g，白术 20g，丹参 15g，桃仁 10g。

【功效主治】益气扶正，活血祛瘀通络。可治疗糖尿病周围神经病变（消渴痹证），症见四肢远端麻木，发热，发凉，疼痛，蚁行感。

【用法】每日 1 剂，水煎温服，早晚各服 1 次。

【来源】徐春娜，王卓尔，张镇，等. 自拟扶正祛瘀通络汤治疗糖尿病周围神经病变的临床观察 [J]. 中国中医药科技，2020，27（1）：111-113.

24. 益气活血解毒方

【药物组成】鸡血藤 12g，黄芪 30g，苏木 12g，桃仁 15g，黄连 15g，当归 15g，丹参 20g。

【功效主治】通络养血，清热解毒，益气活血。可治疗 2 型糖尿病及糖尿病周围神经病变（消渴痹证），症见四肢远端麻木，发热，发凉，疼痛，蚁行感。

【用法】水煎服，1 剂 / 次，分成早晚 2 次温服。

【来源】戚华丽 . 自拟益气活血解毒方辅助治疗老年 2 型糖尿病下肢周围神经病变疗效观察 [J]. 慢性病学杂志，2020，21（1）：159-161.

25. 黄芪木瓜方

【药物组成】黄芪 30g，木瓜 15g，山药 10g，薏苡仁 10g，生地黄 10g，五味子 15g，丹参 15g，葛根 15g，鸡血藤 15g。

【加减】湿热者，加黄柏 10g、连翘 15g；血瘀甚者，加三七粉 6g（冲服）、红花 10g；阳虚者，加巴戟天 10g、桂枝 10g；肾虚者，加杜仲 10g、补骨脂 10g。

【功效主治】益气养阴，化湿通络，舒筋活血。可治疗糖尿病周围神经病变，症见四肢远端麻木，发热，发凉，疼痛，蚁行感。

【用法】水煎服。每日 1 剂，分 2 次服用。

【来源】刘小军，师丽莎，于鹏波，等 . 自拟黄芪木瓜方联合西药治疗糖尿病周围神经病变的临床观察 [J]. 中国民间疗法，2019，27（16）：59-61.

26. 益气养阴活血方

【药物组成】炙黄芪 30g，片姜黄 15g，延胡索 15g，全当归 15g，鸡血藤 15g，牡丹皮 12g，北细辛 3g，络石藤 12g，千年健

12g，伸筋草 12g，桃仁 10g，红花 10g，炙甘草 8g。

【加减】阴虚甚者，加麦冬 20g、玉竹 15g；热甚者，加生石膏 12g；夜寐不安者，加合欢皮 12g、酸枣仁 15g。

【功效主治】益气养阴，舒筋活血。可治疗糖尿病周围神经病变，症见四肢远端麻木，发热，发凉，疼痛，蚁行感。

【用法】水煎服，每天 1 剂，早晚分服。

【来源】赵媛媛，舒仪琼．自拟益气养阴活血方治疗糖尿病周围神经病变疗效观察 [J]．中医药临床杂志，2019，31（4）：717-720．

27. 木丹通络汤

【药物组成】木瓜 30g，牡丹皮 20g，黄连 6g，熟地黄 12g，鸡血藤 15g。

【功效主治】益气养阴，活血通络。

【用法】上药水煎取汁 200mL，日 1 剂，分早晚每日 2 次分服，2 周为 1 个疗程，连续治疗 2 个疗程。

【来源】张倩．木丹通络汤治疗糖尿病周围神经病变临床观察 [J]．中国中医药现代远程教育，2022，20（4）：117-119．

28. 桑皮饮加味

【药物组成】桑白皮 20g，葛根 20g，黄芩 10g，柴胡 12g，黄连 10g，地骨皮 30g，玄参 30g，天冬 12g，麦冬 15g，木通 3g，甘草 10g，黄芪 40g，生姜 3 片，葱白 1 寸。

【加减】患肢麻木较重者，可酌加鸡血藤 20g、伸筋草 20g；患肢疼痛剧烈者，可在原方基础上选用醋延胡索 9g、水蛭 6g、地龙 10g；伴口干渴，多饮明显者，可酌加天花粉 20g、玉竹 15g；伴有入睡困难，多梦易醒者，可酌加炒酸枣仁 15g、首乌藤 30g、合欢花 20g；伴有腰背疼痛者，可酌加牛膝 30g、桑寄生 30g；伴有头晕胀痛者，可酌加钩藤 20g、天麻 9g、牛膝 30g；伴多尿，夜尿频数者，加用山药 15g、益智 15g、乌药 6g；伴胸痛、胸闷者，可酌加丹参 30g、红景天 15g。

【功效主治】滋养肺肾，益气养阴清热，通络止痛。可用于治疗糖尿病周围神经病变，症见麻木，疼痛，皮肤凉感，异常感觉。

【用法】① 内服。上方常规水煎 400mL，分早晚 2 次温服。

② 外用。将熬取所剩的药渣加水 2L，武火烧开转文火 15min，外洗患处，每日 1 次，每次 30min。注意水温控制在 37 ～ 40℃。糖尿病周围神经病变患者温度觉下降，一定注意水温的控制，切勿烫伤。

【来源】陈芳，赵璐. 李发枝教授治疗糖尿病周围神经病变临证经验 [J]. 中国民族民间医药，2022，31（1）：103-104，118.

29. 补肾养阴方

【药物组成】人参 15g，黄芪 15g，山药 15g，地黄 15g，牛膝 15g，五味子 9g，枸杞子 9g。

【功效主治】益气生津，滋补肝肾。主治阴虚血瘀型糖尿病周围神经病变。

【用法】药材加入 8 倍量水，浸泡 30min，煎煮 1h，过滤取药液；药渣加 6 倍量水煎煮 30min，过滤取药液，将药液合并，煎煮至 200mL，每日 1 剂，分为 2 份，早晚各服用 1 次，连续治疗 4 周。

【来源】王文娟，李世云，韩松林. 补肾养阴法联合温针灸治疗阴虚血瘀型糖尿病周围神经病变患者的效果 [J]. 河南医学研究，2021，30（33）：6282-6284.

30. 五味消渴方加味

【药物组成】熟地黄 15g，人参 15g，石斛 15g，绞股蓝 20g，乌梅 10g，黄连 6g，僵蚕 10g，地龙 10g，黄芪 30g，桂枝 10g，白芍 10g，干姜 3g，大枣 3 枚，甘草 6g。

【功效主治】益气活血，降糖通痹。可用于治疗消渴日久，阴阳俱微，气血虚弱，络脉瘀阻导致的糖尿病周围神经病变。

【用法】每天 1 剂，水煎，分 2 次于早晚餐后 30 min 温服。

【来源】邓小敏，苏冬，王振刚，等 . 五味消渴方加味治疗糖尿病周围神经病变 30 例临床观察 [J]. 湖南中医杂志，2021，37（11）：1-4.

31. 桃红四物汤加味

【药物组成】黄芪 30g，当归 15g，赤芍 12g，川芎 12g，熟地黄 15g，红花 10g，桃仁 15g，水蛭 6g（分冲），全蝎 6g（分冲），天麻 15g，鸡血藤 15g。

【加减】四肢末厥冷者，加细辛 6g、桂枝 12g；热盛津伤，口干舌燥者，加沙参 15g、麦冬 15g、芦根 20g；五心烦热，舌红少苔者，加生地黄 20g、玄参 15g、女贞子 15g、墨旱莲 15g；腰膝酸软者，加桑寄生 15g、续断 15g、杜仲 15g。

【功效主治】通经活络，益气扶正。主治糖尿病周围神经病变。

【用法】每日 1 剂。水煎取汁，分 2 次服。

【来源】张文彩 . 桃红四物汤加味治疗糖尿病周围神经病变 62 例 [J]. 光明中医，2008，23（6）：856.

（二）中成药

1. 通心络胶囊

【药物组成】人参、水蛭、全蝎、赤芍、蝉蜕、土鳖虫、蜈蚣、檀香、降香、乳香（制）、酸枣仁（炒）和冰片。

【功效主治】益气活血，逐瘀通络止痛。主治糖尿病周围神经病变。

【用法】每次 2～4 粒，每日 3 次，口服。

【来源】刘宁，何涛，吴昊，等 . 通心络胶囊治疗糖尿病周围神经病变临床疗效的 Meta 分析 [J]. 世界科学技术 - 中医药现代化，2021，23（4）：1156-1164.

2. 降糖活络丸

【药物组成】白参、麦冬、五味子、天花粉、山药、当归、牡丹皮、玄参、丹参、桑枝、乌梢蛇、地龙、蜈蚣、鸡内金等。

【功效主治】活血祛瘀通经，内养气阴。主治糖尿病周围神经病变。症见手足麻木，如有蚁行，肢末时痛，多呈刺痛，下肢为主，入夜痛甚，少气懒言，神疲倦怠，腰腿酸软，或面色白，自汗畏风，舌质淡紫，或有紫斑，苔薄白，脉沉涩。

【用法】每次 1 丸，每日 2 次，温水送服。

【来源】吴趋荟，颜国富，曾豆云，等 . 降糖活络丸联合中药熏洗治疗糖尿病周围神经病变 30 例临床观察 [J]. 湖南中医杂志，2019，35（2）：1-3，11.

3. 木丹颗粒

【药物组成】黄芪、延胡索（醋制）、三七、赤芍、丹参、川芎、红花、苏木、鸡血藤。

【功效主治】益气活血，逐瘀通络止痛。主治糖尿病周围神经病变。

【用法】饭后半小时服用，用温开水冲服。1 袋 / 次，3 次 / 天。

【来源】赵丹 . 木丹颗粒联合胰岛素对糖尿病周围神经病变患者神经传导速度的影响 [J]. 辽宁中医杂志，2022，49（1）：116-119.

4. 痹通络口服液

【药物组成】生黄芪 30g，生地黄 15g，丹参 30g，炒川芎 10g，生葛根 30g，地龙 10g，甘草 5g（每支口服液为 10mL，含生药 20g）。

【功效主治】补气活血通络。主治糖尿病性周围神经病变。

【用法】每服 1 支，1 天 3 次，90 天为 1 个疗程。

【来源】阎海，倪青 . 糖尿病并发症妙方 [M]. 上海：上海科学普及出版社，2002.

5. 复方丹参滴丸

【药物组成】丹参、三七、冰片。

【功效主治】活血化瘀，理气止痛。症见肢端麻木感，针刺样疼痛，或严重持续的疼痛和夜间发作性疼痛，四肢无力，或皮肤烧灼感，痛觉过敏和足部的异常性疼痛，还有伴有睡眠剥夺、抑郁等表现。

【用法】口服，3 次 / 天。

【来源】程晓东，方新梅，王嚣，等 . 复方丹参滴丸治疗糖尿病周围神经病变的临床研究 [J]. 临床荟萃，2017，32（7）：609-612.

（三）外治处方

1. 丹参桂枝方

【药物组成】丹参 30g，桂枝 30g，威灵仙 15g，苏木 15g，地龙 15g，透骨草 15g，乳香 15g，没药 15g，川乌、草乌各 15g，红花 10g，泽兰 10g，木瓜 10g。

【功效主治】活血行滞，温通血脉。主治糖尿病周围神经病变。

【用法】加水 3000mL 煎煮 30min，先用热气熏蒸，待水温降至 37 ～ 40℃后再泡洗，2 次 / 天，10 天为 1 个疗程，连用 2 个疗程。

【来源】龚秀英，胡志斌，宋美英，等 . 自拟丹桂通络汤熏洗治疗糖尿病周围神经病变的疗效观察 [J]. 中医药导报，2017，23（15）：96-97，100.

2. 络石豨莶草方

【药物组成】透骨草 30g，络石藤 50g，生地黄 50g，当归

30g，羌活 50g，威灵仙 30g，豨莶草 50g，红花 25g，天花粉 50g。

【功效主治】清热生津，散风祛湿，活血止痛。主治糖尿病并发末梢神经炎。

【用法】水煎取汁，温洗患处，可泡 30min。

【来源】孔立．糖尿病单验方大全 [M]．北京：中国中医药出版社，1998．

3. 足浴方

【药物组成】黄芪 30g，当归 15g，白芍 10g，川芎 10g，红花 10g，鸡血藤 30g，苏木 10g，牛膝 10g，地龙 10g，透骨草 30g，伸筋草 30g，威灵仙 30g，桑寄生 30g。

【加减】足部发热者，加知母 10g、黄柏 10g；足部发凉者，加附子 10g、肉桂 10g。

【功效主治】补虚舒筋，活血通络。治疗患者四肢远端常有麻木、蚁行、虫爬、发热和触电样等感觉异常，可伴有感觉减退，可出现不同程度的肌力下降，晚期甚至可出现肌肉萎缩等。

【用法】将药物水煎取汁 2000mL，放入足浴桶中，调节水温至 40℃左右，脚放入足浴桶后，可适当增加温水，使液面保持在踝关节以上 10 ～ 20cm，每次泡足 30 ～ 40min，每日 1 次。

【来源】许海燕，刘明明．补虚通络足浴方治疗糖尿病周围神经病变疗效观察 [J]．现代中西医结合杂志，2015，24（13）：1411-1413．

4. 熏腾方

【药物组成】黄芪、当归、川芎、丹参、徐长卿、延胡索、川牛膝各 10g，三七、红花各 3g，水蛭、地龙各 5g。

【功效主治】补气行气，活血化瘀，通络止痛。治疗糖尿病性周围神经病变，预防糖尿病病足，防止残疾。症见肢体无力，麻木，如有蚁行，肢末时痛，多呈刺痛，下肢为主，入夜痛甚，神疲倦怠，气短懒言，动辄汗出，腹泻或便秘，舌质淡暗，或有瘀点，苔薄白，脉细涩。

【用法】药物打粉，加温水调匀，以纱布包裹，敷于双足足底，1次/天。

【来源】黄秀明，陆芝兰.熏腾方外敷双足治疗糖尿病性周围神经病变临床观察[J].山西中医，2022，38（3）：46-47.

（四）针灸处方

1.耳针法

【取穴】主穴：胰、胆、肝、肾、缘中、屏间、交感、下屏尖。配穴：三焦、渴点、饥点。

【功效主治】疏肝利胆，止饥。主治糖尿病周围神经病变。

【操作】根据主证及辨证分型，每次选穴5～6个，捻转法运针1min，留针1～2h，留针期间每30min行针1次。隔天1次，两耳交替，10次为1个疗程。

【来源】刘建平，张庚良.不用药物降血糖[M].石家庄：河北科学技术出版社，2012：79.

2.体针法1

【取穴】主穴：肺俞、脾俞、肾俞、足三里、太溪。配穴：周围神经病变者，加曲池、阳陵泉；心脏自主神经功能紊乱者，加心俞、内关；慢性腹泻者，加天枢、公孙。

【功效主治】益气健脾，滋阴补肾。主治糖尿病周围神经病变。

【操作】主穴每次取3～5个，据病情加配穴。其中曲池、天枢穴用灸法，余穴针刺，背俞穴针后亦可加灸。针刺法为针刺得气后，予平补平泻之法，留针15～20min。灸法为用艾条灸，作回旋灸15min，以局部潮红为度。每周3次，15次为1个疗程，停针3～5天后继续下一个疗程。

【来源】刘建平，张庚良.不用药物降血糖[M].石家庄：河北科学技术出版社，2012：76.

3. 体针法 2

【取穴】主穴：大椎穴。配穴：有上肢症状者，配曲池、外关；下肢症状者，配三阴交、承山等；腰及会阴部症状者，配命门、腰阳关。

【功效主治】清热，通络。主治糖尿病周围神经病变。

【操作】穴位常规消毒，用 28 号 1.5 寸毫针，向上斜刺大椎，使针感向四处扩散，针用补法。配穴针用补法，每穴留针30min，用艾条悬灸大椎穴 10min，每日 1 次，10 次为 1 个疗程。

【来源】陈少宗，巩昌靖. 内科疾病针灸治疗学（下）[M].天津：天津科技翻译出版公司，2008：362.

4. 体针法 3

【取穴】足三里、丰隆、三阴交、血海、气海、关元、合谷和曲池。

【功效】补中益气，健脾养胃，舒筋活络。改善血液循环，还能提高神经传导速度，促进神经组织功能的恢复，提高机体免疫力。主治糖尿病周围神经病变。

【操作】取仰卧位，常规 1.5 寸毫针消毒后直刺进针，采用提插捻转法，得气后平补平泻 1min。每周治疗 5 次。

【来源】刘畅，邱新萍，马万千. 加减消痹汤配合针刺对糖尿病周围神经病变炎症因子和血液流变学指标的影响研究 [J]. 中华中医药学刊，2021，39（12）：117-120.

5. 电针疗法

【取穴】第 1 组取穴：上肢穴取双侧合谷、曲池，下肢穴取双侧血海、足三里、太冲。第 2 组取穴：上肢穴取双侧外关、手三里，下肢穴取双侧阳陵泉、丰隆、三阴交。

【功效主治】清热，活血，疏经通络。主治糖尿病周围神经病变。

【操作】穴区常规消毒，取 0.3mm×40mm 毫针快速进针，进针后要求针感在深部传导或局部扩散，然后接上电针仪，留针30min。每日 1 次，30 日为 1 个疗程，单数治疗日取第 1 组穴位，双数治疗日取第 2 组穴位。

【来源】刘鹏，郭姗姗，巩昌镇，等.中华针灸要穴丛书：丰隆穴 [M].北京：中国医药科技出版社，2012：72.

6.配穴法

【取穴】主穴：胰俞、肺俞、脾俞、肾俞、足三里、太溪。配穴：上肢麻痛者，加合谷、外关、手三里、曲池、肩髃；下肢麻痛者，加委中、承山、阳陵泉、解溪、风市、阴市。诸穴均用平补平泻法，每次可选用 2～3 个配穴，交替使用。

【功效主治】调和脾胃，疏经通络。主治糖尿病周围神经病变。

【操作】平补平泻，得气为度，留针 15～30min，隔天治疗1 次，10 次为 1 个疗程。自主神经病变：心悸怔忡，心动过速者，加心俞、内关、曲泽、神门，平补平泻法；胸痛者，加膻中、内关、阴郄、尺泽，平补平泻法；胃脘痞满者，加中脘、天枢、内关、三阴交、胃俞，平补平泻法；便秘者，加丰隆、左水道、左归来、左外水道、左外归来（左侧水道，归来各外开 1 寸），平补平泻法；寒秘，加灸气海、关元、神阙；腹泻者，针刺脾俞、肾俞、胰俞、足三里、天枢，用补法；大便失禁，加灸中脘、天枢、关元；神经源性膀胱，尿潴留者，针刺列缺、照海、水道、会阴、中髎、委阳，加灸命门、肾俞、关元，提插捻转补法，深刺会阴、中髎，使针感抵小腹及尿道口为度：伴尿路感染，尿痛不畅者，加气海、归来、曲泉、三阴交、太溪，用平补平泻法；伴肾虚多尿者，加关元、复溜、水泉，用补法：阳痿者，针刺关元、命门、中极、肾俞、三阴交、脾俞、肝俞、神门等，用平补平泻法；动眼神经麻痹，针刺睛明、承泣、四白、瞳子髎、攒竹、足三里、三阴交、外关、足临泣，每次选 3～5 穴，平补平泻法；失眠者，加针内关、神门、三阴交、四神聪、印堂，用补法或平补平泻法；肌肉萎缩者，加华佗夹脊、关元、三阴交、手足阳明经（上肢、下肢）排刺，施捻转补法。

【来源】刘建平，张庚良.不用药物降血糖 [M].石家庄：河北科学技术出版社，2012：77.

7. 经络刺血法

【取穴】足阳明经取足三里、丰隆、解溪，足太阳经取委中、承山、昆仑，足少阳经取阳陵泉、绝骨，足太阴经以阴陵泉、三阴交为主。

【功效主治】滋阴，和中，通络。主治糖尿病周围神经病变。

【操作】具体操作严格按照无菌的操作规程，刺血量 30～80mL。刺血每 10～15 日 1 次。

【来源】刘鹏，郭姗姗，巩昌镇，等.中华针灸要穴丛书：丰隆穴 [M].北京：中国医药科技出版社，2012：72.

8. 温针灸法

【取穴】曲池、天枢、合谷、中脘、地机、足三里、大横、阴陵泉、阳陵泉、太溪、丰隆、三阴交、内庭、太冲。

【功效主治】清热，健脾，滋阴降糖。主治糖尿病周围神经病变，症见定位刺痛，肌肤甲错，口唇发暗，瘀斑或怕热多汗，少气懒言，疲乏无力，脉细数，舌红而裂。

【操作】温针穴治疗。取穴位处皮肤进行常规消毒，用长度为 1.5～2 寸的毫针针刺穴位，刺入穴位使患者感到酸痛，即得气后，将裹以纯艾绒的枣粒般大小的艾团，套在针柄之上，点燃，每个艾团灸 4 壮，留针 30min 左右，即可出针。5 天为 1 个疗程，每个疗程间隔 1 天，共治疗 5 个疗程。

【来源】杜敏珍，董坚，黄再青，等.温针灸对糖尿病周围神经病变患者神经传导及血糖代谢的影响 [J]. 世界中医药，2019，14（11）：3009-3012.

（五）调理方

1. 桑葛香饭

【组成】桑白皮粉 10g，葛根粉 10g，瑞香花 15g（鲜品加倍），粳米 150g。

【功效主治】舒筋活络止痛。适用于糖尿病并发神经病变，以及引起的神经性疼痛、肢体麻木等。

【用法】将瑞香花、粳米洗净，一起放进蒸饭锅或电饭煲，加入适量水用中火蒸煮，待水沸过后加进桑白皮粉、葛根粉，改小火慢蒸至米熟即可停火，盛在碗内食用。作为主食，多餐食用。

【来源】侯昕 . 糖尿病药膳食疗 182 题 [M]. 青岛：青岛出版社，2001.

2. 蒲公英窝窝头

【组成】嫩蒲公英 100g，桑白皮粉 50g，茯苓粉 30g，面粉 350g，精盐 2g，植物油 5mL。

【功效主治】清热解毒，利水消肿。适用于糖尿病并发皮肤感染等。

【用法】先将蒲公英洗净，用沸水焯烫捞出，沥净水，剁成末放进和面盆内，加入精盐、植物油调匀，再加入桑白皮粉、茯苓粉、面粉及适量水，用双手将菜和面拌匀后下 20 个剂子，逐个用两手团揉成圆馍，并在一侧按 1 个小窝。取蒸锅加入 1000mL 水，放上笼屉，再铺湿屉布将窝窝摆上盖好锅盖，将蒸锅置于大火上蒸 25min 停火，取出窝窝码在盘中即可。作为主食，多餐食用。

【来源】邓焕新，唐喜成 . 糖尿病患者怎样吃 [M]. 北京：金盾出版社，2008.

3.忍冬拌腐皮

【组成】嫩忍冬（金银花）茎叶75g，嫩首乌茎叶75g，豆腐皮50g，姜末2g，精盐0.5g，味精0.5g，酱油2mL，醋0.5mL，香油0.5mL。

【功效主治】疏热散邪，强筋健骨。适用于肢体麻木、筋骨疼痛、皮肤有烧灼感、蚁走感等糖尿病自主神经病变及末梢神经炎等症。

【用法】将前3味洗净，用沸水将忍冬茎叶、首乌茎叶焯一下，捞出过凉水去热，并挤尽水切成3cm长段放进调菜盆或碗内，豆腐皮也切成同样长的丝与忍冬等合并，加进姜末、精盐、味精、酱油、醋、香油等调拌均匀，码在盘内即能食用。作为菜肴，1餐食用。

【来源】侯昕.糖尿病药膳食疗182题[M].青岛：青岛出版社，2001.

4.炸猪肾肉丸

【组成】猪肾50g，猪瘦肉50g，山药粉30g，面粉100g，葱末10g，姜末5g，精盐0.5g，味精、花椒粉各3g，香油5mL，植物油800mL（实用50mL）。

【功效主治】补肾养血。适宜各型糖尿病及并发血管性病变患者。

【用法】先将猪肾与猪瘦肉洗净，沥净水分，剁成馅泥，放进调馅盆内，加入葱末、姜末、精盐、味精、花椒粉和香油搅匀，再加入山药粉与面粉搅成馅糊备用。另取炒锅置于中火上，加入植物油，等油温八成热时，用汤匙盛上馅糊放入油中炸，等炸至全部浮起，表面金黄时，捞出沥尽油，盛在盘内即可。作为菜肴，多餐食用。猪肾与猪瘦肉选择牛、羊的也可。

【来源】邓焕新，唐喜成.糖尿病患者怎样吃[M].北京：金盾出版社，2008：170.

5.双玉窝窝头

【组成】玉竹 30g，嫩枸杞子叶 100g，玉米面 400g，面粉 600g，葱末 10g，精盐 2g，植物油 3mL。

【功效主治】具有生津消渴，养气补心，以及调节血糖、血脂和血压水平的作用。适宜各型糖尿病及血管性疾病患者。

【操作】①先将玉竹煎煮取汁约 50mL，玉米面放进盆中，用药煎液和成药面坯稍放待用；另将嫩枸杞子叶洗净，用沸水轻焯一下，过凉水后沥净水，剁碎放进调馅盆内，加入葱末、精盐、植物油调拌均匀，加入面粉揉均匀，并与药面合并揉匀后分 10～15 个面团，逐个捏成空心圆顶窝头备用。②取蒸笼铺上湿屉布，码上窝头放在蒸锅上，盖上笼屉帽，锅内加入 1000mL 水，置大火上蒸 25min 便可停火，将窝头取出放在容器中即可。作为主食，多餐食用。痰多、便溏者不宜用玉竹。

【来源】邓焕新，唐喜成.糖尿病患者怎样吃 [M].北京：金盾出版社，2008.

◎ 第五节　糖尿病便秘 ◎

便秘是糖尿病胃肠自主神经病变的常见临床表现之一。其特点为大便秘结不畅，排便间隔时间延长，或虽有便意而大便排出困难。究其原因，主要由于消渴日久，燥热炽盛，灼伤津液，耗气伤阴，使津亏热结，大肠失于濡润；或脾虚气弱，大肠传送无力而引起。临床可分三型辨证施治：胃肠燥热型，脾虚气弱型，阴虚津亏型。

1.胃肠燥热证

【临床表现】大便干结，排出困难，小便短赤，口干口臭，或腹胀腹痛，面红心烦。舌质红，苔黄燥，脉滑数。

【辨证分析】消渴日久，燥热炽盛，灼伤津液，使津亏热结，胃肠燥热，大肠失于津液濡润，故大便干结，排出困难，口臭口干。热积肠胃，腑气不通，故腹胀腹痛。热移膀胱，故小便短赤。热盛于内，故面红，心烦。舌红，苔黄燥，脉滑数，均为热盛伤津之象。

2.脾虚气弱证

【临床表现】神疲乏力，便秘少气，或大便虽不干硬，但有便意而临厕努挣乏力，无力排出大便，伴有面白少华，肢倦懒言，自汗。舌淡苔白，脉弱无力。

【辨证分析】本证病机为脾虚气弱。脾气虚则大肠传导无力，故有便意，而临厕努挣乏力，无力排出大便。脾虚则化源不足，故面白少华，肢倦懒言，神疲乏力。气虚则卫外不固，故自汗。舌淡苔白，脉弱无力，为脾虚气弱之象。

3.阴虚津亏证

【临床表现】大便干结，排出困难，甚则大便燥结，干如羊屎，形体消瘦，腰膝酸软，口干口渴，或两颧红赤，眩晕耳鸣，手足心热，舌红少苔，脉细数。

【辨证分析】本证病机为阴虚津亏。阴津亏虚，不能下润大肠，肠燥津枯，故大便干结，排出无力，甚则大便燥结，干如羊屎。肝肾精血不足，故形体消瘦，腰膝酸软，头晕耳鸣。因虚则生内热，故口干口渴，两颧红赤，手足心热。舌红少苔，脉细数，皆为阴虚内热之象。

（一）内服方

1.便秘验方1（阴虚津亏型）

【药物组成】当归、生地黄、麻仁、桃红、枳壳、瓜蒌子、甘草。

【功效主治】滋养阴血，润肠通便。主治糖尿病便秘阴血亏虚证，症见大便干燥，形体消瘦，面色不华，头晕心悸，唇甲色淡，咽干，舌质淡红少泽，脉细数。

【用法】每日 1 剂，水煎取汁，分早晚 2 次服。

【来源】苏秀海.中西医结合防治糖尿病 [M].北京：中医古籍出版社，2000：224.

2. 便秘验方 2（脾虚气弱型）

【药物组成】黄芪 30g，火麻仁 9g，陈皮 9g，党参 9g，白术 9g，柴胡 3g，升麻 3g，桔梗 9g，葛根 9g，山药 9g。

【功效主治】益气健脾，升阳通便。主治糖尿病便秘脾虚气弱证，症见神疲乏力，便秘少气，或大便虽不干硬，但有便意而临厕努挣乏力，无力排出大便，伴有面白少华，肢倦懒言，自汗。舌淡苔白，脉弱无力。

【用法】每日 1 剂，水煎取汁，分早晚 2 次服。

【来源】张娟，李莹，王庆兰.中西医结合治疗糖尿病 [M].北京：中医古籍出版社，2006：334-335.

3. 便秘验方 3（脾虚气弱型）

【药物组成】黄芪、火麻仁、陈皮、蜂蜜。

【功效主治】益气健脾，润肠通便。主治糖尿病便秘脾虚气弱证，症见大便秘结，努责乏力，气短懒言，语声低微，或肛门脱垂，形寒面白，唇甲色淡，舌质淡苔白，脉虚弱。

【用法】每日 1 剂，水煎取汁，分早晚 2 次服。

【来源】苏秀海.中西医结合防治糖尿病 [M].北京：中医古籍出版社，2000（10）：223.

4. 便秘验方 4（阴虚津亏型）

【药物组成】玄参 9g，麦冬 15g，生地黄 15g，大黄 9g，芒硝 9g，火麻仁 9g，山茱萸 9g，山药 12g，牡丹皮 9g，生何首乌

12g，玉竹 9g，知母 9g，当归 9g。

【功效主治】滋阴生津，润肠通便。主治糖尿病便秘阴虚津亏证，症见：大便干结，排出困难，甚则大便燥结，干如羊屎，形体消瘦，腰膝酸软，口干口渴，或两颧红赤，眩晕耳鸣，手足心热，舌红少苔，脉细数。

【用法】每日 1 剂，水煎取汁，分早晚 2 次服。

【来源】张娟、李莹、王庆兰．中西医结合治疗糖尿病 [M]．北京：中医古籍出版社，2006：334-335．

（二）针灸处方

1. 体针法

（1）体针法 1

【取穴】主穴：中脘、足三里、内关。

配穴：脾俞、肾俞、胃俞、足三里、内庭、阴陵泉。伴有阳黄者，加太冲、内庭；阴黄者，加脾俞、胃俞、三阴交。

【功效】健脾益气，温阳通便。主治糖尿病伴便秘。

【操作】针刺以补法为主，留针 20 ～ 30min，或者采用烧灸补法，肝阴不足用平补平泻法，隔日 1 次，10 次为 1 个疗程。

【来源】张会琴、张怀明．糖尿病预警 [M]．北京：军事医学科学出版社，2010：241．

（2）体针法 2

【取穴】大肠俞、中髎、上巨虚、列缺、照海、承山、支沟。

【功效主治】理脾和胃，通肠化滞。主治糖尿病便秘。

【操作】大肠俞、中髎、上巨虚、承山用泻法，强刺激。中髎进针可稍深，较强刺激。针感向肛门放射。照海用补法，支沟平补平泻。

【来源】林兰．中西医结合糖尿病学 [M]．北京：中国医药科技出版社，1999：461．

2.耳针法

【取穴】直肠下段、大肠、皮质下。

【功效主治】通腑润肠。主治糖尿病便秘。

【操作】强刺激，留针 1 ～ 2h，每日 1 次，亦可用王不留行压豆。

【来源】林兰．中西医结合糖尿病学 [M]．北京：中国医药科技出版社，1999：461.

○ 第六节　糖尿病腹泻 ○

腹泻亦是糖尿病胃肠自主神经病变常见临床表现之一。以排便次数增多，大便清稀，甚如水样，或洞泄无度，完谷不化为特点。按其临床表现属于中医"泄泻""洞泄""五更泄"等范畴。本病多见于脾胃素虚之人，由于糖尿病消渴日久，耗气伤阴，阴损及阳，使脾胃虚衰，运化受纳失常，水谷停滞，清浊不分，混杂而下，或肾阳不足，命门火衰，脾失温煦，运化失常而发病。病机关键在于脾虚湿盛，以脾肾虚衰为主，兼及肝脏。治疗以健脾补肾为主，兼以调肝化湿。临床可分三型辨证施治：脾胃虚弱型、脾肾阳虚型、肝旺脾虚型。

1.脾胃虚弱证

【临床表现】大便时溏时泻，迁延反复，或水谷不化，纳呆食少，脘腹胀闷不舒，肢倦乏力，面色萎黄。舌淡苔白，脉细弱。

【辨证分析】脾主运化，胃主受纳。脾胃虚弱，不能受纳水谷和运化精微，水谷停滞，清浊不分，混杂而下，故大便溏泻，水谷不化，纳呆食少，脘腹胀闷。脾胃虚弱，化源不足，故肢倦乏力，面色萎黄，舌淡苔白，脉细弱。

2. 脾肾阳虚证

【临床表现】大便清稀，完谷不化，多于黎明之前，肠鸣腹泻，泻后则安。伴有形寒肢冷，腰膝酸软，神疲倦怠。舌淡胖，苔白，脉沉细。

【辨证分析】本证为脾肾阳虚。肾阳不足，故形寒肢冷，腰酸神疲。肾阳不足，不能温煦脾阳，脾肾阳虚，运化失常，水谷不化，故大便清稀，完谷不化。黎明之前阳气未振，阴寒内盛，故黎明之前肠鸣腹泻，又称五更泄。泻后则腑气通利，故泻后则安。舌淡苔白，脉沉细，皆为脾肾阳虚之象。

3. 肝旺脾虚证

【临床表现】腹痛泄泻，每因恼怒、抑郁、紧张、情绪变化而发作或加重。平时多有胸胁胀闷不舒，嗳气食少，倦怠乏力。舌淡红，苔薄白，脉弦细。

【辨证分析】精神刺激，情绪紧张之时，气机不利，肝失调达，横逆犯脾，脾失健运，故腹痛泄泻。肝气郁结，故胸闷胁胀。嗳气食少，倦怠乏力，舌淡红，苔薄白，脉弦细，皆为肝旺脾虚之象。

（一）内服方

1. 脾胃虚弱方

【药物组成】人参 9g，白术 12g，茯苓 15g，山药 12g，白扁豆 9g，莲子 9g，薏苡仁 12g，砂仁 9g，桔梗 9g，陈皮 9g，黄芪 15g，升麻 3g，柴胡 3g。

【功效主治】健脾益气，渗湿止泻。主治糖尿病腹泻之脾胃虚弱证，症见大便时溏时泻，迁延反复，或水谷不化，纳呆食少，脘腹胀闷不舒，肢倦乏力，面色萎黄。舌淡苔白，脉细弱。

【用法】每日 1 剂，水煎取汁，分早晚 2 次服。

【来源】张娟，李莹，王庆兰. 中西医结合治疗糖尿病 [M].

北京：中医古籍出版社，2006：336-337.

2. 脾肾阳虚方1

【药物组成】生黄芪 30g，桂枝 10g，炒白芍 20g，甘草 6g，干姜 8g，白术 10g，防风 8g，陈皮 10g，菟丝子 15g，补骨脂 10g，五味子 10g，珍珠母（先下）30g。

【功效主治】温补脾肾，柔肝和脾。主治糖尿病腹泻脾肾阳虚证。

【用法】每日 1 剂，水煎取汁，分早晚 2 次服。

【来源】陈可冀 . 中医药学临床验案范例 [M]. 北京：新世界出版社，外文出版社，1994：235-238.

3. 脾肾阳虚方2

【组成】人参 9g，白术 12g，甘草 6g，干姜 6g，补骨脂 9g，肉豆蔻 9g，五味子 9g，黄芪 30g，诃子 9g，赤石脂 9g，罂粟壳 6g，石榴皮 9g。

【功效主治】温肾健脾，固涩止泻。主治糖尿病腹泻脾肾阳虚证，症见大便清稀，完谷不化，多于黎明之前肠鸣腹泻，泻后则安，伴形寒肢冷，腰膝酸软，神疲倦怠，舌淡胖，苔白，脉沉细。

【用法】每日 1 剂，水煎取汁，分早晚 2 次服。

【来源】张娟，李莹，王庆兰 . 中西医结合治疗糖尿病 [M]. 北京：中医古籍出版社，2006：336-337.

4. 理中汤和四神丸加减

【组成】党参、干姜、白术、补骨脂、肉豆蔻、吴茱萸、五味子、诃子、赤石脂、甘草。

【功效主治】温补脾肾。主治糖尿病腹泻脾肾阳虚证。

【用法】每日 1 剂，水煎取汁，分早晚 2 次服。

【来源】苏秀海 . 中西医结合防治糖尿病 [M]. 北京：中医古籍出版社，2000（10）：224.

5. 肝旺脾虚方

【组成】柴胡 9g，枳壳 9g，白芍 9g，炙甘草 6g，党参 12g，白术 9g，茯苓 12g，陈皮 12g，香附 9g，木香 9g，紫苏梗 9g。

【功效主治】抑肝扶土，健脾止泻。主治糖尿病腹泻肝旺脾虚证，症见腹痛泄泻，每因恼怒，抑郁，紧张，情绪变化而发作或加重。平时多有胸胁胀闷不舒，嗳气食少，倦怠乏力。舌淡红，苔薄白，脉弦细。

【用法】每日 1 剂，水煎取汁，分早晚 2 次服。

【来源】张娟，李莹，王庆兰 . 中西医结合治疗糖尿病 [M]. 北京：中医古籍出版社，2006：336-337.

6. 葛根芩连汤加减

【药物组成】葛根、黄芩、黄连、藿香、薏苡仁、神曲、山楂、麦芽。

【功效主治】清热利湿。主治糖尿病腹泻湿热中阻证，症见大便泻而不爽，肛门灼热，色黄臭秽，口渴不喜饮，小便短赤，舌苔黄腻，脉滑数。

【用法】每日 1 剂，水煎取汁，分早晚 2 次服。

【来源】苏秀海 . 中西医结合防治糖尿病 [M]. 北京：中医古籍出版社，2000（10）：224.

7. 诃桂汤

【组成】党参 30g，炒白术、肉桂、白芍各 12g，肉豆蔻、诃子各 15g，罂粟壳、广木香各 5g，炙甘草 6g。

【加减】寒甚者，加附片 12g、干姜 10g；泻下清水伴五更腹痛喜按者，加巴戟天、补骨脂各 15g；久泻伴腹刺痛，舌质瘀暗，脉涩者，加五灵脂、蒲黄各 12g，细辛 8g。

【功效主治】温阳固肾，健脾益气，固脱止泻。主治糖尿病顽固性腹泻，证属脾肾阳虚。

【用法】每日 1 剂，水煎取汁 2 次，每次加水 800mL，煎 50min，两煎药汁混匀，分 4 次温服。5 天为 1 个疗程。如果腹泻控制后可用参苓白术散内服，以进一步巩固。

【来源】周桂蓉，雷孝玉. 诃桂汤治疗糖尿病顽固性腹泻 68 例 [J]. 四川中医，2002，20（7）：47.

8. 茵陈栀子大黄汤加减

【药物组成】茵陈 10g，栀子 10g，大黄 10g，槟榔 10g，莱菔子 10g，火麻仁 10g，枳实 10g，厚朴 10g。

【加减】阴虚者，加生地黄、麦冬；气虚者，重用白术至 24g，加黄芪。

【功效主治】清热利湿，行气导滞，养阴生津。主治糖尿病腹泻湿热内蕴证。

【用法】1 剂 / 天，水煎服，分 2 次温服。治疗 3 周。

【来源】尹社省，孙燕萍. 茵陈栀子大黄汤治疗糖尿病性便秘 47 例疗效分析 [J]. 中医临床研究，2016，8（6）：61-62.

9. 消渴通便颗粒

【组成】生地黄 10g，玄参 10g，麦冬 10g，枳实 10g，白术 30g，太子参 15g，槟榔 10g，大腹皮 10g，厚朴 10g，桃仁 10g。

【功效主治】攻补兼施，祛邪而不伤正气，益气养阴，通便导滞，活血祛瘀。主治糖尿病大便不利。

【用法】口服，每日 1 剂，分 2 次口服。

【来源】郭丽，黄嘉欣. 自拟消渴通便颗粒治疗老年糖尿病便秘患者的疗效 [J]. 实用临床医学，2021，22（4）：4-7，11.

（二）针灸处方

1. 体针法

（1）体针法 1

【取穴】脾俞、天枢、足三里、三阴交、肾俞、命门。

【功效】健脾调肠，温肾止泻。主治糖尿病腹泻。

【操作】毫针刺，用补法，每次留针 30min，10 次为 1 个疗程。

【来源】张会琴，张怀明.糖尿病预警 [M].北京：军事医学科学出版社，2010：241.

（2）体针法 2

【取穴】脾俞、肾俞、胰俞、足三里。可配天枢、气海、归来。

【功效主治】健脾调肠，温肾止泻。主治糖尿病腹泻。

【操作】均用补法，可配艾灸。

【来源】林兰.中西医结合糖尿病学 [M].北京：中国医药科技出版社，1999：461.

2.耳针法

【取穴】大肠、小肠、肺、脾、肾。

【操作】每次选 3 ～ 5 穴，强刺激。留针 20 ～ 30min，每日 1 ～ 2 次，或王不留行压豆，保留 2 ～ 3 天，每天捻 3 次，每次 15min。

【来源】林兰.中西医结合糖尿病学 [M].北京：中国医药科技出版社，1999：461.

○ 第七节　糖尿病胃潴留 ○

糖尿病胃肠自主神经病变引起的胃潴留，以上腹部不适，心下痞满，食欲减退，食后饱胀，甚至恶心、呕吐为特点。根据其临床表现，当属于中医"胃缓""呕吐""腹胀""反胃""痞满"等证的范畴。其主要由消渴日久，屡治不愈或迁延失治，使正气日损，更伤脾胃，脾失升清，胃失和降，脾胃失和所引起。脾胃素虚之人，更易导致本病的发生。而脾胃虚弱，运化失常，水谷不能化为精微，反成湿浊，积湿成痰或蕴久化热，阻塞中焦，也是本病的重要原因。本病病机关键为脾胃失和，治疗当以健脾和胃为原则。临床可以分为三型治疗：脾胃阴虚型、脾虚气陷型、痰热内蕴型。

（一）内服方

1. 胃潴留验方1（脾胃阴虚型）

【药物组成】沙参12g，麦冬12g，玉竹9g，生地黄9g，石斛9g，天花粉15g，玄参9g，竹茹9g，蜜枇杷叶9g，白芍9g，炒麦芽15g，太子参21g。

【功效主治】健脾养胃，润燥和胃。主治糖尿病胃潴留脾胃阴虚证，症见脘腹心下痞满，嘈杂不适，食后更甚。饮食减少，时有干呕，恶心，口燥咽干，或烦躁喜饮，大便干结。舌红津少，苔薄黄，脉虚数。

【用法】每日1剂，水煎取汁，分早晚2次服。

【来源】钱秋海.实用糖尿病治疗保健学[M].济南：山东大学出版社，1993：395-397.

2. 胃潴留验方2（脾虚气陷型）

【药物组成】黄芪30g，人参9g，甘草3g，柴胡3g，升麻3g，枳实9g，白术9g，荷叶12g，半夏9g，茯苓9g，炒麦芽15g，陈皮9g，砂仁9g。

【功效主治】健脾升清，和胃降逆。主治糖尿病胃潴留脾虚气陷证，症见脘腹胀满，食后更甚，嗳气不舒，纳呆食少，恶心呕吐，甚则朝食暮吐，暮食朝吐，面色萎黄，精神倦怠，神疲乏力。或腹胀而坠。舌淡苔白，脉虚无力。

【用法】每日1剂，水煎取汁，分早晚2次服。

【来源】钱秋海.实用糖尿病治疗保健学[M].济南：山东大学出版社，1993：395-397.

3. 胃潴留验方3（痰热内蕴型）

【药物组成】制半夏9g，竹茹9g，枳实9g，陈皮9g，茯苓

12g，黄连 9g，白术 9g，豆蔻 12g，薏苡仁 15g，茵陈 12g，炒百合 15g，黄芩 9g。

【功效主治】健脾和胃，化痰清热。主治糖尿病胃潴留痰热内蕴证，症见脘腹满闷，痞塞不舒，食后更甚，恶心呕吐，纳呆食少，口苦，口中黏腻，或有眩晕，胸闷，身重倦怠。舌苔黄腻，脉滑。

【用法】每日 1 剂，水煎取汁，分早晚 2 次服。

【来源】钱秋海．实用糖尿病治疗保健学 [M]．济南：山东大学出版社，1993：395-397．

4. 胃潴留验方 4（痰热内蕴型）

【药物组成】陈皮 9g，清半夏 15g，黄连 6g，茯苓 15g，生酸枣仁 12g，炒酸枣仁 12g，炙甘草 6g，酒大黄 6g，石斛 12g，通草 5g，大枣 6 枚，丹参 15g，五味子 6g，甘松 6g，香附 10g，紫苏梗 6g，陈皮 6g，枳壳 6g，香橼 6g，佛手 6g。

【功效主治】化痰化热，调中和胃。主治痰热内蕴型糖尿病胃潴留。

【用法】每日 1 剂，水煎取汁，分早晚 2 次服。

【来源】赵进喜．内分泌代谢病中西医诊治 [M]．沈阳：辽宁科学技术出版社，2004：238．

5. 胃潴留验方 5（脾胃气滞证）

【药物组成】香附 10g，紫苏梗 6g，陈皮 6g，枳壳 10g，香橼 6g，佛手 6g，炙甘草 6g，生茯苓 15g，川芎 15g，鬼箭羽 15g，荔枝核 15g，葛根 25g，丹参 15g。

【功效主治】调和脾胃，理气活血。脾胃气滞证（脾胃不和，气滞血瘀），症见胃脘胀满不舒，食后倒饱，大便不畅，头痛。舌暗苔腻，脉细弦。

【用法】每日 1 剂，水煎取汁，分早晚 2 次服。

【来源】赵进喜，李继安．中医内科学实用新教程 [M]．北京：

中国中医药出版社，2018：199.

6. 加味大承气汤

【药物组成】 大黄 10g，芒硝 12g，枳实 12g，厚朴 12g，黄连 12g，槟榔 12g，牵牛子 12g，莪术 12g。

【功效主治】 荡涤积滞，消痞除满，消炎泻下。主治便秘。

【用法】 水煎服，每日 1 剂分 2 次服，2 周为 1 个疗程，第一个疗程结束后停服 3 天，开始第二疗程，共治疗 2 个疗程。

【来源】 杨佃会，杨孟祥编著 . 大承气汤 [M]. 北京：中国医药科技出版社，2009：77.

（二）推拿法

全息胚穴按摩疗法（胃痛）

【方法】 用拇指尖在患者双手第二掌骨侧全息胚胃穴按摩。以穴位为着力点，做一定压力的小圆周运动。按压要有力，以达到在穴位深部组织有较强的酸、麻、胀感为宜。每按揉旋转一圈为一下，一般每次按摩 160 ～ 400 下（约 3 ～ 5min），每日 1 次。

【来源】 张颖清 . 全息胚学说医学应用：第二届国际全息生物学学术讨论会文集（中文版）[M]. 北京：高等教育出版社，1992：266.

● 第八节　糖尿病性胃轻瘫 ●

糖尿病性胃轻瘫是指糖尿病患者出现胃排空明显延迟，多见于糖尿病病程长，控制欠佳的胰岛素依赖性患者。

（一）内服方

1. 玉女煎加味

【药物组成】 生石膏、知母、生地黄、麦冬、牛膝、柴胡、黄

糖尿病效验秘方

第三章　糖尿病常见慢性并发症

芩、川楝子、香附。

【功效主治】清泻肝胃，适用于肝胃郁热证，症见进食困难，食后不适，胸骨后不适，反酸，口渴喜饮．心中烦躁，舌质红，苔黄，脉弦数。

【用法】水煎服。

【来源】苏秀海．中西医结合防治糖尿病 [M]．北京：中医古籍出版社，2000：222．

2. 补中益气汤加减

【药物组成】黄芪、党参、白术、陈皮、当归、柴胡、木香、山楂、神曲、麦芽、甘草。

【功效主治】健脾益气，适用于脾胃虚弱，症见脘闷纳痞，上腹胀满，餐后不适，倦怠懒言，气短乏力，便溏，舌淡苔白，脉沉弱。

【用法】水煎服。

【来源】苏秀海．中西医结合防治糖尿病 [M]．北京：中医古籍出版社，2000：222．

3. 柴胡疏肝散加减

【药物组成】柴胡、陈皮、芍药、枳壳、川芎、香附、郁金、白术、泽泻。

【功效主治】疏肝理气，解郁，适用于肝气郁滞，症见胸闷脘痞，胸胁胀痛，心烦易怒，喜叹息，舌质淡苔薄白，脉弦。

【用法】水煎服。

【来源】苏秀海．中西医结合防治糖尿病 [M]．北京：中医古籍出版社，2000：222．

4. 润降利膈丸

【药物组成】北沙参、郁金、柴胡、枳壳、白及、煅瓦楞子、丹参、浙贝母、茯苓及豆蔻等。

【功效主治】养阴益胃，顺气开郁，适用于糖尿病性胃轻瘫（胃阴不足型），症见餐后上腹饱胀感，早饱感，反酸嗳气，恶心呕吐，胃脘疼痛，便秘，口干舌燥，饥不欲食，舌红苔薄且黄，脉细弱。

【用法】口服，1次6g，1日3次，总疗程2周。

【来源】朱欧鸽，刘恒亮，崔志梅.润降利膈丸联合莫沙必利治疗糖尿病性胃轻瘫（胃阴不足型）的疗效及对胃肠激素、氧化应激反应的影响 [J].中国医院用药评价与分析，2020，20（3）：280-282，285.

5. 消痞通络方

【药物组成】半夏9g，黄芩6g，黄连3g，干姜3g，人参5g，当归10g，香附10g，山楂10g，大枣5g，甘草5g。

【功效主治】和胃消痞，适用于糖尿病胃轻瘫（寒热错杂证），症见脘腹胀满，但满不痛，恶心呕吐，口苦，嗳气，吞酸嘈杂，倦怠乏力，食少纳呆，肠鸣下利或便秘，舌淡苔腻或微黄，脉弦细或弦滑。

【用法】水冲服150mL，2次/天。

【来源】韩笑，王秀阁，何泽，等.消痞通络方干预糖尿病胃轻瘫（寒热错杂证）临床及机制研究 [J].糖尿病新世界，2020，23（2）：12-14.

6. 四磨汤方

【药物组成】人参15g，槟榔10g，沉香10g，乌药10g。

【加减】烧心，反酸者，加海螵蛸10g；胃脘疼痛者，加川楝子10g、延胡索10g；嗳气者，加旋覆花10g、赭石10g；腹泻者，加黄芪10g、茯苓10g。

【功效主治】行气降逆，宽胸散结，消积导滞。主治腹胀便秘。

【用法】加入3倍水煎煮两次，合并滤液，早晚分服，连用

6 周。

【来源】褚江洪，徐婷，符鸿钧．四磨汤对老年 2 型糖尿病胃轻瘫患者胃肠激素、胃动力学指标的影响 [J]．中华中医药学刊，2017，35（11）：2962-2965.

7. 解毒通络调肝方

【药物组成】黄连 20g，虎杖 15g，黄芪 30g，丹参 15g，柴胡 10g。

【功效主治】辛开苦降，通畅络脉，调畅气机。治疗糖尿病胃轻瘫，症见脘腹痞闷，善太息，呕逆，嗳气，肢体倦怠，身重乏力，面色少华，大便不畅，舌质淡，边有齿痕，苔薄白，脉弦滑。

【用法】免煎剂，每日 2 次冲服。

【来源】刘向荣，窦逾常．解毒通络调肝方联合穴位按揉治疗糖尿病胃轻瘫的疗效研究 [J]．长春中医药大学学报，2020，36（5）：962-964.

8. 山药茯苓芪术方

【药物组成】黄芪 30g，生白术 15g，茯苓 12g，山药 15g，陈皮 12g，半夏 12g，砂仁 3g，丹参 12g，炙甘草 6g。

【功效主治】调畅气机，健脾醒脾，开郁祛瘀。主治糖尿病胃轻瘫。

【用法】水煎服，每日 1 剂，分 2 次服。

【来源】李冉，胡素颖．健脾祛痰化瘀法治疗糖尿病胃轻瘫 [J]．内蒙古中医药，2021，40（12）：73-74.

9. 陈益昀糖尿病验方 1

【药物组成】黄芪 30g，党参 20g，焦白术 12g，炒山药 20g，当归 12g，陈皮 10g，升麻 10g，柴胡 12g，葛根 10g，枳壳 10g，木香 10g，鸡内金 10g，川芎 6g。

【功效主治】补气健脾，升清降浊。主治脾胃虚弱型糖尿病性胃轻瘫。症见胸脘不舒，痞塞胀满，食后腹胀，气短乏力，体倦懒言，大便稀溏，舌淡，苔白，脉沉细无力。

【用法】每日 1 剂，水煎取汁，分早晚 2 次服。

【来源】徐江雁，毋莹玲，杨建宇，等．国家级名老中医糖尿病验案良方 [M]．郑州：中原农民出版社，2010：177.

10. 陈益昀糖尿病验方 2

【药物组成】陈皮 10g，半夏 10g，党参 20g，白术 10g，茯苓 15g，苍术 10g，厚朴 10g，砂仁 10g，枳壳 10g，赭石 25g，旋覆花 10g，豆蔻 10g，当归 12g，川芎 8g。

【功效主治】健脾化湿止呕。主治脾虚湿盛型糖尿病性胃轻瘫。症见胸脘痞闷，食后腹胀，纳少体倦，呕恶痰多，呕吐涎沫，舌质淡，边有齿痕，苔白腻，脉濡缓。

【用法】每日 1 剂，水煎取汁，分早晚 2 次服。

【来源】徐江雁，毋莹玲，杨建宇，等．国家级名老中医糖尿病验案良方 [M]．郑州：中原农民出版社，2010：177.

11. 麦门冬汤合增液汤

【药物组成】太子参 20g，麦冬 10g，半夏 12g，甘草 3g，生地黄 10g，玄参 10g，天花粉 10g，石斛 10g。

【功效主治】养阴和胃。主治糖尿病胃轻瘫。症见时有干呕，不欲饮食，口燥咽干，大便秘结。舌嫩红少津，苔薄黄，脉细数。

【用法】每日 1 剂，水煎取汁，分早晚 2 次服。

【来源】刘新民，张培毅．糖尿病防治一本通 [M]．沈阳：辽宁科学技术出版社，2005.

12. 胃舒汤

【药物组成】黄芪 20g，党参 15g，半夏 15g，当归 15g，陈皮 12g，白术 12g，茯苓 12g，鸡内金 12g，地龙 12g，五灵脂 12g，穿山甲 9g，香附 18g，丹参 30g。

【功效主治】补气健脾，化瘀降浊。主治糖尿病性胃轻瘫，证属气阴两虚，脾失健运。

【用法】每日 1 剂，水煎取汁，每次 200mL，分 2 次于早晚服用。1 个月为 1 个疗程。

【来源】蔡文，秦玖刚 . 胃舒汤治疗糖尿病性胃轻瘫 60 例临床观察 [J]. 四川中医，2006（10）：61.

13. 六君子汤加味

【药物组成】党参 10g，制半夏 10g，枳实 10g，炒白术 15g，茯苓 15g，川石斛 15g，陈皮 6g，木香 6g。

【加减】便秘者，加生地黄、火麻仁；便溏者，加山药。

【功效主治】益气健脾。主治糖尿病胃轻瘫。

【用法】患者在降糖药物维持血糖的基础上服用中药汤剂，每日 1 剂，分 2 次温服，半个月为 1 个疗程。

【来源】阎海，倪青 . 糖尿病并发症妙方 [M]. 上海：上海科学普及出版社，2002.

14. 保和丸

【药物组成】半夏 12g，陈皮 12g，茯苓 10g，甘草 3g，厚朴 12g，苍术 10g，藿香 10g，莱菔子 10g，山楂 10g，炒麦芽 10g。

【功效主治】消食和胃。主治糖尿病胃轻瘫。症见呕吐酸腐食物，嗳气厌食，脘腹胀满，得食则剧，吐后反快，大便秽臭或秘结，苔厚腻，脉滑数。

【用法】白开水送服，每日 2 次。

【来源】刘金城，梁建新，解琼，等 . 复方保和丸治疗糖尿病胃轻瘫的疗效 [J]. 中国自然医学杂志，2000，（4）：208-209.

15. 二陈汤加减方

【药物组成】黄芪 30g，党参 20g，白术 12g，当归 10g，陈皮 10g，升麻 10g，柴胡 12g，砂仁 12g，竹茹 10g，半夏 10g，赭石 30g，旋覆花 12g。

【功效主治】行气健脾。主治糖尿病性胃轻瘫。

【用法】每日 1 剂，早晚分服。

【来源】徐江雁，毋莹玲，杨建宇，等. 国家级名老中医糖尿病验案良方 [M]. 郑州：中原农民出版社，2010：175.

16. 竹茹代赭石方

【药物组成】柴胡 12g，陈皮 12g，杭白芍 12g，枳壳 10g，川芎 10g，香附 10g，郁金 10g，半夏 10g，竹茹 10g，赭石 25g，当归 12g。

【功效主治】疏肝解郁，理气消滞。主治肝气不舒型糖尿病性胃轻瘫。症见胸腕不舒，痞塞满闷，口苦时干呕，心烦易怒，两胁胀满，善太息，舌淡，苔白，脉弦弱。

【用法】每日 1 剂，水煎取汁，分 2 次服。

【来源】徐江雁，毋莹玲，杨建宇，等. 国家级名老中医糖尿病验案良方 [M]. 郑州：中原农民出版社，2010：177.

17. 香砂六君子汤

【药物组成】太子参 10g，白术 10g，茯苓 10g，甘草 3g，木香 12g，砂仁 6g，吴茱萸 3g，生姜 3g。

【功效主治】行气补气。主治糖尿病胃轻瘫。症见呕吐发作时止，饮食稍多即吐，面色苍白，胃脘痞闷，食欲不振，倦怠乏力，口干不欲饮，四肢不温，大便溏薄。舌淡，脉缓或濡弱。

【用法】白开水冲服，每日 2 次。

【来源】刘新民，张培毅. 糖尿病防治一本通 [M]. 沈阳：辽宁科学技术出版社，2005.

18. 四逆散合半夏厚朴汤

【药物组成】柴胡 12g，枳壳 12g，白芍 10g，甘草 3g，半夏 12g，厚朴 12g，茯苓 10g，紫苏梗 10g，生姜 3g。

【功效主治】呕吐吞酸，嗳气频作，胸胁胀满，烦闷不舒，每因情志不畅而呕吐吞酸加重。舌边红，苔薄腻，脉弦。

【用法】白开水冲服，每日 2 次。

【来源】刘新民，张培毅.糖尿病防治一本通 [M].沈阳：辽宁科学技术出版社，2005.

（二）针灸处方

1. 苍龟探穴针疗法

【取穴】中脘、足三里、内关、三阴交。

【操作】患者仰卧位，穴位皮肤常规消毒。用直径 0.30mm，长度为 25～40mm 环球牌一次性针灸针，根据患者胖瘦不同，采用无痛快速进针法进针至适宜深度。在直刺进针得气后，自穴位深层（地部）一次退至浅层（天部），以拇指与示指扳倒针身，依先上后下，自左而右的次序以 45°角更换针尖方向斜刺进针，每一个方向都分三步徐徐进针，待有针感后，则一次退至浅层，后改换方向，依法再针。每日针刺 1 次，每次留针 30min，2 周为 1 个疗程。针刺期间，停服影响胃动力药物。

【功效主治】健脾利湿。主治糖尿病胃轻瘫。

【来源】曾红文，柴铁驹.苍龟探穴针法治疗糖尿病胃轻瘫疗效观察 [J].中国针灸，2008（8）：576-578.

2. 针刺疗法

【取穴】中脘、内关、天枢、足三里、公孙，均取双侧穴。

【功效主治】和胃健脾理气。主治糖尿病胃轻瘫。

【操作】中脘直刺约 1.2 寸，用补法，以局部酸胀为度；内关直刺约 1 寸，用泻法，以针感向手指方向放射为度；天枢，直刺约 1.2 寸，用泻法，以局部酸胀为度；足三里直刺约 1.2 寸，用补法以局部留针 30min，每日 1 次，2 周为 1 个疗程，治疗 2 个疗程。

【来源】孔素平. 健脾理气法针刺治疗糖尿病性胃轻瘫 45 例临床观察 [J]. 山西中医，2009，25（6）：31-32.

3. 针灸配合穴位注射疗法

【取穴】主穴：胃俞，脾俞。

配穴：中脘，天枢。

【功效主治】和胃健脾。主治糖尿病性胃轻瘫。

【操作】进行针灸治疗，同时穴位注射维生素 B_6、维生素 B_1、胎盘组织液。

【来源】张立娟. 中华针灸要穴丛书：中脘穴 [M]. 北京：中国医药科技出版社，2012：101.

4. 芒针疗法

【取穴】主穴：中脘。

配穴：肝气犯胃型配足三里、三阴交、太冲，脾胃虚寒型配足三里、脾俞、胃俞。

【功效主治】和胃健脾。主治糖尿病性胃轻瘫。

【操作】用 28 号 5 寸芒针，常规消毒后用夹持进针法，垂直缓慢捻转进针，使胃部重胀抽动，当针感向下传导时即停止，得气后不留针。缓慢捻转出针。配穴：肝气犯胃型配足三里、三阴交、太冲，施以平补平泻；脾胃虚寒型配足三里、脾俞、胃俞，施以补法，留针 30min。每日 1 次，10 天为 1 个疗程，中间休息 2 天，治疗期间停用一切影响胃肠功能的药物。

【来源】张继红，张慧岭，寇胜玲. 芒针中脘穴为主治疗糖尿病胃轻瘫 30 例 [J]. 陕西中医，2007（9）：1223-1224.

5. 培元养心针灸法

【取穴】脾俞、胃俞、心俞、天枢、中脘、足三里、合谷、太冲、百会。

【功效主治】培补元气。主治糖尿病性胃轻瘫。

【操作】患者取俯卧位，充分暴露背部皮肤，消毒穴位局部皮肤后，采用一次性无菌针灸针，视患者体质及不同穴位垂直进针1.0～1.5寸，进针行捻转和提插平补平泻的手法使穴位得气。脾俞、胃俞、心俞均施以温针灸，点燃艾柱放置于针柄上，点燃的一头朝下，于艾柱下方垫上硬纸片以防止艾灰掉落。同时配合红外线照射于暴露皮肤之上。留针30min后用镊子清理艾灰并出针。以上操作完成后嘱患者穿好衣物并取仰卧位，用上述相同操作方法完成足三里、天枢、中脘的进针及加艾，并配合红外线照射。同样进针方法完成合谷、太冲进针，并行重提轻插泻法。采用一次性无菌针灸针以平刺法进针针刺百会，视患者体质平刺0.5～1.0寸，该穴不加艾。

【来源】李倩，老锦雄，王俊.培元养心针灸法治疗糖尿病胃轻瘫的临床观察[J].广州中医药大学学报，2023，40（1）：113-118.

6."标本配穴"针灸疗法

【取穴】主穴：足三里、关元。标穴：中脘、丰隆。配穴：肝郁化火者加太冲、风池，脾胃失调者加三阴交痰热内扰者加内庭、曲池，阴虚火旺者加太溪、大钟。

【功效主治】和胃降逆、健脾理气。主治糖尿病性胃轻瘫。

【操作】患者取仰卧位，消毒针刺部位，采用1.5寸毫针直刺上述穴位，运针以捻转法为主。30min/次，4次/周，15次为1个疗程，治疗1个疗程。

【来源】彭冬梅，柴铁劬."标本配穴"针灸疗法联合莫沙必利治疗糖尿病性胃轻瘫的临床研究[J].辽宁中医杂志，2021，48（1）：165-168.

7. 调胃通腑针法

【取穴】 主穴：中脘、血海、阴陵泉、合谷、太冲、三阴交、曲池、丰隆、足三里、地机。

配穴：公孙、内关。

【功效主治】 调畅气机、降逆和胃。主治糖尿病性胃轻瘫。

【操作】 患者取仰卧体位，并对所施穴位进行常规消毒，采用 0.25mm×60mm 一次性无菌针灸针对丰隆、中脘、三阴交、血海、阴陵泉、地机、足三里进行直刺操作，针刺深度为 42mm 左右；采用 0.25mm×40 mm 一次性无菌针灸针对合谷、曲池、太冲进行直刺操作，直刺深度为 24 mm 左右。采用徐疾提插补法对足三里、三阴交、阴陵泉进行相关针刺操作，即于穴位浅部候气，待得气后，缓慢针刺到穴位深部 41mm 左右，以较大的施针力度进行迅速推针操作，直至皮下，以较小的施针力度进行插针操作，重复上述操作 4 次左右；采用徐疾提插泻法对丰隆、曲池、地机、合谷进行相关针刺操作，即待得气后，以较小的施针力度进行迅速针刺操作，直至穴位深部，以较大的施针力度缓慢推针至皮下，重复上述操作行 4 次左右；采用平补平泻法对余穴进行针刺操作，留针 0.5 h。每日 1 次，每周治疗 6 次。持续治疗 3 个月。

【来源】 任志欣，朱敬云，王琳琳. 调胃通腑针法联合西药治疗糖尿病性胃轻瘫的疗效观察及对血清 ANO1 含量的影响 [J]. 上海针灸杂志，2022，41（5）：431-436.

第九节　糖尿病神经源性膀胱

（一）内服方

1. 通泉汤

【药物组成】 山药 15g，熟地黄 10g，枸杞子 10g，菟丝子 10g，覆盆子 10g，车前子 10g，猪苓 10g，茯苓 10g，牛膝 10g，泽泻 10g，当归 10g，丹参 10g，白通草 4g，肉桂 3g，熟附子 5g，川芎 6g。

【加减】气虚显著者，加用人参、黄芪；阳虚甚者，酌增附子、肉桂剂量。

【功效主治】活血祛瘀，补肾利便。主治糖尿病神经源性膀胱。

【用法】每日 1 剂，水煎 2 次，分 2 次服。3 周为 1 个疗程。配合控制饮食继用原降糖药物治疗。艾灸会阴穴，每次 15 ~ 20min，按摩膀胱穴、中极各 200 次（具体方法：让患者仰卧，足跟并拢，腿外分，屈曲 120°~ 140°，以示、中、环三指轻按膀胱穴，三指用力要均匀，由轻渐重，切忌用力过猛，按 200 次后再以三指轻揉中极 200 次），每日 1 次，3 周为 1 个疗程。嘱患者治疗的同时，坚持膀胱训练，定期排尿，不论有无尿意，每隔 3 ~ 4h 定时排尿 1 次（如插导尿管者，每隔 3 ~ 4h 放开尿管夹排一次尿），排尿时需耐心等待，并压迫下腹部，协助将尿尽可能排尽。

【来源】徐生生 . 通泉汤结合灸按治疗糖尿病神经性膀胱 32 例 [J]. 四川中医，1998，16（11）：23.

2.《金匮》桂枝肾气丸加减方

【药物组成】附子 10 ~ 60g，桂枝 10g，熟地黄 30g，山药 20g，山茱萸 15g，茯苓 30g，泽泻 15g，牡丹皮 15g，车前子 30g，牛膝 20g，白术 20g，猪苓 30g，蒲黄 15g，滑石 15g，琥珀 3g。

【功效主治】滋阴补肾。主治糖尿病并发尿潴留。

【用法】每日 1 剂，水煎取汁，分早晚 2 次服。

【来源】孔立 . 糖尿病单验方大全 [M]. 北京：中国中医药出版社，1998.

3. 附子汤加减方

【药物组成】淡附片 10g，山茱萸 10g，鸡内金 10g，巴戟天 10g，桂枝 10g，山药 15g，当归 10g，牛膝 10g，熟地黄 30g，玄参 30g，菟丝子 10g，补骨脂 10g。

【功效主治】引火归原，温肾纳气。主治糖尿病合并神经源性膀胱，证属肾阴亏损，气化无权者。症见多饮多食，多尿，消瘦乏力，四肢肌肉萎缩，排尿不尽。

【用法】每日 1 剂，水煎取汁，分早晚 2 次服。30 天为 1 个疗程。

【来源】孔立 . 糖尿病单验方大全 [M]. 北京：中国中医药出版社，1998.

4. 济生肾气丸加减

【药物组成】车前子、丹参、泽泻、茯苓、牛膝、熟地黄、黄芪各 30g，山药、枸杞子、当归各 20g，山茱萸 15g，牡丹皮、大黄各 10g，制附子、肉桂各 9g，砂仁 6g。

【功效主治】温补肾阳，化气行水。适用于小便不通或滴沥不尽，腰腿沉重，怕冷，神疲乏力，面色苍白，或有浮肿。舌胖淡暗，苔白厚腻，脉沉细弱。

【用法】白开水冲服，每日 2 次。

【来源】罗奕凤 . 济生肾气丸加减治疗脾肾阳虚型糖尿病肾病的效果 [J]. 当代医药论丛，2021，19（11）：184-186.

5. 芪蒲二药方

【药物组成】生黄芪 15g，石菖蒲 6g，乌药 9g，山药 9g。

【功效主治】化湿开窍。主治糖尿病神经源性膀胱，证属湿困肾窍，气化不行。症见消渴日久，排尿不畅。

【用法】每日 1 剂，水煎取汁，分早晚 2 次服。

【来源】孔立 . 糖尿病单验方大全 [M]. 北京：中国中医药出版社，1998.

6. 加味五苓散方

【药物组成】茯苓 10g，泽泻 10g，白术 10g，桂枝 10g，猪苓 10g，乌药 10g，黄芪 10g，附片 10g。

【加减】

① 有畏寒、尿长、尿频、大便稀溏等脾肾阳虚症状的，常配伍淫羊藿 10g、砂仁 6g 药对，温肾健脾。

② 有口干、口苦、目昏、胁痛等少阳枢机不利症状的，合用小柴胡汤，和解少阳，疏肝解郁；胆火上扰心神致失眠多梦者，加龙骨 15g、牡蛎 15g 重镇安神。

③ 有畏寒、口淡、少神、嗜睡、腹痛等少阴寒证症状的，合用四逆类方（四逆汤、理中丸、真武汤等），温补肾阳，回阳救逆。

④ 有胸中灼热、腹痛、大便不爽、脉数等胁热下利症状的，合用葛根芩连汤与当归芍药散，清热健脾利湿，缓急止痛。

⑤ 有一身悉肿、气促胸闷者，猪苓汤合五苓散同用，并加黄芪 10g、乌药 10g 补气健脾，温阳利水。

⑥ 兼有尿频、尿急、尿长、皮肤浮肿等水热互结者加车前草 10g、鹿衔草 10g、茵陈 10g 等清热利湿；兼有腰酸、腰痛等肾虚者，加"肾四味"，即补骨脂 10g、淫羊藿 10g、盐菟丝子 10g、枸杞子 10g 滋补肝肾；兼有胁痛、腰痛、乏力等胆囊结石、肾结石者，加"四金"，即郁金 10g、鸡内金 10g、海金沙 10g、金钱草 10g 疏肝利胆。

【功效主治】温阳利水。主治糖尿病神经源性膀胱。

【用法】每日 1 剂，水煎取汁，分早晚 2 次服。

【来源】刘青，李赛美，徐笋晶，等.李赛美运用加味五苓散治疗糖尿病神经源性膀胱的辨治处方分析 [J].中华中医药杂志，2017，32（10）：4716-4718.

7. 利水通阳方

【药物组成】黄芪 60g，桂枝 15g，白术 15g，茯苓 20g，泽泻 10g，枳壳 10g。

【加减】畏寒肢冷者，加附子 10g，伴溢出性尿失禁者，加覆盆子、桑螵蛸（各）15g；伴泌尿系统感染者，加黄柏10g、连翘15g。

【功效主治】健脾利湿，通调水道。主治糖尿病神经源性膀胱。

【用法】水煎，早、中、晚3次分服，每日1剂，1个月为1个疗程。服药期间嘱患者严格按时排尿，每次排尿时间不少于5min，反复用力利用腹压排尿，白天2～3h排尿1次，夜间随醒即尿，经常自己或由家人协助按摩耻区，膀胱过于饱满者，勿过于用力按压，大量尿潴留且不能自行排出者，予以临时导尿，严重者短期保留导尿。

【来源】阎海，倪青.糖尿病并发症妙方[M].上海：上海科学普及出版社，2002.

8. 猪苓汤方

【药物组成】猪苓10g，泽泻9g，白术10g，茯苓10g，桂枝6g。

【加减】有热象者，加石膏、知母；气虚者，加黄芪；阳虚者，加桑螵蛸、益智、附子；湿重者，加薏苡仁；腹胀者，加枳壳、厚朴；血瘀者，加桃仁、红花。

【功效主治】化气解表，渗湿利水。主治糖尿病神经源性膀胱。

【用法】每日1剂，水煎分2次服，10天为1个疗程。

【来源】孔立.糖尿病单验方大全[M].北京：中国中医药出版社，1998.

9. 四逆散加减（颗粒剂）

【药物组成】柴胡6g，赤芍20g，白芍20g，枳实12g，枳壳12g，甘草6g，香附10g，乌药10g，橘核10g，狗脊10g，牛膝10g。

【功效主治】调和肝脾，透邪解郁，疏肝理脾。主治糖尿病神经源性膀胱。症见小便不畅，腰腿沉重，酸软，疲乏无力，急躁易怒，胸胁满闷，口苦咽干，大便秘结。舌红苔黄，脉弦。

【用法】白开水冲服，每日 2 次。

【来源】刘新民，张培毅 . 糖尿病防治一本通 [M]. 沈阳：辽宁科学技术出版社，2005.

（二）针灸处方

壮医药线点灸疗法

【取穴】关元、命门、足三里（双侧）、气海、中极、三阴交、阴陵泉（双侧）、百会。

【功效主治】补肾益气，滋阴，利水。主治糖尿病神经源性膀胱。

【操作】采用壮医药线点灸疗法，每天 1 次，10 天为 1 个疗程。

【来源】陈少宗，巩昌靖 . 内科疾病针灸治疗学（下）[M]. 天津：天津科技翻译出版公司，2008：362.

◎ 第十节　糖尿病性脑病 ◎

　　糖尿病和脑血管病都是当今世界范围内的多发病和常见病，二者关系密切，往往合并，且相互影响。糖尿病合并的脑血管病中，绝大部分为脑梗死。40 岁以上的糖尿病患者发生脑梗死的概率是非糖尿病患者的 4 倍。糖尿病属于中医"消渴"范畴，脑梗死属于中医"缺血性中风"范畴，中医药对消渴及中风的治疗均有较强的优势。在对消渴合并缺血性中风病机认识中，消渴的基本病机主要为阴虚燥热，而中风病机多为肝肾阴虚，肝阳上亢，瘀毒阻滞经络。两病合并为本虚标实之证，本虚主要为肝肾气阴两虚，标实为瘀血痰毒阻络。

（一）内服方

1. 补阳还五汤加减

【药物组成】生黄芪 30 ～ 45g，赤芍 9g，川芎 9g，当归尾 9g，桃仁 9g，红花 9g，地龙 9g，丹参 15 ～ 30g，水蛭 6 ～ 9g，桂枝 9g，泽泻 9g，石菖蒲 9g，远志 9g。

【功效主治】补气通阳，活血通络。主治糖尿病脑病气虚痰瘀，阳气闭阻证。症见病程较长，中风后遗症患者。肢体不能自主活动，半身不遂，偏身麻木，手足肿胀，或口眼歪斜，口角流涎，或舌强言涩，语言不利，伴面色㿠白，气短乏力，纳呆腹胀，小便清长，舌质暗淡，舌体胖大，舌有瘀斑，脉沉细或弦细无力。

【用法】每日 1 剂，水煎取汁，分早晚 2 次服。

【来源】张娟，李莹，王庆兰. 中西医结合治疗糖尿病 [M]. 北京：中医古籍出版社，2006：273-275.

2. 双效降糖汤

【药物组成】黄芪 30g，赤芍 15g，地龙 9g，桃仁 6g，红花 10g，天花粉 30g，淫羊藿 15g，苍术 12g，水蛭 3g，土鳖虫 9g。

【功效主治】益气温阳，活血化瘀。主治糖尿病并发脑梗死。

【用法】每日 1 剂，水煎取汁，分早晚 2 次服。

【来源】左仲文. 糖尿病中医验方偏方 [M]. 南宁：广西科学技术出版社，2003：188.

3. 通腑化痰泻浊汤

【药物组成】全瓜蒌 15 ～ 30g，胆南星 9g，生大黄 9 ～ 15g，芒硝（冲服）9g，郁金 12g，石菖蒲 12g，天竺黄 9g，鲜竹沥（冲服）9g，丹参 15 ～ 30g，桃仁 9g，珍珠母 15 ～ 30g，钩藤 9g，莲子心 9g。

【功效主治】通腑泄热，化痰通络。主治糖尿病脑病痰热腑实，风痰上扰证。症见突发半身不遂，偏身麻木，口眼歪斜，舌强不利，语言謇涩，头晕痰多，气粗口臭，烦躁不安，躁扰不宁，或神昏谵语，大便秘结，小便黄赤。舌苔黄厚，脉弦滑有力。

【用法】每日 1 剂，水煎取汁，分早晚 2 次服。

【来源】张娟，李莹，王庆兰．中西医结合治疗糖尿病 [M]．北京：中医古籍出版社，2006：273-275.

4. 育阴通络汤化裁

【药物组成】生地黄 20g，玄参 15g，天花粉 20g，石斛 15g，钩藤 30g，菊花 10g，女贞子 15g，桑寄生 30g，枸杞子 9g，赤芍 15g，白芍 15g，丹参 15g，广地龙 15g。

【功效主治】阴虚风动，瘀血阻络。突发半身不遂，或是偏身麻木，口角歪斜，舌强语謇，烦躁不安，失眠，眩晕耳鸣，手足心热，烦渴多饮，易饥多食，尿赤便干，舌红绛少津或暗红，少苔或无苔，脉细数或弦细数。

【用法】每日 1 剂，水煎取汁，分早晚 2 次服。

【来源】郭业新，毕春晖，郝春会，等．糖尿病知识问答 [M]．济南：山东大学出版社，2008.

5. 生地白酒三蛇方

【药物组成】乌梢蛇 50g，大白花蛇 50g，脆蛇 10g，生地黄 50g，白酒 2000g。

【功效主治】祛风化湿，舒通筋骨。主治糖尿病合并中风者，证属风湿阻络，气滞血瘀，症见口舌干燥，口眼歪斜，半身不遂，骨节疼痛。

【用法】将三种蛇剁去头，用酒洗润，切段，干燥；生地黄洗净，切碎。共置酒坛中，密封，浸泡 10 天，每天振摇 1 次，用时加入熬冰糖汁，拌匀。每次 10g，1 日 2 次。

【来源】孔立．糖尿病单验方大全 [M]. 北京：中国中医药出版社，1998.

6. 补阳还五汤合生脉散化裁

【药物组成】黄芪 15g，当归 10g，赤芍 10g，地龙 5g，川芎 10g，桃仁 9g，红花 9g，人参 6g，麦冬 15g，五味子 9g。

【功效主治】益气养阴，活血通络。主治气阴两虚，络脉瘀阻。半身不遂，偏身麻木，或见口角歪斜，或见舌强语謇，倦怠乏力，气短懒言，口干渴，自汗盗汗，五心烦热，心悸失眠，小便或黄或赤，大便干，舌体胖大，边有齿痕，舌苔薄或见剥脱，脉弦细无力或弦细数。

【用法】每日 1 剂，水煎取汁，分早晚 2 次服。

【来源】包扬，衣雪锋，史玲，等．生脉散合补阳还五汤治疗糖尿病合并冠心病 78 例临床观察 [J]. 中国继续医学教育，2014（8）：175-176.

7. 四君子汤合六味地黄丸加减

【药物组成】人参 9g，白术 9g，茯苓 12g，生地黄 12g，山药 12g，山茱萸 9g，泽泻 9g，牡丹皮 9g，黄芪 15g，枸杞子 12g，龟甲 9g，牛膝 12g，甘草 3g。

【功效主治】健脾益气，滋肾养阴。主治脾肾两虚证，症见肌肉消瘦明显，下肢痿软无力，倦怠懒言，腰脊酸软，不能久立，常伴有眩晕耳鸣，咽干口燥，舌红少津，脉虚数。

【用法】每日 1 剂，水煎取汁，分早晚 2 次服。

【来源】张娟，李莹，王庆兰．中西医结合治疗糖尿病 [M]. 北京：中医古籍出版社，2006：333-334.

8. 参附汤加味

【药物组成】人参 10g，附子 10g，五味子 6g。

【加减】四肢厥逆，面红目赤，脉洪大无根为阳脱阴绝，急予扶阳救阴，加山茱萸、熟地黄、甘草；汗出不止者，加黄芪、煅龙牡；神昏者，加石菖蒲、远志。

【功效主治】人参大补元气，附子回阳救逆，五味子敛汗固脱。回阳固脱。主治中风中脏腑（脱证）。

【用法】每日 1 剂，水煎 2 次，分 2 次服。3 周为 1 个疗程。

【来源】阎海，倪青. 糖尿病并发症妙方 [M]. 上海：上海科学普及出版社，2002.

9.通腑化痰汤加减

【药物组成】生大黄 10g，芒硝 10g，全瓜蒌 30g，胆南星 10g，丹参 30g。

【功效主治】通腑化痰。主治痰热腑实，风痰上扰。突发半身不遂，偏身麻木，口角歪斜，言语謇涩，或见神昏谵语，烦扰不宁，头晕或痰多，气粗口臭，声高气促，大便三日以上未行，舌苔黄厚或黄褐而燥，脉弦滑，偏瘫侧脉弦滑而大。

【用法】每日 1 剂，水煎取汁，分早晚 2 次服。

【来源】郭业新，毕春晖，郝春会，等. 糖尿病知识问答 [M]. 济南：山东大学出版社，2008.

10.新续命汤

【药物组成】麻黄 3g，生石膏 30g，生赭石 18g，防风 10g，川芎 10g，白蒺藜 10g，滑石 10g，当归 15g，赤芍 15g，黄芩 15g，全蝎 6g，威灵仙 6g。

【加减】血压高者，去麻黄，加牛膝、地龙、珍珠母；痰湿壅盛者，加竹茹、旋覆花；肝旺心烦者，加龙胆、黄连；神志不清者，加石菖蒲、郁金；大便干结者，加大黄。

【功效主治】疏风清热，息风通络。主治急性缺血性脑血管病。本病急性期的治疗，当以迅折风火上腾之势为要。方中麻黄、防风、白蒺藜祛风；全蝎息风；生石膏、黄芩清热；当归、川芎、赤芍养血和血以灭风；赭石、滑石则取石药慓悍滑疾，以平旋动之威。诸药合用，故取得较好效果。

【用法】水煎，每日1剂，分3次服，10～15天为1个疗程。

【来源】邢鲁光，于素贞，樊秀娥.新续命汤治疗急性缺血性脑血管病的临床观察 [J].中国中医急症，1997（1）：16.

11. 竹叶半夏贝母方

【药物组成】青竹叶 60g，法半夏 10g，浙贝母 10g。

【功效主治】清热化痰。糖尿病合并中风不语，证属热痰闭窍。症见口干舌燥，言语不清。

【用法】每日1剂，水煎分数次服，每次 40mL。

【来源】孔立.糖尿病单验方大全 [M].北京：中国中医药出版社，1998.

12. 溶栓通腑饮

【药物组成】水蛭 6g，土鳖虫 8g（两药研末装胶囊吞服），桃仁 12g，红花 12g，丹参 30g，川芎 15g，地龙 15g，鸡血藤 20g，生大黄 6g（后下）。

【加减】肝阳暴亢，风火上扰型，加天麻 12g、钩藤 30g（后下）、石决明 30g（先煎）、羚羊角粉 0.6g（冲服）；风痰瘀阻，痹阻脉络型，加天麻、半夏、白附子各 10g，全蝎 4g；气虚血瘀型，加黄芪 50g；痰热腑实，风痰上扰型，加芒硝（冲服）、竹茹、胆南星各 10g；阴虚风劲型，加玄参 30g、生地黄 15g。

【功效主治】通腑降气，活血化瘀。主治脑梗死。脑梗死根本病机为瘀血内停于脑，故方中以水蛭、土鳖虫破血行经；桃仁、红花活血散瘀；丹参、鸡血藤活血养血；川芎行血行气；地龙行经通络；大黄攻下通腑，共达活血祛瘀通络之目的，故收效较佳。

【用法】水煎，每日1剂，分2次服用。

【来源】臧修明.中西医结合治疗脑梗死 64 例 [J].湖南中医

13. 地龙活血汤

【药物组成】黄芪 30g，川芎 15g，牛膝 15g，赤芍 15g，地龙 10g，红花 10g，桂枝 10g，党参 10g，当归 12g，桃仁 12g。

【加减】肝阳上亢而头晕者，加磁石、夏枯草；心悸者，加黄精、远志；便秘者，加川楝子、肉苁蓉；四肢麻木者，加威灵仙、鸡血藤。

【功效主治】益气活血，祛瘀通络。主治脑梗死。动脉硬化性脑梗死多因气虚痰浊，血瘀痹阻，故予益气活血、祛瘀通络方剂，以通利血脉。方中黄芪、党参、桂枝补气升阳；当归、川芎、桃仁、红花、赤芍活血化瘀；牛膝、地龙祛瘀通络。动物实验表明党参、黄芪有降脂作用，可延长小鼠细胞在体外寿命，使细胞的生理代谢作用增强。桃仁、赤芍、牛膝、地龙等亦有扩张血管，改善微循环，降低血黏度等作用。因此本方对动脉硬化性脑梗死有明显疗效。

【用法】每日 1 剂，水煎分早、晚两次服，4 周为 1 个疗程。

【来源】王馥.地龙活血汤治疗脑梗死 50 例.陕西中医 [J].1998（1）：14.

14. 化痰通络汤化裁

【药物组成】法半夏 10g，生白术 10g，天麻 10g，胆南星 6g，丹参 30g，香附 15g，酒大黄 5g。

【功效主治】化痰息风，活血通络。主治风痰瘀血，痹阻脉络。半身不遂，偏身麻木，口角歪斜，或舌强语言謇涩，头晕目眩，舌质暗淡，舌苔薄白或白腻，脉弦滑。

【用法】每日 1 剂，水煎取汁，分早晚 2 次服。

【来源】郭业新，毕春晖，郝春会，等.糖尿病知识问答 [M].济南：山东大学出版社，2008.

15. 导痰汤加减

【药物组成】半夏 10g，陈皮 6g，竹茹 12g，枳实 10g，茯苓 15g，石菖蒲 8g，胆南星 10g，钩藤 15g（后下），天麻 10g。

【加减】肢体强痉甚者，加僵蚕、全蝎、生石决明；痰涎壅盛者，加川贝母、天竺黄、猴枣散。

【功效主治】先用苏合香丸温化灌服以辛温开窍。方中半夏、陈皮燥湿化痰。茯苓渗湿健脾。石菖蒲、竹茹、胆南星豁痰开窍。枳实宽中利气。天麻、钩藤平肝息风。辛温开窍，豁痰息风。主治中风中脏腑（阴闭）。

【用法】先用苏合香丸 1 丸化服，继服本方每日 1 剂，水煎 2 次，分 2 次服。3 周为 1 个疗程。

【来源】阎海，倪青. 糖尿病并发症妙方 [M]. 上海：上海科学普及出版社，2002.

16. 七味白术散合桃红四物汤加减

【药物组成】太子参 25g，白术 20g，茯苓 15g，甘草 10g，川芎 15g，当归 15g，桃仁 15g，红花 10g，藿香 12g，木香 10g，葛根 20g。

【功效主治】益气养阴，化瘀通络。主治气虚血瘀型糖尿病性脑病。

【用法】口服：每日 1 剂，水煎。

【来源】曾宪斌，丁成华. 糖尿病验方 450 首 [M]. 上海：上海中医药大学出版社，2002.

17. 涤痰汤加减送服苏合香丸

【药物组成】法半夏 10g，胆南星 10g，枳实 10g，橘红 15g，党参 10g，茯苓 15g，石菖蒲 12g，竹茹 12g，全瓜蒌 30g，苏合香丸 1 丸冲服。

【功效主治】涤痰化湿，开窍醒神。主治痰湿内蕴，蒙塞心神。素体肥胖，多湿多痰，湿痰内蕴，神昏，半身不遂而肢体松懈，瘫软不温，面白唇暗，痰涎壅盛，舌暗淡，苔白厚腻，脉沉滑或沉缓。

【用法】每日1剂，水煎取汁，分早晚2次服。

【来源】郭业新，毕春晖，郝春会，等.糖尿病知识问答[M].济南：山东大学出版社，2008.

18.蒌夏胆星方

【药物组成】全瓜蒌15～30g，胆南星6g，半夏10g，生大黄10g，牛膝15g，钩藤15g。

【功效主治】化痰通腑。糖尿病并发脑血管病变，属痰热腑实者。症见突然昏仆，痰涎壅盛，肢体偏瘫，大便燥结，脉弦滑。

【用法】每日1剂，水煎取汁，分2次服。

【来源】孔立.糖尿病单验方大全[M].北京：中国中医药出版社，1998.

19.半夏天麻白术汤加减

【药物组成】天麻10g，半夏10g，白术12g，陈皮6g，党参12g，茯苓20g，钩藤10g（后下），地龙10g，全瓜蒌15g。

【加减】眩晕较重伴恶心呕吐者，加赭石；痰郁化火，胸闷心烦，口苦苔黄腻者，加黄连；神昏嗜睡者，加石菖蒲。

【功效主治】健脾燥湿，化痰通络。主治脑中风中经络（气虚痰盛，痰浊阻络）。陈皮、半夏燥湿化痰，党参、白术健脾利湿，天麻、钩藤平肝息风，地龙通络，全瓜蒌宽胸化痰。

【用法】每日1剂，水煎2次，分2次服。3周为1个疗程。

【来源】阎海，倪青.糖尿病并发症妙方[M].上海：上海科学普及出版社，2002.

20.补阳还五汤合生脉饮加减

【药物组成】黄芪30g，麦冬9g，五味子9g，太子参15g，丹参 30g，赤芍 9g，川芎 9g，当归 9g，地龙 9g，桃仁 9g，红花 9g，葛根 12g，牛膝 15g，天花粉 15 ～ 30g。

【功效主治】益气养阴，活血通脉。主治气虚血瘀型糖尿病脑病。

【用法】口服：每日 1 剂，水煎。

【来源】曾宪斌，丁成华 . 糖尿病验方 450 首 [M]. 上海：上海中医药大学出版社，2002.

21. 四君子汤合桃红四物汤加减

【药物组成】党参 15g，白术 10g，茯苓 12g，甘草 5g，当归 12g，川芎 8g，赤芍 10g，白芍 10g，生地黄 12g，丹参 15g，红花 6g。

【加减】气短乏力明显者，加黄芪；肌肤甲错者，重用当归、川芎，加三棱、莪术以祛瘀生新。

【功效主治】益气补血，活血通络。主治气虚血瘀型糖尿病脑病。

【用法】口服：每日 1 剂，水煎 2 次，分 2 次服。3 周为 1 个疗程。

【来源】曾宪斌，丁成华 . 糖尿病验方 450 首 [M]. 上海：上海中医药大学出版社，2002.

22. 舒络汤

【药物组成】黄芪 50g，丹参 20g，当归 20g，川芎 15g。

【功效主治】舒络汤是在王清任补阳还五汤基础上加味而成。活血化瘀。主治脑梗死。方中重用黄芪作为主药，具有补气健脾、益肺通阳之功；辅以丹参、当归、川芎活血祛瘀，兼以养血。诸药合用，相得益彰，共达益气养血、舒经通络、排瘀荡滞、祛瘀生新之功。

【用法】水煎服，每日 1 剂，分 2 次口服，15 天为 1 个疗程。有脑水肿表现者，另予甘露醇脱水降颅压等对症处理。

【来源】李尚英.舒络汤治疗脑梗死 37 例 [J].安徽中医临床杂志，1996；8（60）：255.

23.通栓汤

【药物组成】黄芪 45g，丹参 15g，地龙 10g，赤芍 10g，水蛭 3g，三七 3g（研末冲服）。

【加减】喉间痰多者，加制天南星、川贝母各 10g；大便秘结者，加大黄 10g。

【功效主治】益气活血，祛风通络。主治脑血栓形成。本方重用黄芪补气，意在"行血先行气""气行则血行"；配以丹参、赤芍、三七、水蛭活血破血，可以通络溶栓；加地龙祛风以通络。诸药合用，达到气行，活血，脉络通畅，病情得以康复。

【用法】上方水煎服，每日 1 剂，分 2 次服。

【来源】伍世林，巫学林.通栓汤治疗脑血栓形成 68 例 [J].北京中医，1995（5）：42.

24.平肝活血汤

【药物组成】天麻 10g，牛膝 10g，川芎 10g，当归 10g，桃仁 10g，益母草 10g，钩藤 15g，赤芍 20g，丹参 20g，红花 3g。

【加减】肝阳上亢者，加石决明 20g，鹿衔草 15g；肝肾不足者，加女贞子、墨旱莲各 15g；气虚血瘀者，加黄芪 30g，地龙 10g；痰瘀互结者，加法半夏、胆南星各 10g；痰热腑实者，加大黄、栀子各 10g。

【功效主治】平肝潜阳，活血通络。主治急性脑梗死。方中天麻、钩藤平肝潜阳；川芎、赤芍、桃仁、红花、丹参活血化瘀；当归活血养血；牛膝引血下行；益母草活血利水，共奏平肝潜阳、活血通络之功。

【用法】水煎，每日 1 剂，分 2 次服，连服 1 个月。

【来源】夏苏英.平肝活血汤治疗急性脑梗死 31 例 [J].湖南中医杂志，1998（1）：29.

（二）外治处方

1. 蛭冰方

【药物组成】 水蛭 50g，冰片 10g。

【功效主治】 活血化瘀。糖尿病气滞血瘀证。症见两目干涩，胸闷胸痛，头晕目眩，半身不遂，舌面瘀斑。

【用法】 将水蛭烘干后研为细粉，与冰片粉混匀，以黄酒调成厚膏，敷于脐窝，脐布固定，1 日 1 次，10 天为 1 个疗程。

【来源】 孔立 . 糖尿病单验方大全 [M]. 北京：中国中医药出版社，1998.

2. 乳没方

【药物组成】 黄芪 90g，羌活 80g，威灵仙 90g，乳香 40g，没药 40g，琥珀 40g，肉桂 10g。

【功效主治】 益气活血，温经通络。糖尿病合并中风者，证属气滞血瘀。症见头晕目眩，口眼歪斜，半身不遂。

【用法】 上药分别研为细粉，混匀，用醋调成糊状，炒热，敷脐中，外用胶布固定。每用 6g，睡前敷贴，次晨取下。

【来源】 孔立 . 糖尿病单验方大全 [M]. 北京：中国中医药出版社，1998.

（三）针灸处方

1. 体针法

（1）体针法 1

【取穴】 主穴：上星、百会、印堂、肩髃、曲池、足三里、阳陵泉。配穴：眩晕，加头维、风池；夜眠不安，加四神聪、神门；烦躁者，加太冲、合谷。

【功效主治】 清热利窍。主治糖尿病中风先兆（短暂脑缺血发作）。

【操作】上星平刺，百会直刺，印堂斜刺，施捻转补泻法，其余穴位直刺平补平泻法，每天1次，每次30min。2周为1个疗程。

【来源】刘建平，张庚良.不用药物降血糖[M].石家庄：河北科学技术出版社，2012：80.

（2）体针法2

【取穴】主穴：内关、水沟、三阴交、极泉、尺泽、委中。配穴：上肢不能伸者，加曲池；手指握固者，加合谷、太冲。

【功效主治】醒神开窍，养心安神。主治糖尿病中风中经络。

【操作】先刺双侧内关，捻转提插相组合泻法，继刺水沟用雀啄手法。其他穴位用直刺平补平泻法，每天1次，每次30min。2周为1个疗程。

【来源】刘建平，张庚良.不用药物降血糖[M].石家庄：河北科学技术出版社，2012：80.

（3）体针法3

【取穴】法①：取内关、水沟、十宣。

法②：取内关、水沟、气海、关元、神阙、太冲、内庭。

【功效主治】醒神开闭，益气固脱。主治糖尿病中脏腑。法①用于闭证，法②用于脱证。

【操作】法①：取内关、水沟用泻法，取十宣以三棱针点刺放血，每穴出血量1～2mL。

法②：取内关、水沟用泻法，取气海、关元、神阙施隔附子饼灸法，持续4～8h。

【来源】刘建平，张庚良.不用药物降血糖[M].石家庄：河北科学技术出版社，2012：81.

（4）体针法4

【取穴】口眼歪斜：取风池、太阳、下关、地仓透颊车，健侧合谷。失语：取上星透百会、风池，取金津、玉液三棱针点刺放血，加廉泉、通里、天柱。上肢不遂：曲池、风池、极泉、尺泽、合谷、八邪、肩髃、外关。下肢不遂：委中、三阴交、环跳、阳陵泉、昆仑。构音障碍，吞咽障碍（假性延髓性麻痹）：内关、水沟、风池、廉泉。

【功效主治】祛邪解表，濡养筋脉。主治糖尿病后遗症期。

【操作】以上诸穴，除特殊刺法外，均用平补平泻手法，隔天1次，每次30～60min，30～45天为1个疗程。

【来源】刘建平，张庚良.不用药物降血糖[M].石家庄：河北科学技术出版社，2012：81.

2.头针法

【取穴】

① 偏侧运动障碍，取对侧运动区；下肢瘫，取对侧运动区上1/5，对侧足运区；上肢瘫，取对侧运动区中2/5；面部瘫，流涎，舌歪斜，运动性失语，取对侧运动区下2/5。

② 偏身感觉障碍，取对侧感觉区；下肢感觉障碍，取对侧感觉区上1/5，对侧足感区；上肢感觉障碍，取对侧感觉区中2/5；头部感觉障碍，取对侧感觉区下2/5。

【功效主治】通经活络。主治糖尿病。

【操作】进针后捻转3min，可在施术后出现症状缓解。

【来源】刘建平，张庚良.不用药物降血糖[M].石家庄：河北科学技术出版社，2012：81.

3.灸法

【取穴】主穴：以足阳明经穴为主，辅以太阳经、少阴经穴。配穴：言语謇涩，配哑门、廉泉、通里；口眼歪斜，配翳风、地仓、颊车、下关、合谷、攒竹、太冲；下肢瘫痪，配环跳、大肠俞、阴陵泉、足三里、承扶、风市、悬钟、三阴交、委中；上肢瘫痪，配肩髃、曲池、青灵、手三里、合谷、外关。

【功效主治】疏通经脉，调和气血。主治糖尿病。

【操作】治疗时每次选3～5穴，每穴灸1～3min，或5～7

壮，初病每天灸 1 次，恢复期隔天灸 1 次，15 次为 1 个疗程。

【来源】刘建平，张庚良 . 不用药物降血糖 [M]. 石家庄：河北科学技术出版社，2012：81.

4. 耳针法

【取穴】主穴：胰、内分泌、三焦、肾、耳迷根、神门、心、肝、脾、膀胱。配穴：便秘者，加大肠、直肠下段、皮质下、便秘点；腹泻者，加胃、大肠、腹；阳痿者，加外生殖器、睾丸等；惊悸怔忡者，加心、小肠、支点；肢体麻痛者，加腰、膝、跟、指、踝等穴。

【功效主治】健脾利湿，宁心安神。主治糖尿病。

【操作】毫针轻刺激，或皮内埋针法，或王不留行籽贴压法。每次取单耳 3 ～ 5 穴，留针 15min 左右，隔天 1 次，10 次为 1 个疗程。

【来源】刘建平，张庚良 . 不用药物降血糖 [M]. 石家庄：河北科学技术出版社，2012：81.

（四）调理方

1. 荆薄豉粟方

【组成】荆芥穗 50g，薄荷叶 50g，豆豉 100g，粟米 100g。

【功效主治】益肾祛风。糖尿病合并中风者，证属肝肾亏虚，血虚生风。症见口干舌燥，言语謇涩，口眼歪斜，神识昏愦。

【用法】前三味加水 800mL，煎 20min，取液加入粟米及清水适量，熬粥。1 日 1 次，空腹服食。

【来源】孔立 . 糖尿病单验方大全 [M]. 北京：中国中医药出版社，1998.

2. 方杜蒲银杏饭

【组成】杜仲 10g，石菖蒲 8g，粗米 150g，白果仁粉 5g。

【加减】头晕者，可加菊花6g。

【功效主治】促进血液循环，改善动脉硬化、降血压、降血糖、降血脂等。适用于糖尿病并发脑动脉硬化、高血压、高脂血症及老年痴呆等症。

【用法】先将三味洗净，取一煮锅（小），放进杜仲、石菖蒲，加入250mL水，用慢火煎煮，待药液煎至约50mL时停火，灌出煎液（倒掉药渣），倒进蒸锅，并加入淘洗好的米及适量水，将蒸锅置于旺火上煮沸，加进白果粉，改慢火蒸煮即可食用。作为主食，可1～2餐食用。鲜白果不可生食，防止中毒。

【来源】侯昕.糖尿病药膳食疗182题[M].青岛：青岛出版社，2001.

3.竹沥粳米方

【组成】鲜竹沥水100g，粳米50g。

【功效主治】清热化痰。糖尿病合并中风者，证属痰热郁闭型。症见中风昏迷，高热烦渴，咳嗽等。

【用法】加清水适量，共熬成粥，早晚服用。

【来源】孔立.糖尿病单验方大全[M].北京：中国中医药出版社，1998.

4.粉葛麦馍

【组成】葛根粉50g，荞麦面100g，发酵面850g，干面粉50g。

【功效主治】解饥止渴，舒脉降压，改善动脉硬化，增加血流量。适宜各型糖尿病及其心、脑并发症患者。

【用法】①先将葛根粉、荞麦面，加少量温水和成面坯，再与发酵面合并揉匀稍放待发酵后，用干面粉揉匀，下20个面剂（每个50g），揉成馒头待用。②取蒸笼屉铺上湿屉布，摆上馒头，盖上笼屉帽，再将笼屉放在蒸锅上，锅内加入1000mL水，置于大火上蒸 25min 下笼，取出馒头码在盘中即可。作为主食，多餐食用。注意荞麦含有收敛作用的单宁，排便干燥者不宜长期食用。

【来源】邓焕新，唐喜成. 糖尿病患者怎样吃 [M]. 北京：金盾出版社，2008.

5. 川芎桑寄生鱼头汤

【组成】川芎 12g，桑寄生 30g，鲫鱼头 2 个，生姜、去核大枣各少许，调料适量。

【功效主治】祛风止痛。专治因糖尿病并发脑动脉硬化，血虚头痛时作等。

【用法】鱼头去鳃，洗净；起油锅，放入鱼头，稍煎铲起；川芎、桑寄生、生姜、大枣洗净。把全部材料放入瓦锅内，加适量水，猛火煮开后，慢火煮 2h，调味即成。分 1 ～ 2 次，饮汤吃鱼头。

【来源】曾宪斌，丁成华. 糖尿病验方 450 首 [M]. 上海：上海中医药大学出版社，2002.

6. 炸茄盒

【组成】猪肾 50g，猪瘦肉 50g，茄子 150g，鸡蛋 50g（约 1个），面粉 50g，葱末 5g，姜末 5g，精盐 0.5g，味精 3g，酱油3mL，香油 3mL，植物油 800mL（实用 70mL）。

【功效主治】清热消肿。适宜各型糖尿病及并发心脑血管病、肥胖症、甲状腺功能亢进、痛风等患者。

【用法】①先将猪肾和瘦肉洗净，沥净水，剁成馅泥放进调馅盆中，加入葱末、姜末，味精、酱油、香油和精盐调拌均匀待用；再将茄子洗净，削去外皮，横切 0.8cm 厚的片，每片中间再横片切一刀（不切断），将馅泥逐个填夹在茄片中间，码在盘中备用；另取碗放入面粉，将鸡蛋磕破壳，蛋液倒在碗中，加入0.5g 精盐及适量水搅成面糊待用。②取炒锅置于中火上，加入植物油，待油温六成热时将茄合逐个蘸上面糊（挂浆）放进油锅，炸到表皮金黄内里肉熟，捞出码在盘中即可。作为菜肴，1～2餐食用。注意猪肾与猪瘦肉选牛、羊肉亦可。此方也可制成炸扁豆荚、藕盒等。

【来源】邓焕新，唐喜成 . 糖尿病患者怎样吃 [M]. 北京：金盾出版社，2008.

7. 天藤炒鱼片

【组成】天麻片 10g，钩藤 20g，山药粉 5g，黑鱼肉片 100g，莴苣 150g，葱段 1g，姜片 1g，精盐 1g，味精 0.5g，酱油 2mL，果酒 2mL，植物油 500mL（实用 50mL）。

【加减】如大汗淋漓，手足冰凉，大小便失禁，并有虚脱者则用辛温开窍，应去莴苣、天麻，加鲜山药 100g。

【功效主治】辛凉开窍，清热祛风，降血压，降血脂，调节血糖。适用于糖尿病并有脏腑实热，头昏脑涨，口舌生疮，小便黄，尿糖多，大便干，口眼歪斜等症的脑血管病。

【用法】先将原料洗净，莴苣削去外皮，竖着从中切开，再切成薄片，另将钩藤放进小煮锅加水 50mL，用急火快煎取汁（约 10mL）倒入汤碗中，并加进天麻片稍泡待用；另取一碗放进鱼片，加入山药粉拌匀备用；取炒锅置旺火上，加入 500mL植物油，待油热 80℃ 左右时放入鱼片稍炸（泛白）即捞出沥尽油，将油大部分倒出，留少许再置旺火上，油热后放入葱、姜、鱼肉片、莴苣片、天麻片旺火翻炒，待炒至八成熟时加进钩藤汁，并放入精盐、酱油、果酒、味精翻炒均匀，然后出锅盛盘即可食用。

【来源】侯昕 . 糖尿病药膳食疗 182 题 [M]. 青岛：青岛出版社，2001.

8. 地龙桃红饼

【组成】地龙 30g，赤芍 20g，红花 15g，当归 50g，川芎 10g，

桃仁（去皮尖，略炒）15g，黄芪80g，玉米面300g。

【功效主治】益气活血通络。主治血瘀络阻型糖尿病脑病。

【用法】地龙焙干研粉，黄芪、红花、当归、赤芍、川芎浓煎取汁，地龙研粉和玉米面混匀，并以药汁调和成面团，制成20个小饼。将桃仁匀布饼上，入笼蒸熟（或用烤箱烤熟）即成。每日2次，每次食1个。

【来源】曾宪斌，丁成华．糖尿病验方450首[M].上海：上海中医药大学出版社，2002.

9. 地龙馄饨

【组成】鲜地龙（也可用海蚯蚓）100g，猪瘦肉150g，味精1g，精盐1g，鲜赤芍药花瓣50g，葱3g，姜末3g，紫菜1g，香菜5g，醋2mL，酱油3mL，香油3mL，面粉300g。

【功效主治】适用于手足痉挛，半身不遂糖尿病性脑病。

【用法】先取250g面粉放进和面盆内，加适量水和成面坯（稍硬）稍放醒面；另将地龙、猪瘦肉、芍药花瓣等原材料洗净，再将地龙用沸水焯烫，捞出沥尽水，与猪瘦肉和花瓣剁成馅泥，放进调馅碗或盆内，再将葱、姜切末与地龙馅合并，并加入精盐、味精（0.5g），香油2mL，拌匀成馅备用；取醒好的面坯，撒上干面粉揉匀，擀成薄面片，切成馄饨皮并包上馅，捏成馄饨放在盖垫上待用；取煮锅置旺火上，加入1000mL水，煮沸后下入馄饨，并迅速用勺将其推散，以便于均匀受热，煮至全部浮起时，加一点凉水待熟；取一汤碗，放进味精、酱油、香油，并将紫菜、香菜洗净，香菜切末放进碗，并冲入适量沸汤，再盛进碗即可食用。作为主食，分多餐食用，鲜地龙一定洗净，焯烫，去除蚯蚓毒素成分。

【来源】侯昕．糖尿病药膳食疗182题[M].青岛：青岛出版社，2001.

10. 三叶炒粉丝

【组成】嫩金银花叶、嫩丝瓜叶、嫩栝楼叶各 50g（简称三叶），粉丝 50g，青辣椒 30g，葱丝 3g，姜丝 3g，精盐 0.5g，鸡精 5g，胡椒粉 5g，香油 3mL，酱油 5mL，黄酒 5mL，植物油 5mL，食醋 5mL。

【功效主治】清热通瘀。适宜各型糖尿病和心、脑并发症，以及外周微循环病变患者。

【用法】先将青辣椒、三叶洗净，将三叶用沸水轻焯烫，捞出用凉水过滤去热，沥净水分稍放，再将粉丝用温水泡发，并沥净水切成长段备用；另将青辣椒切细丝待用；取炒锅置大火上加入植物油，油热放进葱丝、姜丝和精盐煸炒，同时放入粉丝段、酱油、黄酒及清水 10mL 稍焖，待水分被粉丝吸收，加入三叶和青辣椒丝后翻炒，并逐一加入食醋、鸡精、胡椒粉和香油炒匀，盛在盘中即可。作为菜肴 1 ～ 2 餐食用。注意 3 种药叶均须熟透后，再配餐食用。

【来源】邓焕新，唐喜成. 糖尿病患者怎样吃 [M]. 北京：金盾出版社，2008.

◎ 第十一节　糖尿病性心脏病 ◎

糖尿病的慢性并发症可遍及全身各重要器官，并与遗传易感性有关。无论 1 型或 2 型，常伴有动脉粥样硬化性心、脑血管疾患，糖尿病性肾病变，眼部病变，神经病变等。其发生、发展与糖尿病发病年龄、病程长短、代谢紊乱程度和病情控制程度相关。这些并发症可单独出现或以不同组合同时或先后出现。1 型早期少有这些并发症；2 型可在诊断糖尿病前已存在。有些患者因出现并发症而发现糖尿病。

糖尿病性心脏病，是指糖尿病患者并发或伴发的心脏病，为近年来提出的新概念，它包括糖尿病冠状动脉粥样硬化性心脏病

（冠心病）、糖尿病性心肌病、糖尿病性心脏自主神经病变。过去广泛认为糖尿病患者的心脏病是"单纯的冠状动脉粥样硬化心脏病"，然而，近年通过动脉造影发现许多伴有心脏病的糖尿病患者没有冠状动脉病变，尸检未见冠状动脉阻塞与心肌梗死。特别是有些糖尿病患者发生充血性心力衰竭等严重心脏病时也可不伴有明显的心肌壁外冠状动脉粥样硬化，更无心肌梗死存在，而是由心肌和微血管病变引起的特异糖尿病性心肌病所致。其病机主要为消渴日久，或失于调治，或迁延发展，阴虚燥热日甚，不断耗气伤阴，使气阴两虚，心脉失养，气不运血，血瘀心脉而致。若病久以阴虚为主，燥热灼伤肝肾之阴，肝肾精血不足，不能上济于心以充养滋润心之血脉，使血少脉涩，心脉涩滞，而心痛阵作；若"壮火食气"以气虚为主，则胸中大气不足，易使清阳不升，上窍失养，大气不展，血滞不行而现眩晕，心悸，胸痹；若气阴两虚之体，复因多饮多食，更伤脾胃，聚湿生痰，久聚化热，致痰瘀湿热交阻心脉，易使胸痹缠绵不去；若病情发展，阴损及阳，阴阳两虚，阳虚水泛上凌心肺；肾阳不足不能温养心脉，振奋气血，则使心体受损，心气虚衰，心脉瘀阻更重。临床多有心悸气喘、不得平卧、尿少浮肿等阴阳两虚，心、肾虚衰危重之象。总之，本病属虚证，本虚标实，以气阴两虚为本，血瘀痰阻为标，病位以心、脾、肾为主。基本病理变化为气阴两虚，痰瘀心脉，日久则阴损及阳，阳虚水泛，心肾阳虚。治疗上当以益气养阴、活血化痰为基本法，并注意温肾健脾，调整阴阳，以作根本之图。

（一）内服方

1. 苓夏术甘汤加减方

【药物组成】太子参 30g，白术 15g，茯苓 15g，陈皮 10g，半夏 10g，羌活 30g，独活 30g，防风 10g，紫苏梗 10g，香附 10g，乌药 10g，厚朴 10g。

【功效主治】养心健脾，化痰活血。主治糖尿病伴心律失常（窦性心动过缓）。症见心悸气短，四肢沉重，疲乏无力，胸闷憋气，脘腹胀痛，纳谷不香，汗出恶心，脉沉细缓。

【用法】每日 1 剂，水煎服。

【来源】孔立．糖尿病单验方大全 [M]．北京：中国中医药出版社，1998．

2. 生脉散合葶苈大枣泻肺汤加减

【药物组成】人参 10g，黄芪 30g，麦冬 10g，五味子 10g，葶苈子 30g，大枣 5 枚，猪苓 30g，茯苓 30g，泽泻 15g，泽兰 15g，桑白皮 12g，桂枝 10g，当归 10g，车前子 10g。

【加减】若心脾气虚兼见纳少，腹胀，便溏者，可改用人参汤合参苓白术散加减。若心肾阳虚，水饮上犯者，可合用真武汤。若心肾阳虚，虚阳欲脱，症见大汗淋漓，四肢厥冷，脉微欲绝者，应用参附汤或四逆加人参汤，以回阳救逆，同时可用生脉注射液静脉滴注。对于顽固性水肿，可用五苓散、黄芪防己汤合葶苈大枣泻肺汤。

另外，对于糖尿病自由神经病变中晚期出现的直立性低血压，患者常常在卧位起立时出现头晕心悸，软弱汗出，视物昏花或眼前发黑，甚则晕厥，脉细弱无力。一般采用补中益气汤合生脉散：黄芪 30g，白术 10g，人参 10g，炙甘草 10g，麦冬 10g，五味子 10g，柴胡 10g，山茱萸 10g，葛根 10g，升麻 9g，当归 10g，陈皮 10g，龟甲 10g，酸枣仁 12g。

【功效主治】益气养心，肃肺利水。主治心气阳衰，水饮凌心犯肺型糖尿病心脏病心力衰竭的患者，症见心悸气短，胸闷喘憋，不得平卧，畏寒肢冷，腰膝酸软，双下肢水肿，或兼视物不清，或兼纳呆泄泻，舌胖淡暗，苔白滑，脉沉细。

【用法】每日 1 剂，水煎取汁，分 2 次服。

【来源】赵泉霖，胡剑春.中西医结合治疗糖尿病 [M].济南：山东科学技术出版社，1998：150-153.

3. 益气通脉汤加减

【药物组成】黄芪 15 ～ 30g，黄精 9 ～ 12g，西洋参 6 ～ 9g，麦冬 9g，五味子 9g，葛根 15 ～ 30g，丹参 15 ～ 30g，赤芍 9g，延胡索 9g，郁金 9g，玄参 9g，玉竹 9g。

【功效主治】益气养阴，活血通脉。主治气虚血瘀型糖尿病性心脏病。

【用法】每日 1 剂，水煎取汁，分早晚 2 次服。

【来源】曾宪斌，丁成华.糖尿病验方 450 首 [M].上海：上海中医药大学出版社，2002.

4. 血府逐瘀汤合生脉饮

【药物组成】当归 15g，生地黄 20g，桃仁 15g，红花 10g，枳壳 25g，赤芍 20g，柴胡 10g，川芎 15g，桔梗 15g，牛膝 15g，五味子 15g，麦冬 20g，太子参 25g。

【功效主治】益气养阴，活血通脉。主治阴虚血瘀型糖尿病性心脏病。

【用法】每日 1 剂，水煎取汁，分早晚 2 次服。

【来源】曾宪斌，丁成华.糖尿病验方 450 首 [M].上海：上海中医药大学出版社，2002.

5. 益气活血汤

【药物组成】桃仁 12g，红花 12g，当归 12g，川芎 12g，赤芍 12g，郁金 12g，葛根 12g，瓜蒌 12g，黄芪 30g，太子参 30g，丹参 30g。

【加减】高血压者，加天麻、钩藤各 12g；心动过缓者，加桂枝 12g；脱证者，加服独参汤；气阴虚者，加生脉散；痰湿过重者，加法半夏、僵蚕。

【功效主治】益气活血，化瘀通络。主治气虚血瘀型糖尿病性心脏病。

【用法】口服：每日1剂，水煎2次，共取药液400mL，早晚分服。10日为1个疗程。

【来源】曾宪斌，丁成华. 糖尿病验方450首 [M]. 上海：上海中医药大学出版社，2002.

6. 二冬芝地蛭卿方

【药物组成】生黄芪30g，丹参30g，灵芝10g（研末冲服），生地黄30g，天冬15g，麦冬15g，鬼箭羽60g，生蒲黄10g，水蛭10g（后下），徐长卿15g。

【功效主治】益气滋阴，化瘀通络。主治糖尿病并发冠心病、脉管炎等。

【用法】每日1剂，水煎服。

【来源】孔立. 糖尿病单验方大全 [M]. 北京：中国中医药出版社，1998.

7. 天王补心丹合消渴方加减

【药物组成】生地黄15g，玄参15g，天冬10g，麦冬10g，黄连6g，牡丹皮10g，当归10g，丹参30g，酸枣仁15g，远志10g，五味子10g，柏子仁10g，天花粉15g。

【加减】若兼气短乏力舌胖者，加五味子汤以补益心气。若心血亏虚，心气不足而见心动悸脉结代者，可用炙甘草汤，益气养阴，滋阴复脉。若心悸气短，神疲乏力，纳呆便溏，证属心脾两虚，可用归脾汤，以健脾养心。若肝肾阴虚，症见腰膝酸软，眩晕耳鸣，心悸失眠者，可用一贯煎合酸枣仁汤，以滋养肝肾，养心安神。兼有肝郁气滞者，加四逆散，以疏肝理气。便秘者，加瓜蒌、大黄，以通腑。口干多饮者，加生石膏、知母，倍用天花粉。

【功效主治】滋阴清热，养心安神。主治阴虚燥热，心神不宁型糖尿病心脏病的早期，心电图可无明显异常，但心脏无创伤性检查符合早期心肌病和早期心脏自主神经功能紊乱的表现。症见心悸易惊，心烦失眠，口干咽燥，大便干结，五心烦热，或烦渴多饮，或消谷善饥，舌红少苔，脉沉细数。

【用法】每日 1 剂，水煎取汁，分 2 次服。

【来源】赵泉霖，胡剑春．中西医结合治疗糖尿病 [M]．济南：山东科学技术出版社，1998：150-153．

8. 生脉散加味

【药物组成】西洋参 6 ～ 9g，麦冬 9g，五味子 9g，葛根 30g，丹参 15g，黄芪 15 ～ 30g，黄精 12g，赤芍 9g，延胡索 9g，川芎 9g，玄参 9g，玉竹 9g。

【功效主治】益气养阴，活血通脉。主治糖尿病伴心悸。

【用法】每日 1 剂，水煎取汁，分 2 次服。

【来源】曾宪斌，丁成华．糖尿病验方 450 首 [M]．上海：上海中医药大学出版社，2002．

9. 猪苓汤加减方

【药物组成】生黄芪 30g，太子参 30g，麦冬 10g，五味子 10g，丹参 30g，川芎 15g，桑白皮 30g，泽泻 30g，车前子 30g，葶苈子 30g。

【功效主治】补气通脉，肃肺利水。主治糖尿病性心脏病（合并心力衰竭）。症见下肢浮肿，心悸气短，疲乏无力，纳谷不香，喘逆不能平卧，舌胖嫩，脉细数。

【用法】每日 1 剂，水煎服。

【来源】孔立．糖尿病单验方大全 [M]．北京：中国中医药出版社，1998．

10. 生脉散加减

【药物组成】黄芪 30g，薤白、丹参、川芎、决明子、瓜蒌皮、延胡索、法半夏、绞股蓝、当归各 15g，郁金、炙甘草、柴胡、麦冬、人参、白术、五味子各 10g。

【功效主治】益心气，养心阴。主治气阴两虚，心脉失养型糖尿病性心脏病的中期阶段，常用于糖尿病合并冠心病的患者，症见胸闷心悸，气短乏力，口干便干，或兼五心烦热，或自汗，舌胖质暗，苔白，脉沉细。

【用法】每日 1 剂，水煎取汁，分早晚 2 次服。

【来源】王丽霞.分析对气阴两虚证糖尿病合并冠心病心绞痛患者使用生脉散加减汤剂治疗的效果 [J].中国保健营养，2021，31（7）：253.

11. 黄连洋参汤

【方剂】黄连 15g，西洋参 10g，陈皮 10g，当归 10g，甘草 6g，珍珠 1g。

【功效主治】益气养血，清心安神。本方适用于糖尿病并发冠心病心律失常。

【用法】每日 1 剂，水煎服。

【来源】轩宇鹏.糖尿病百科大全 [M].西安：陕西科学技术出版社，2010.

12. 生脉散合瓜蒌薤白半夏汤加减

【药物组成】人参 10g（另煎兑服），麦冬 10g，五味子 10g，瓜蒌 20g，薤白 10g，桂枝 10g，陈皮 10g，半夏 10g，当归 10g，丹参 30g，佛手 10g。

【加减】若心肾阳虚者，可合用肾气丸，以温补心肾之阳。若痰浊较盛者，可合用涤痰汤，以化痰浊。若痰浊化热者，可用黄连温胆汤加石菖蒲、郁金，以清化痰热。若血瘀明显，可加红花、赤芍、川芎等。若寒凝心脉，可用当归四逆汤，以祛寒活血通脉。若兼双下肢微肿，可加益母草、泽泻、泽兰、猪苓、茯苓，以活血利水消肿。

【功效主治】补气助阳，化痰祛瘀。主治心气阳虚，痰瘀互阻型糖尿病心脏病，症见胸闷心悸，或心前区痛，畏寒肢冷，气短乏力，或兼视物模糊，或兼下肢浮肿，舌胖暗，苔白腻，脉沉滑或结代。

【用法】每日 1 剂，水煎取汁，分早晚 2 次服。

【来源】赵泉霖，胡剑春 . 中西医结合治疗糖尿病 [M]. 济南：山东科学技术出版社，1998：150-153.

13. 三参芪地芍方

【药物组成】太子参 15g，玄参 15g，生地黄 15g，生黄芪 30g，五味子 10g，麦冬 10g，丹参 30g，赤芍 15g，白芍 10g，佛手 12g，泽泻 10g，葛根 15g，天花粉 30g。

【功效主治】益气养阴，活血化瘀。主治糖尿病性心脏病、糖尿病性视网膜病变。症见口干烦躁，视物不清，头晕，胸闷痛，时有心前区刺痛，气短乏力，倦怠，便溏，肢体疼麻，舌质紫暗，脉沉细无力。

【用法】每日 1 剂，水煎服。

【来源】孔立 . 糖尿病单验方大全 [M]. 北京：中国中医药出版社，1998.

14. 苍玄山黄汤

【方剂】苍术、玄参各 10g，山药 20g，黄芪 30g，丹参 15g，葛根 9g。

【功效主治】益气养阴，活血化瘀。本方适用于糖尿病并发冠心病。

【用法】每日 1 剂，水煎取汁，分早晚 2 次服。

【来源】轩宇鹏 . 糖尿病百科大全 [M]. 西安：陕西科学技术出版社，2010.

15. 补气肃肺利水汤

【方剂】 生黄芪 30g，太子参 30g，五味子 6g，丹参 15g，桑白皮 15g，葶苈子 10g，麦冬 10g，泽泻 10g。

【功效主治】 益气养阴，肃肺利水。本方适用于糖尿病并发冠心病。

【用法】 每日 1 剂，水煎取汁，分早晚 2 次服。

【来源】 轩宇鹏 . 糖尿病百科大全 [M]. 西安：陕西科学技术出版社，2010.

16. 花粉贝母三参方

【药物组成】 党参 15g，黄芪 15g，丹参 15g，沙参 15g，麦冬 10g，浙贝母 10g，天花粉 10g，玉米须 10g，山药 10g，枳壳 10g，苦杏仁 10g，三七 8g，桃仁 5g，红花 5g。

【加减】 汗出脉微者，阳欲脱之象，去沙参、天花粉，加高丽参、焙附子、桂枝；胸闷痰阻者，加全瓜蒌、天竹黄；胸痛者，倍三七，加蒲黄、五灵脂；口渴者，加西洋参，加重麦冬；口舌干焦者，加黄连、羚羊角粉。

【功效主治】 活血化瘀，豁痰通络，补气养阴生津。主治糖尿病性冠心病。本方是治疗冠心病心绞痛验方桃红三参汤合以张锡纯《医学衷中参西录》中治糖尿病名方玉液汤化裁而成，因此本方有活血化瘀、宽胸豁痰之药物，又有益气养阴之药，使冠脉扩张，冠脉流量提高，血糖降低，诸症得以缓解。

【用法】 每日 1 剂，水煎 2 次，混合装入保温瓶中分 4 次服。

【来源】 胡曼华，黄其美 . 参玉桃红汤治疗糖尿病性冠心病 80 例临床总结 [J]. 北京中医，1996（5）：17-18.

17. 生脉散合失笑散加味

【药物组成】 人参 6g，麦冬 15g，五味子 6g，五灵脂 10g，蒲黄 10g，黄精 12g，黄芪 12g，丹参 15g。

【功效主治】益气养阴，活血通脉。主治血瘀型糖尿病心脏病。

【用法】每日 1 剂，水煎取汁，分早晚 2 次服。

【来源】曾宪斌，丁成华. 糖尿病验方 450 首 [M]. 上海：上海中医药大学出版社，2002.

18. 安心饮

【药物组成】生黄芪 30g，人参 15g，山茱萸 20g，金樱子 20g，山药 20g，当归 25g，白芍 15g，黄精 20g，丹参 20g。

【功效主治】益气养阴，活血化瘀。主治气虚血瘀型糖尿病心脏病。

【用法】口服：每日 1 剂，水煎，取汁 300mL，每次 150mL，每日 2 次。

【来源】曾宪斌，丁成华. 糖尿病验方 450 首 [M]. 上海：上海中医药大学出版社，2002.

19. 生脉散合丹参饮加减

【药物组成】黄芪、丹参、葛根各 30g，麦冬 9g，五味子、檀香、三七粉、砂仁、甘草各 6g。

【功效主治】益气养阴，活血通络，散瘀止痛。治疗糖尿病心肌病的患者。症见心悸胸闷，气短浮肿，倦怠乏力，咽干口燥，心烦，手足心热，自汗或盗汗，咳嗽，腹胀，便秘，舌质紫暗或有瘀点，脉弦细或沉涩。

【用法】每日 1 剂，水煎取汁，分早晚 2 次服。

【来源】沈亚云，盛兰兰. 生脉散合丹参饮加减治疗糖尿病性心肌病疗效及对心肌纤维化程度的影响 [J]. 新中医，2022，54（5）：62-66.

20. 柴胡疏肝散合丹参饮和血府逐瘀汤

【药物组成】

① 气滞重血瘀轻，见胸闷如窒而疼痛较轻，善叹息，或伴

见胁胀不舒者，用柴胡疏肝散合丹参饮（颗粒剂）。柴胡 12g，赤芍 10g，枳壳 12g，川芎 12g，丹参 10g，檀香 4g，砂仁 9g，香附 10g，甘草 9g。

② 瘀血重气滞轻者，以胸痛如针刺，部位固定，入夜尤甚为主证者，予以血府逐瘀汤（颗粒剂）。当归 20g，赤芍 20g，桃仁 10g，红花 12g，川芎 12g，延胡索 10g，枳壳 12g，柴胡 12g。

【功效主治】行气化瘀。适用于胸闷痛或痛如针刺，时作时止，可痛引肩背，善叹息，心烦易怒，每于情绪波动时而加重，或时有心悸不宁，舌质淡红或暗红，有淤点瘀斑，苔薄白或薄黄，脉弦或细涩。

【用法】白开水冲服，每日 2 次。

【来源】刘新民，张培毅. 糖尿病防治一本通 [M]. 沈阳：辽宁科学技术出版社，2005.

21. 温胆汤合瓜蒌泻白半夏汤

【药物组成】半夏 12g，陈皮 12g，茯苓 10g，枳实 12g，瓜蒌 30g，薤白 10g，干姜 12g，竹茹 12g。

【功效主治】开胸理气，祛痰化湿。适用于胸闷如窒而痛，或痛引肩背，气短喘促，肢体沉重，倦怠乏力，痰多，舌体胖大边有齿痕，苔白腻，脉弦滑。

【用法】白开水冲服，每日 2 次。

【来源】刘新民，张培毅. 糖尿病防治一本通 [M]. 沈阳：辽宁科学技术出版社，2005.

（二）中成药

1. 生脉冲剂

【药物组成】党参、麦冬、五味子。

【功效主治】益气养阴，生津止渴，复脉固脱。主治消渴气阴两虚，心悸气短，胸闷乏力，口干口渴，自汗脉虚，头晕目眩。

西医所指的糖尿病心脏病，有心慌、气短、自汗等，及直立性低血压等均可适用。

【用法】开水冲服，每次 1 包，每日 3 次。

【来源】陈永灿，黄飞华.失眠的中医保健 [M].北京：人民卫生出版社，2000：351.

2. 愈风宁心片

【药物组成】以葛根进一步提取所得的总黄酮为主要成分。

【功效主治】生津止渴。主治糖尿病冠心病心绞痛，胸痹眩晕。能降低血脂，增加冠脉血流量，降低血管阻力，减少心肌耗氧量，能改善心肌代谢，缓解冠状动脉痉挛。

【用法】口服，每次 5 片，每日 3 次。

【来源】徐世军.实用临床药物学 [M].北京：中国医药科技出版社，2019：179.

3. 生脉饮合活络效灵丹加减

【药物组成】麦冬 20g，太子参 20g，黄芪 20g，丹参 10g，当归 20g，乳香 12g，香橼 12g，五味子 12g，佛手 12g，赤芍 20g，葛根 20g，天花粉 20g，香附 10g。

【功效主治】益气活血通络。主治心悸时作，气短，动则益甚，胸闷痛，部位较固定，倦怠乏力，伴头晕，面色无华，恶热，不恶寒。或肢温不凉，舌质暗淡，苔薄白，脉缓而细弱。或口干，舌质暗红，有瘀点瘀斑，苔黄，脉细数或促或疾。

【用法】白开水冲服，党参生脉饮 1 支，活络效灵丸 1 丸，每日 2 次。

【来源】刘新民，张培毅.糖尿病防治一本通 [M].沈阳：辽宁科学技术出版社，2005.

4. 温胆丸合血府逐瘀丸加减

【药物组成】茯苓 20g，半夏 12g，白术 20g，陈皮 12g，益母草 15g，太子参 10g，柴胡 12g，枳壳 12g，厚朴 12g，香附 10g，川芎 12g，赤芍 10g，当归 20g。

【功效主治】活血通络，益气养阴。主治血瘀阴伤型糖尿病心脏病。症见心悸时作，气短，倦怠乏力，劳则益甚，胸闷或有疼痛，纳差，夜寐多梦，脘腹痞满，大便溏而不爽，舌质暗红或有瘀点瘀斑，体胖大，边有齿痕。或口苦，大便黏滞不爽，苔黄腻，脉滑数或涩数或疾或促。或肢温，苔白腻或白厚腻，脉缓而弦滑。

【用法】白开水冲服，每次各 1 丸，每日 2 次。

【来源】刘新民，张培毅．糖尿病防治一本通 [M]．沈阳：辽宁科学技术出版社，2005．

5. 天王补心丸（丹）

【药物组成】酸枣仁、柏子仁、天冬、麦冬、当归、生地黄、远志、玄参、人参、丹参、桔梗、朱砂、五味子。

【功效主治】滋阴养血，补心安神。主治心肾不交型糖尿病心脏病。

【用法】口服：每次 1 丸（9g），每日 2 次。7 岁以上儿童半量；3 ～ 7 岁服 1/3 量。脾胃虚寒，胃纳欠佳，痰湿留滞者，均不宜服用。

【来源】周冰峰，钟启腾，孙惠华．天王补心丸治疗 2 型糖尿病（阴虚型）失眠症的疗效 [J]．中国医药导报，2006，3（35）：100-101．

6. 血府逐瘀胶囊

【药物组成】桃仁、当归、枳壳（麸炒）、川芎、柴胡、红花、牛膝、赤芍、地黄、桔梗、甘草。

【功效主治】活血祛瘀，行气止痛。主治血瘀型糖尿病心脏病。

【用法】口服：每次 6 粒，每日 2 次，1 个月为 1 个疗程。忌食辛冷食物。孕妇忌服。

【来源】侯卫国，王琛，唐英，等．血府逐瘀胶囊治疗糖尿病肾病的临床观察 [J]．上海中医药杂志，2006，40（6）：35-37．

7. 丹蛭降糖胶囊

【药物组成】太子参、生地黄、菟丝子、牡丹皮、水蛭、泽泻。

【功效主治】阴阳互济，通补兼施，寒温并调，补不碍邪，攻不伤正。用于治疗冠心病合并气阴两虚型糖尿病。

【用法】每次 5 粒，每日 3 次，口服，疗程 3 个月。

【来源】方朝晖，陈志．丹蛭降糖胶囊治疗 2 型糖尿病实验研究进展 [J]．安徽中医药大学学报，2019，38（2）：91-94．

（三）调理方

1. 羊心红花

【组成】羊心 1 个，红花 6g，盐 1.5g。

【用法】将红花加水 1 杯浸泡，入盐少许，涂羊心上，炙熟食用。

【功效主治】养血活血止痛。主治糖尿病心脏病。

【来源】曾宪斌，丁成华．糖尿病验方 450 首 [M]．上海：上海中医药大学出版社，2002．

2. 海带汤

【组成】海带 9g，决明子 15g，生藕 20g，调味品适量。

【功效主治】益心散瘀。用于糖尿病冠心病属心血瘀阻者。

【用法】决明子水煎去渣取汁，加海带及藕炖熟，调味后吃海带及藕，饮汤。

【注意】凡糖尿病并发甲状腺功能亢进（甲亢）者不宜食用。

【来源】曾宪斌，丁成华．糖尿病验方 450 首 [M]．上海：上海中医药大学出版社，2002.

3. 贝七蛋

【组成】川贝母粉 1.5g，三七粉 0.5g，鸡蛋 1 枚。

【功效主治】益心散瘀止痛，用于糖尿病冠心病属气虚血瘀者。

【用法】鸡蛋和药粉一起入水煎熟，口服，每日 1 枚，连用 3～5 日。

【来源】曾宪斌，丁成华. 糖尿病验方 450 首 [M]. 上海：上海中医药大学出版社，2002.

4. 苏香粉葛饺

【组成】鲜紫苏叶 300g，鲜香橼 20g（干品 10g），虾仁 200g，粉葛粉 50g，面粉 500g，葱 2g，姜 2g，精盐 3g，味精 1g，香油 2mL。

【功效主治】适用于胸闷、胸痛、气短心悸、乏力等供血不足糖尿病心脏病患者。

【用法】先将葛粉与面粉一起倒进和面盆内，用开水（水温在 80℃）和成烫面，稍放醒面待用；再将紫苏叶、香橼、虾仁等原料洗净，把紫苏叶用沸水氽烫，过冷水去热，挤去水分与虾仁一起剁碎放进调馅盆内，另将香橼削去外皮剁碎也放进调馅盆内，取葱、姜切成末与剁好的紫苏叶等混合，并加入精盐、味精、香油拌匀备用；将醒好的面揉成 30 个面剂，擀成饺子皮，包上馅捏成水饺，逐个摆在蒸笼的屉布上，将蒸笼置于蒸锅上，锅内加适量水，用旺火蒸 25min 即可食用。作为主食，每餐 50～100g，分多餐食用。

【方解】方中紫苏叶、香橼含有挥发油，具有行气舒郁作用。葛粉含葛根素黄酮类有效成分，有扩张冠状血管，改善供血、供氧，调节血糖、血脂代谢等作用。面粉和虾肉都不含饱和脂肪酸，且包容了动植物的营养成分，在营养互补的前提下满足药膳食疗作用。全方配伍具有理气通脉、清血降糖的作用。

【来源】侯昕．糖尿病药膳食疗182题 [M].青岛：青岛出版社，2001.

5. 玉竹心子

【组成】玉竹 50g，猪心 500g，生姜、葱、花椒、盐、味精、香油各适量。

【功效主治】养阴生津，安神宁心。用于糖尿病并发心悸，失眠症，证属热病伤阴，心血亏虚者。

【用法】将玉竹拣去杂质，切成小节，用水稍闷，放在锅内，加清水适量，煎熬两次，去渣留药液备用。将猪心剖开后，洗净血水。生姜、葱洗净，切成姜片、葱节待用。将药液放入锅内，加猪心、生姜、花椒、葱等，置大火上煮到六成熟时，捞起稍凉。将猪心放入卤汁锅内，放入盐、味精、香油，加热收成浓汁即成。

【来源】曾宪斌，丁成华．糖尿病验方450首 [M].上海：上海中医药大学出版社，2002.

6. 灵芝参七酒方

【组成】灵芝 30g，丹参 5g，三七 5g，白酒 500g。

【功效主治】养血活血，健脾安神。糖尿病合并冠心病，证属心阴不足，瘀血内阻。症见口干舌燥，胸闷憋气，头昏失眠，舌淡青紫，脉结代。

【用法】共置酒坛中，密封，每日搅拌 1 次，浸泡 30 天即成。每次用 5g，1 日 1 次。

【来源】孔立．糖尿病单验方大全 [M].北京：中国中医药出版社，1998.

7. 山楂荷叶方

【组成】鲜山楂 20g，荷叶 10g。

【功效主治】化积散瘀。糖尿病合并冠心病，高脂血症，证属食积瘀滞型。症见胸闷气短，烦渴多饮，脘胀纳呆。

【用法】每日1剂，水煎或开水冲泡代茶饮。

【来源】孔立.糖尿病单验方大全[M].北京：中国中医药出版社，1998.

8.苓仁桂花包

【组成】茯苓粉50g，松子仁30g，酸枣仁30g，核桃仁100g，鲜桂花10g（干品用5g），菊糖1g，发酵粉5g，山药面100g，玉米面200g，糯米面200g，面粉50g。

【功效主治】增加冠状血管供血量，减少血脂沉积，改善心血管功能。适用于心气不足，失眠倦怠，及并发面部或眼睑水肿等糖尿病心脏病患者。

【用法】先将松子仁、酸枣仁炒黄与核桃仁一并研成碎末或小粒，放在汤碗内加进桂花、菊糖拌匀待用；再将山药面、玉米面、糯米面、茯苓粉放进和面盆拌匀，用温水溶化发酵粉将面和成发酵面坯，稍放待发酵；待面醒后，用干面粉揉匀下20个剂子，擀成包子皮，包上馅，捏成小包摆在笼屉布上，置于蒸锅上，锅内加适量水，用旺火蒸25min即可食用。作为主食，分多餐食用。

【来源】侯昕.糖尿病药膳食疗182题[M].青岛：青岛出版社，2001.

9.牡蛎龟草煲

【组成】鲜牡蛎肉100g，生龟甲15g，白芷5g，甘草3g，胡萝卜200g，精盐1g，味精1g，酱油5mL，香油0.5mL。

【操作】先将牡蛎肉、胡萝卜、龟甲等原料洗净，胡萝卜切小丁块，三样一齐放进煲锅，加上白芷、甘草、精盐、酱油，并加入1000mL水，用慢火煲熟，加进味精、香油即可食用。

【用法】作为汤菜，分1餐或2餐食用。

【功效主治】可改善供血不足，调节代谢平衡。适用于伴有供血不足，阴虚上火，大便秘结等症状的糖尿病性心脏病。

【注意】有肝病、胆囊病变（黄疸）者，不宜多食。

【来源】侯昕.糖尿病药膳食疗182题[M].青岛：青岛出版社，2001.

● 第十二节　糖尿病性高脂血症 ●

高脂血症是指血清中胆固醇、甘油三酯和（或）低密度脂蛋白胆固醇过高和（或）血清高密度脂蛋白胆固醇过低的一种全身脂代谢异常。2型糖尿病（T2DM）患者发病数占糖尿病患者总数的53%左右，是糖尿病中最为常见的类型。T2DM多见于中老年人，并发症较多见，其中T2DM合并高脂血症是临床常见的一种类型。

近年来，随着人们物质生活水平的提高，饮食结构的改变和老年人口的增加，高脂血症的发病率有明显增高的趋势。《中国血脂管理指南（基层版2024年）》推荐低密度脂蛋白胆固醇作为血脂干预的首要靶点，以动脉粥样硬化性心血管疾病危险分层确定其目标值；推荐在生活方式干预的基础上，以中等强度他汀类药物作为起始药物治疗，必要时联用胆固醇吸收抑制剂和（或）前蛋白转化酶枯草溶菌素9抑制剂的达标策略。血清低密度脂蛋白胆固醇低于3.12mmol/L为合适范围，3.13～3.61mmol/L为边缘升高，3.64mmol/L以上者为高脂血症；血清高密度脂蛋白胆固醇1.04mmol/L上者为合适范围，低于0.91mmol/L者为血脂异常；血清甘油三醇1.70mmol/L以下者为合适范围，高于1.70mmol/L为高脂血症。

由于血脂（胆固醇、甘油三酯、磷脂、非脂化脂肪酸）在血液中是以与蛋白结合的形式存在，所以又有人将高脂血症称为高脂蛋白血症。如果胆固醇单项增高，超过正常值范围，称为高胆固醇血症。高脂血症与动脉粥样硬化、心脑血管病、糖尿病、脂肪肝、肾病等的发病有着密切关系，是形成冠心病的主要危险因素之一。

中医治疗高脂血症的研究进展很快，辨证分型方法很多。根据临床常见症状，可分为脾虚湿盛型、湿热内蕴型、肝火炽盛型、阴虚阳亢型、气血瘀滞型、肝肾两虚型。

（一）内服方

1. 温胆汤加减

【药物组成】半夏 10g，胆南星 9g，茵陈 30g，泽泻 15g，虎杖 12g，白术 12g，瓜蒌 15g，郁金 10g，丹参 30g，山楂 30g，酒大黄 6～10g，川芎 12g，厚朴 10g，陈皮 10g，黄连 6g。

【功效主治】化痰祛瘀，活血通络。诸药合用清热化痰活血，健脾利湿降浊，对痰瘀阻滞型高脂血症有很好的疗效。

【用法】每日 1 次，水煎取汁，分早晚 2 次服。

【来源】王素美．糖尿病慢性并发症的中西医结合治疗 [M]．北京：中医古籍出版社，2006：160．

2. 大柴胡汤加减

【药物组成】柴胡 10g，枳壳、枳实各 10g，茵陈 30g，虎杖 15g，赤芍、白芍各 15g，丹参 30g，泽泻 15g，何首乌 10g，厚朴 10g，酒大黄 6～10g，黄芩 10g。

【功效主治】疏肝利胆，理气活血。对糖尿病合并高脂蛋白血症及脂肪肝有较好的降脂及抗脂肪肝作用。

【用法】每日 1 次，水煎取汁，分早晚 2 次服。

【来源】王素美．糖尿病慢性并发症的中西医结合治疗 [M]．北京：中医古籍出版社，2006：161．

3. 化浊降脂汤

【药物组成】苍术 10g，法半夏 10g，泽泻 10g，胆南星 5g，何首乌 20g，桑椹 15g，沙蒺藜 10g，蒲黄 6g（冲），决明子 15g，茵陈 10g，山楂 10g，荷叶 15g（鲜荷叶可用 40g），虎杖 10g，三七 6g（研粉冲服）。

【功效主治】化浊通瘀，益肾健脾。适用于高脂血症。

【用法】水煎取药汁。每日 1 剂，分 2 次服。

【来源】刘兵.高脂血症的中医调补 [M].武汉：湖北科学技术出版社，2008：113.

4.复方山楂片

【药物组成】山楂 30g，葛根 15g，明矾 1.2g。

【功效主治】活血消积。用于胆固醇偏高明显者。

【用法】制成片剂，为 1 日量，分 3 次服。

【来源】景录先.高脂血症防治必读 [M].北京：中国妇女出版社，2008：208.

5.调脂汤

【药物组成】黄芪 30g，苍术、生蒲黄、海藻、丹参、虎杖各 9g。

【功效主治】健脾燥湿，活血化瘀。主治糖尿病并发高脂血症，证属脾失健运，痰瘀互结。

【用法】每日 1 剂，水煎 2 次取汁，混匀后分 2 次服用。4 周为 1 个疗程。

【来源】韩天雄，夏韵.调脂汤治疗 2 型糖尿病并发高脂血症 45 例临床观察 [J].四川中医，2006（6）：54-55.

6.消脂汤

【药物组成】黄芪 50g，补骨脂、何首乌、山楂各 30g，山茱萸、三棱、莪术、半夏、牵牛子各 10g。

【功效主治】补气活血，化痰消积。主治高脂血症。

【用法】每日 1 剂，水煎 2 次，分 2 次服，3 个月为 1 个疗程。

【来源】郝恩恩.高脂血症医疗全书[M].北京：中医古籍出版社，2007：94.

7. 化脂灵

【药物组成】水蛭5.6g，土鳖虫5.6g，益母草11g，五加皮11g，黄芪17g，山楂12g，泽泻16g，何首乌22g。

【功效主治】健脾化痰，疏肝理气，活血化瘀。主治高脂血症。

【用法】研末成丸。每次9g，每日2次，于饭后服用。

【来源】刘兵.高脂血症的中医调补[M].武汉：湖北科学技术出版社，2008：113.

8. 消脂方1

【药物组成】黄芪20g，党参15g，山楂10g，黄芩10g，马齿苋15g，虎杖10g，生何首乌15g，泽泻10g，青蒿10g，酒大黄5g，丹参8g，白术10g。

【功效主治】补气化湿。主治2型糖尿病合并高脂血症。

【用法】水煎2次，药液混合后早晚分服，每日1剂。

【来源】孙玉焕，李金祥，贾庆祥，等.高脂血症[M].石家庄：河北科技出版社，2009：130.

9. 消脂方2

【药物组成】山楂10g，金银花10g，菊花10g。

【功效主治】清热平肝，化瘀清脂。适于糖尿病合并高血压、高脂血症，证属气虚脂瘀。症见头晕目眩，心悸烦渴，失眠口苦。

【用法】每日1剂，水煎或开水冲泡代茶饮。

【来源】孔立.糖尿病单验方大全[M].北京：中国中医药出版社，1998：356.

10. 消脂方3

【药物组成】山楂根10g，茶树根10g，玉米须10g。

【功效主治】降脂化浊，主治糖尿病合并高脂血症，证属脂浊瘀阻。症见形体肥胖，头晕头胀，记忆力减退，心烦口渴。

【用法】将山楂根、茶树根制成粗末，玉米须切碎，加水1000mL，水煎代茶饮，1日1剂。

【来源】孔立.糖尿病单验方大全 [M].北京：中国中医药出版社，1998：356.

11. 消脂方 4

【药物组成】漏芦、决明子、泽泻、荷叶、汉防己各15g，生地黄、黑豆、水牛角、黄芪各30g，红参6g，蜈蚣2条。

【功效主治】利湿补气。主治糖尿病性高脂血症，气阴双亏型。症见神疲乏力，动则短气。对体质壮实，燥热较盛者不宜服用。

【用法】水煎服，每日1剂。

【来源】王晖，王建康.糖尿病保健新法 [M].北京：中国中医药出版社，1998：163.

12. 消脂方 5

【药物组成】黄芪12g，山楂12g，丹参12g，三七粉（冲服）3g，半夏12g，胆南星12g，陈皮12g，白芥子12g，海藻15g，牡蛎15g，炮穿山甲15g，络石藤15g，丝瓜络15g，路路通15g，鬼箭羽15g。

【功效主治】活血化瘀。主治高脂血症合并糖尿病。

【用法】水煎服，每日1剂，1个月为1个疗程。

【来源】孙玉焕，李金祥，贾庆祥，等.高脂血症 [M].石家庄：河北科技出版社，2009：126.

13. 消脂方 6

【药物组成】决明子850g，山楂450g，丹参900g。

【功效主治】活血通便。各类型高脂血症均可用。

【用法】上药粉碎后，水煎 3 次浓缩成稠膏，放冷至 60 ℃时，加入决明子细粉 50g。制粒加润滑剂打片，每片含浸膏 0.25g，相当于生药 2.9g。每日 3 次，每次 2～4 片，4 周为 1 个疗程。

【来源】王晖，王建康 . 糖尿病保健新法 [M]. 北京：中国中医药出版社，1998：164.

14. 参芪降脂汤

【药物组成】生黄芪 30g，白术 12g，熟地黄 30g，泽泻 30g，山药 30g，荷叶 30g，何首乌 30g，党参 15g，山茱萸 15g，茯苓 20g，生山楂 20g，水蛭粉 3g（研末吞服）。

【功效主治】健脾固肾，祛湿化瘀。适用于高脂血症。

【用法】水煎取药汁。每日 1 剂，分 2 次服。

【来源】刘兵 . 高脂血症的中医调补 [M]. 武汉：湖北科学技术出版社，2008：113.

15. 疏肝清脂方

【药物组成】柴胡 15g，当归 20g，山楂 15g，酸枣仁 20g，绞股蓝 15g，甘草 10g。

【功效主治】化浊降脂，疏肝利气。治疗糖尿病合并脂质代谢紊乱。

【用法】以上诸药温水冲服，每次 100mL，3 次/天。

【来源】山峰，胡楠，李京 . 疏肝清脂方对糖尿病合并脂质代谢紊乱患者胰岛功能水平及肠道菌群的影响 [J]. 中医药学报，2022，50（3）：62-66.

16. 糖脂平汤颗粒

【药物组成】荷叶 8g，天花粉 6g，决明子 6g，泽泻 6g，虎杖 8g，山楂 8g，薤白 8g。

【功效主治】散结通阳，化瘀通脉，泻浊祛痰。可用于治疗 2 型糖尿病合并血脂代谢紊乱。

【用法】用水冲服，每天 1 剂。

【来源】胡楠.分析糖脂平汤颗粒冲服治疗 2 型糖尿病并血脂代谢紊乱的临床效果 [J].糖尿病新世界，2022，25（1）：64-66，74。

17. 消渴降脂汤

【药物组成】何首乌 30g，葛根 30g，泽泻 30g，白僵蚕 30g，桑叶 20g，女贞子 15g，桃仁 12g，黄连、水蛭（研粉）各 3g。

【功效主治】活血化瘀，降脂化浊，补益肝肾。可用于治疗 T2DM。

【用法】以水煎服，1 次 / 天，分早晚服。

【来源】刘涛，周彩云.自拟消渴降脂汤对 2 型糖尿病合并高脂血症患者糖脂代谢水平及颈动脉超声检查结果的影响 [J].中国民康医学，2021，33（24）：83-86.

（二）针灸处方

1. 补虚泻实法

【取穴】肩髃、曲池、合谷、伏兔、足三里、风池、阳陵泉、环跳、太冲。

【功效主治】补虚泻实。主治糖尿病高脂血症。

【操作】每次选 5 ～ 6 穴，针刺得气后采用补虚泻实，留针 30min，其间行针 1 次。

【来源】蔡树涛.高脂血症 [M].南昌：江西科学技术出版社，2001：275.

2. 耳针法

【取穴】神门、内分泌、皮质下、肾上腺、心、脑、肝、胆。

【功效主治】促进和加强经络系统的功能，推动气血的运行，从而降脂。主治糖尿病高脂血症。

【操作】用王不留行或磁珠贴压耳穴，每日多次按压，三餐后及晚睡前重点按压，直至有酸麻、胀痛感；贴压 4 天为 1 次，10 次为 1 个疗程。

【来源】方宁远 . 高脂血症 [M]. 北京：中国医药科技出版社，2009：182.

3. 艾灸疗法

【取穴】足三里、绝骨。

【功效主治】调理脾胃，疏经通络。主治糖尿病高脂血症。

【操作】患者平卧位，每次灸 1 侧，将艾绒做成黄豆大小的艾炷，每穴灸 3 ~ 5 壮，每周 1 ~ 2 次，10 次为 1 个疗程。

【来源】景录先 . 高脂血症防治必读 [M]. 北京：中国妇女出版社，2008：248.

4. 穴位埋线法

【取穴】足三里。

【功效主治】补中益气，主治糖尿病高脂血症。

【操作】取 3 ~ 5 号铬制医用羊肠线，剪成长 2 ~ 3cm 的小段，然后将其从腰穿针的尖孔插入穿刺针内，对准局麻后的足三里，垂直刺入 1.5 寸左右，要求针感传至外踝、足背，然后将针芯边往深处推，针头边往浅处提，将羊肠线埋入穴位中。

【来源】张瞖，尹炳生 . 中西医结合高脂血症治疗学 [M]. 北京：人民军医出版社，2001：101.

（三）推拿法

1. 按摩法

（1）按摩法 1

【功效主治】健脾和中。主治糖尿病高脂血症。

【操作】按摩治疗高脂血症时间的长短，应根据患者的具体情况而定，一般情况下每次按摩在 20 ～ 30min 为宜，每日 1 ～ 2 次，体质好者 1 个月为 1 个疗程，采用穴位强刺激法，体质虚者 15 个月为 1 个疗程，力度刺激适中，采用平补平泻手法，在日常家庭生活中比较简单易行的一种按摩方法揉法。在早上起床前或晚上睡觉前，平卧在床上，右手在下左手在上绕脐周顺时针用力揉 60 次，再左手在下右手在上绕脐用逆时针用力揉 60 次；顺时针时由中间向外至整个腹部，逆时计时再由外向中间揉；一般坚持 2 个月可见到明显的效果。

【来源】方宁远 . 高脂血症 [M]. 北京：中国医药科技出版社，2009：184.

（2）按摩法 2

【功效主治】理气通肠。主治糖尿病高脂血症。

【操作】每次可做 10min 左右，以促进肠的蠕动，腹肌的收缩，使一些脂肪转化为热量而消耗。经常按摩能减少脂肪的堆积。四肢按摩以推、拿等方法为主。上肢多用拿、搓、拍等手法，下肢多用推、拍、搓等手法。在脂肪堆积较多处可适当加重手法，自上而下，自前向后，以便使肌肉的毛细血管增加开放量，从而改善肌肉的代谢功能，增加脂肪消耗。胸背部按摩以推、按、拿手法为主，手法不可过重，注意防止损伤胸骨及肋骨。一般每个部位按摩 15min 左右，先胸部，后腰背部。臀部脂肪较多，按摩重点在两侧髂骨上下，以按、揉为主，手法宜重。面、颈部按摩主要以揉、捏、分、拍手法为主，由轻到重，由颌部、颊部、鼻部、额部、耳部、颈部顺序按摩，每次约10min。

【来源】蔡树涛 . 高脂血症 [M]. 南昌：江西科学技术出版社，2001：117.

2. 切压法

【功效主治】宁心安神，疏经通络。主治糖尿病高脂血症。

【操作】用拇指、示指或中指指甲切按穴位的一种操作方法，俗称爪切法。具有导滞通络、镇痛清爽等功效。切压法多用于头面手足部及皮肉浅薄处的穴位，如内关、解溪、内庭等。切按时用力须轻柔缓慢，逐渐加大切压力，以患者能耐受为度。切压法既可单手爪切亦可双手爪切。但切按时应尽量避免切压处产生疼痛。一般用于热证和实证，而寒证和虚证较少使用切压法，多单独使用，有时也可与捏压等法配合使用以增强治疗作用。

【来源】刘兵．高脂血症的中医调补 [M]．武汉：湖北科学技术出版社，2008：129.

3. 揉压法

【功效主治】舒筋活络。主治糖尿病高脂血症。

【操作】用手指的末端在穴位上做环周揉按的一种操作方法。揉压操作时指端压在穴位的中心点上，且以穴位中心为圆心做环形摆转。手指犹如"吸附"在穴位上，连同皮肤及皮下组织做小范围转动。

揉按速度可快可慢，一般以每分钟 60 次为宜，每次揉按 2 ～ 3min。由于病情不同揉按的频率及每次揉按的时间均不同，并且，还与所选穴位在疾病处方中所处的地位有关。主穴揉按的时间长，配穴揉按的时间相对较短。揉按穴位的面积一般以穴位点为圆心直径 15cm 左右为宜。

揉压法可用中指或拇指来操作：中指揉压法，使用中指揉按时，中指伸直，示指和环指端抵住中指近端指关节附近，指端抵住中指远端指关节的掌面，这种揉压法变势可在左右内三面加强中指的力量。拇指揉压法，使用拇指揉按时拇指伸直，其余四指屈曲，四指尖微屈向掌心，指掌空虚作握空拳状。或可将其余四指伸直拇指抵住所选需揉压的穴位。

揉压法的刺激强度是较轻的一种，单就揉压法本身而言，在其操作中还有轻、较轻、中较重、重等程度之分。一般说来，轻症、表证或者老幼及体弱者手法宜轻或较轻。重症、里证或者青壮年及体壮者手法宜较重或重。病情轻重表里不明及体质一般者手法可用中等强度。不仅揉压法如此，其他各种指压手法均可按此标准进行轻重不同的操作。

【来源】刘兵．高脂血症的中医调补 [M]．武汉：湖北科学技术出版社，2008：129．

（四）调理方

1.荷叶茶

【组成】绿茶 2g，干荷叶 5g。

【功效主治】明目清脑，解暑生津。适用于高血压病、高脂血症。中风前后均适宜服用，有利于开窍醒脑。

【用法】每日用温开水沏泡代茶饮。

【来源】蔡树涛．高脂血症 [M]．南昌：江西科学技术出版社，2001：211．

2.洋葱地黄牛奶饮

【组成】洋葱 200g，生地黄 100g，新鲜牛奶 250mL。

【功效主治】清热生津，滋阴止渴，降血糖。治各类型的糖尿病，对中老年阴阳两虚，燥热伤肺型糖尿病患者伴发高脂血症、肥胖症、高血压病、动脉粥样硬化症等病症者尤为适宜，坚持服食，均有较好的防治效果。

【用法】先将洋葱洗净，除去根皮，切碎，捣烂，备用。将地黄洗净，切碎，捣烂，与捣烂的洋葱同放入家用绞汁机中，快速绞榨取汁，盛入大碗中。锅置火上，加入新鲜牛奶小火煮至将沸时，兑入洋葱、生地黄汁液，充分混匀，再煮至沸，即成。作食疗饮品，早晚 2 次分服。

【来源】李广德．糖尿病及并发症中西医结合疗法 [M]．合肥：安徽科学技术出版社，2007：76．

3. 番茄酸奶茶

【组成】成熟番茄 200g，酸牛奶 200g。

【功效主治】凉血平肝，补虚降脂。适用于高脂血症、高血压病。

【用法】将番茄外表皮用温水浸泡片刻，反复洗净，连皮切碎，放入捣汁机中，快速捣 1min，加酸牛奶拌匀，取番茄酸奶汁。每日早、晚分饮。

【来源】刘兵. 高脂血症的中医调补 [M]. 武汉：湖北科学技术出版社，2008：93.

4. 番薯叶花粉冬瓜汤

【组成】番薯叶 100g，天花粉 20g，黄芪 20g，冬瓜 250g，植物油少量。

【功效主治】清热解毒，利水消肿，降血糖。主治阴虚阳浮，胃燥津伤型糖尿病，对中老年糖尿病患者兼有高血压病、肥胖症尤为适宜。

【用法】将冬瓜洗净，去瓤子后，连皮切成小长方形块，入植物油锅煸透，装碗备用。番薯叶洗净，横切成小片状，待用。黄芪、天花粉洗净后，分别切成片，同放入纱布袋，扎口，与冬瓜同放入砂锅，加清水 1500mL，大火煮沸，改用小火煨煮 20min，待冬瓜熟烂，取出药袋，加新鲜番薯叶拌匀，小火再煮至沸，即成。早晚 2 次分服，喝汤，吃番薯叶，嚼食冬瓜。

【来源】李广德. 糖尿病及并发症中西医结合疗法 [M]. 合肥：安徽科学技术出版社，2007：75.

5. 芹菜粥

【组成】粳米 50g，芹菜 50g。

【功效主治】清热和血，降脂宽肠。对糖尿病、高血压、高脂血症、肥胖症患者均有益处。晨起作为早餐较为适宜。

【用法】将粳米淘洗干净，加水煮成粥，米至八成烂，将洗净切成寸段的芹菜放入锅中，煮至极烂即成。

【来源】任旭.糖尿病的食疗与药膳[M].北京：人民军医出版社，2003：189.

6. 首乌酒

【组成】白酒5000g，制何首乌，生地黄150g。

【功效主治】补肝肾，益精血，降血脂。适用于高脂血症。

【用法】将何首乌洗净焖软切小块，生地黄洗净切薄片。生地黄晾干后与何首乌一起放入容器中，倒入白酒，搅匀后密封浸泡。每隔3日搅动1次，10～15天后开启滤去药渣即可饮用。

【来源】郝恩恩.高脂血症医疗全书[M].北京：中医古籍出版社，2007：182.

7. 黄精鸡蛋面

【组成】黄精15g，黄瓜50g，胡萝卜50g，鸡蛋1个，姜5g，葱少许，大蒜10g，精盐少许，挂面100g，酱油适量，高汤1000mL，鸡精3g，花生油10mL。

【功效主治】补肾阴。调节血糖、血脂。

【用法】将黄精洗净；黄瓜、胡萝卜洗净切片；大蒜去皮，切片；姜葱洗净，葱切花，姜切丝；鸡蛋打入碗中搅碎。炒勺放在中火上，加花生油，烧六成熟时，将鸡蛋倒入锅中两面煎黄，加大蒜、葱、姜下锅煸炒，加入高汤、黄精、黄瓜、胡萝卜，用文火煮20min后，调入盐、酱油、鸡精，将挂面放入锅中煮至熟即可。

【来源】方宁远.高脂血症[M].北京：中国医药科技出版社，2009：128.

8. 冬瓜香菇菜

【组成】冬瓜200g，香菇50g，调味品适量。

【功效主治】下气消痰，利水渗湿，降脂减肥。适用于脾肺亏虚所致的咳嗽，气喘，水肿，小便不利，妊娠水肿，肥胖症等。

【用法】冬瓜去皮洗净，切成小方块。香菇用水发开，去蒂柄，洗净，切成丝。葱、姜洗净切丝。锅中放植物油适量，烧热后下葱、姜爆香，再下冬瓜、香菇和泡香菇的水，焖烧数分钟，待熟时调入食盐、味精等，翻炒几下即可。

【来源】郝恩恩.高脂血症医疗全书[M].北京：中医古籍出版社，2007：121.

9. 草菇茶

【组成】草菇 25g，红茶 5g。

【功效主治】降压降脂，防老抗衰。适用于高脂血症、高血压病。

【用法】将草菇洗净晒干后粉碎，与红茶混匀。每次饮用前将草菇红茶粉放入茶杯中，加开水冲泡后饮用。

【来源】刘兵.高脂血症的中医调补[M].武汉：湖北科学技术出版社，2008：92.

10. 海带绿豆汤

【组成】海带 150g，绿豆 150g。

【功效主治】清热，养血。适用于高脂血症、高血压。

【用法】将海带浸泡，洗净，切块；绿豆淘洗净，两者共煮至绿豆开花，即可食用。每日 2 次，可连续食用。

【来源】黄艳梅.这些事，医生没有告诉你 2：防治高脂血症[M].南宁：广西科学技术出版社，2008：103.

11. 瓜叶花卷

【组成】鲜丝瓜 150g，鲜栝楼叶 100g，薤白苗（山蒜或泽蒜）20g，荞麦面 100g，面粉 400g，发酵粉 5g，精盐 2g，花生油 5mL。

【功效主治】适用于糖尿病并发高脂血症，并有胸闷气短、倦怠易困、肥胖超重、自汗便干症状。

【用法】先取 350g 面粉与荞麦面合并，用发酵粉和成发酵面坯稍放待发酵；另将丝瓜、栝楼叶、薤白苗洗净，丝瓜削外皮，栝楼叶用沸水氽烫，过凉水去热并挤去水分，再与丝瓜一起剁成泥放进调馅盆内，并将薤白苗切成末也放盆内，加进精盐、花生油拌匀备用；待发酵面坯醒好，取另 50g 面粉与发酵面揉匀，擀成大面片，将调好的菜馅摊在面片上，从下向上卷成长卷，用刀切成长 5cm 的卷子待用；取蒸笼铺上湿屉布，摆上花卷，将蒸笼置于蒸锅上，用旺火蒸 20min 即可食用。

【来源】侯昕.糖尿病药膳食疗 182 题 [M].青岛：青岛出版社，2001：198.

12.绞股蓝枸杞子茶

【组成】绞股蓝 15g，枸杞子 15g。

【功效主治】滋补肝肾，降血糖，降血压。主治肾阴亏虚，阴虚阳浮型糖尿病，对中老年 2 型糖尿病患者兼有高脂血症、高血压病者尤为适宜。

【用法】将绞股蓝、枸杞子分别拣杂后洗净，晒干，放入大号茶杯中，用刚煮沸的水冲泡，加盖，闷 15min 即可饮用。当茶，频频饮用，一般可连续冲泡 3 ～ 5 次。

【来源】李广德.糖尿病及并发症中西医结合疗法 [M].合肥：安徽科学技术出版社，2007：79.

13.陈皮炸全蝎

【组成】活全蝎 50g，陈皮（橘皮）粉 3g，精盐 1g，花生油 500mL（实耗 50mL）。

【功效主治】行气通络。适用于糖尿病并发高脂血症，并有头晕头痛、胸胁闷痛、手足麻木、脑卒中偏瘫等症。

【用法】先将全蝎冲洗，用沸水焯烫，捞出沥尽水分待用。取炒锅置旺火上，加进花生油，待油温 80℃左右时，投入全蝎速炸至黄酥捞出，沥尽油码在盘中，均匀地撒上陈皮粉和精盐即可食用。作为菜肴，1 餐食用。

【来源】侯昕.糖尿病药膳食疗 182 题 [M].青岛：青岛出版社，2001：199.

14.荷叶二皮饮

【组成】干荷叶 50g，乌龙茶 5g，丝瓜皮 6g，西瓜皮 5g。

【功效主治】清热利水，减肥降脂。适用于各种单纯性肥胖症，对兼有浮肿、高脂血症者尤为适宜。

【用法】用纱布将干荷叶、丝瓜皮、西瓜皮、乌龙茶包好，放清水中浸泡、清洗后备用。砂锅中放水 5 杯，放入纱布包，上火煮熬至水沸，取汁即成。代茶频饮。

【来源】刘兵.高脂血症的中医调补 [M].武汉：湖北科学技术出版社，2008：93.

◎ 第十三节　糖尿病性高血压 ◎

糖尿病患高血压的概率为非糖尿病患者的两倍，且其高峰比正常人提早 10 年出现，而伴有高血压者更易发生心肌梗死、脑血管意外及末梢血管病，并加速视网膜病变及肾脏病变的发生和发展，这一事实已引起人们的广泛注意。

糖尿病易引发高血压的原因有二。①糖代谢紊乱可加速肾动脉和全身小动脉硬化，使外周阻力增加，血压升高。②高血糖可使血容量增加，肾脏超负荷，水钠潴留，最终可引起血压升高。

血压升高与心排血量及外周阻力有关。心排血量增加不伴有外周改变即可引起血压升高；外周阻力增加不伴有心排血量或血容量改变也可使血压升高，而糖尿病患者这两种变化都有，所以会使血压迅速升高，并引起严重并发症。

中医认为，糖尿病性高血压根据其临床主要表现为眩晕、头晕头痛、心烦易怒、耳鸣耳聋、失眠多梦等症状，其属于中医学眩晕、头痛、耳鸣耳聋、失眠等范畴。其病机是在糖尿病阴虚为本，阴不敛阳，肝阳上亢的基础上发生的。其常表现为头晕头痛、心烦易怒、耳鸣失眠等症状。肝肾同源，肾水不足，肝木失涵，肝阳上亢，甚则化风，风阳上扰清窍。随着病情发展，常犯心、脑、脾、经脉等。肾水不足，水不济火，心火亢盛，火扰心神或肝火旺扰心神致心神不宁，烦躁不寐。风阳上扰清窍，则头痛眩晕，肝火亢盛，木横于上，脾失健运，水谷运化无力，而聚湿成痰。肝火、肝风夹痰上犯清窍，可致神志昏蒙，阴火灼伤津液而致血瘀痰滞，阻塞经气运行，久之出现肢体麻木。痰、火、风、瘀既为高血压的发病原因，又为其病理产物，二者互为因果。糖尿病高血压病既可始于阴虚火旺，火邪化风炼液成痰，痰阻经脉成瘀；又可始于阴虚炼液成痰，痰火化风，阻络成瘀。阴虚阳亢，化火生风，终成痰瘀。

（一）内服方

1.天麻钩藤饮合增液汤加减

【药物组成】天麻 15g，钩藤 12g（后下），石决明 15g（先煎），栀子 10g，黄芩 10g，茯神 12g，首乌藤 12g，益母草 20g，丹参 15g，牛膝 18g，槐花 12g，海藻 12g，桑寄生 15g，杜仲 12g，生地黄 12g，玄参 12g，麦冬 15g。

【加减】若出现高血压危象，阳亢化风而见眩晕颠仆，脑部热痛，面色如醉，唇舌或肢体发麻者，可酌加赭石、牡蛎、龙骨、磁石、羚羊角等以镇肝潜阳息风，或用镇肝息风汤加减；肝火偏盛，头痛较剧，面红目赤，舌苔黄燥，脉弦数者，可酌加龙胆、菊花、夏枯草、牡丹皮，或加服龙胆泻肝丸以清肝泻火；便秘，可加大黄、火麻仁，或加服当归龙荟丸以泻肝通腑；肝肾阴虚明显，可酌加女贞子、枸杞子、白芍、何首乌等以加强其滋养肝肾之力；血糖及血压得到控制后，以杞菊地黄丸以善其后。

【功效主治】平肝潜阳，清热活血，滋补肝肾。主治糖尿病合并高血压。

【用法】每日 1 剂，水煎取汁，分 2 次服。

【来源】刘泽延 .2 型糖尿病伴高血压病的中西医结合治疗体会 [J]. 长春中医药大学学报，2007（1）：37-38.

2. 半夏白术天麻汤合三仁汤加减

【药物组成】天麻 20g，白术 18g，苍术 18g，厚朴 10g，半夏 12g，陈皮 12g，茯苓 15g，苦杏仁 10g，豆蔻 8g（后下），薏苡仁 25g，葛根 15g，丹参 15g，赤芍 15g，益母草 20g，泽泻 10g。

【加减】若痰郁化热，则加用黄连温胆汤加减；眩晕头痛较甚者，加钩藤、刺蒺藜、僵蚕以加强其平肝息风之力；若呕吐频繁者，加赭石、竹茹；痰湿偏重者，可加藿香、佩兰等芳香化湿药，或用藿朴夏苓汤加减；耳鸣、重听者，加郁金、石菖蒲、远志。症状控制后以半夏白术天麻汤合香砂六君丸加减以善其后。

【功效主治】平肝息风，燥湿化痰，宣畅气机。主治风痰上扰型糖尿病伴高血压。

【用法】每日 1 剂，水煎取汁，分 2 次服。

【来源】刘泽延 .2 型糖尿病伴高血压病的中西医结合治疗体会 [J]. 长春中医药大学学报，2007（1）：37-38.

3. 血府逐瘀汤合生脉饮加减

【药物组成】桃仁 15g，红花 10g，当归 12g，川芎 10g，赤芍 15g，柴胡 10g，枳壳 10g，牛膝 20g，党参 20g，苍术 15g，玄参 15g，生地黄 15g，麦冬 15g，五味子 8g，葛根 30g，丹参 18g。

【加减】若心胸痛甚者，可酌加沉香、延胡索、郁金、三七等以活血理气止痛；形体肥胖，痰多气短，胸闷重者，可加瓜蒌薤白半夏汤；痰热盛者，可酌加温胆汤。

【功效主治】活血祛瘀，行气止痛，益气养阴。主治气滞血瘀型糖尿病伴高血压，多见于冠心病等心血管病而伴有心绞痛或心肌缺血者。

【用法】每日1剂，水煎取汁，分2次服。

【来源】刘泽延.2型糖尿病伴高血压病的中西医结合治疗体会[J].长春中医药大学学报，2007（1）：37-38.

4. 生脉饮合增液汤加减

【药物组成】黄芪30g，山药20g，党参20g，苍术15g，玄参15g，麦冬15g，生地黄12g，五味子8g，陈皮8g，葛根20g，丹参18g，牛膝18g，珍珠母15g（先煎），钩藤12g（后下），炙甘草8g。

【加减】若头晕较重，加天麻、石决明；失眠者，加酸枣仁、柏子仁、首乌藤、茯神；多食善饥若偏热证，则加白虎汤；多食善饥若偏虚寒者，则加黄芪建中汤；口渴甚者，可加天花粉、玉竹、沙参等养阴药。

【功效主治】补气生津，养阴通脉。主治气阴两虚型糖尿病伴高血压。

【用法】每日1剂，水煎取汁，分2次服。

【来源】刘泽延.2型糖尿病伴高血压病的中西医结合治疗体会[J].长春中医药大学学报，2007（1）：37-38.

5. 补阳还五汤合生脉散加减

【药物组成】生黄芪30g，太子参30g，丹参30g，石斛30g，天花粉30g，白芍30g，赭石30g（先煎），桃仁10g，红花10g，地龙10g，瓜蒌皮10g，降香末10g。

【功效主治】益气养阴，活血化瘀。主治气阴两虚型糖尿病合并高血压，脉络疾阻，气机升降失常。

【用法】日1剂，水煎服，效后汤改丸巩固疗效。

【来源】张长顺.李则藩辨治糖尿病并发高血压四法 [J]. 吉林中医药，2000（5）：5-6.

6.天麻钩藤饮加减

【药物组成】天麻10g，钩藤15g，菊花10g，石决明15g，川牛膝15g，黄芩10g，杜仲12g，栀子10g，炒槐米15g，珍珠母30g，生牡蛎30g，白蒺藜12g。

【加减】若肝火偏盛，可加龙胆、牡丹皮，以清肝泻火。若腑实便秘者，加生地黄、玄参，以滋阴增液，通腑泄热。若肝阳亢极化风，宜加羚羊角、赭石，以镇肝息风，或羚羊角汤加减，以防中风变证的出现。

【功效主治】平肝潜阳。主治肝阳上亢型糖尿病合并高血压，症见：头痛头胀，眩晕耳鸣，面目红赤，烦躁易怒，失眠多梦，口干口苦，腰膝酸软，甚则眩晕欲仆，头痛如掣，泛泛欲呕，肢麻振颤，语言不利，舌红苔黄，脉弦滑。

【用法】水煎服。

【来源】赵泉霖，胡剑春.中西医结合治疗糖尿病 [M]. 济南：山东科学技术出版社，1998：170-172.

7.杞菊地黄汤加减

【药物组成】枸杞子10g，菊花10g，熟地黄12g，山茱萸12g，山药12g，牡丹皮10g，泽泻10g，杜仲12g，牛膝12g，桑寄生12g，玄参15g，白芍12g。

【加减】若眩晕较甚，可加龙骨、牡蛎、鳖甲、珍珠母之类，以潜浮阳。若遗精滑泄者，可加芡实、金樱子、桑螵蛸、覆盆子，以固肾涩精。若阴虚火旺者，可改知柏地黄汤，加夏枯草、生龙骨、生牡蛎、珍珠母，以滋阴泻火，平潜浮阳。若兼脾肾阳虚者，加肉苁蓉、淫羊藿、肉桂，以温补脾肾。

【功效主治】滋补肝肾。主治肝肾阴虚，症见眩晕耳鸣，腰膝酸软，五心烦热，口燥咽干，健忘失眠，发脱齿摇，舌红少苔，脉弦细。或兼两颧红赤，形体消瘦，遗精滑泄。

【用法】每日 1 剂，水煎取汁，分 2 次服。

【来源】赵泉霖，胡剑春.中西医结合治疗糖尿病 [M].济南：山东科学技术出版社，1998：170-172.

8. 半夏天麻白术汤合二陈汤加减

【药物组成】苍术 10g，白术 10g，制半夏 10g，茯苓 10g，陈皮 10g，泽泻 10g，葛根 10g，佩兰 10g，川牛膝 10g，天麻 10g，厚朴 6g，决明子 30g，生山楂 30g。

【功效主治】运脾化痰，升清泄浊。主治糖尿病合并高血压脾虚失运，痰浊中阻，升降失常。

【用法】日 1 剂，水煎服，效后汤改丸巩固疗效。

【来源】张长顺.李则藩辨治糖尿病并发高血压四法 [J].吉林中医药，2000（5）：5-6.

9. 二地天麻半夏汤

【药物组成】熟地黄 30g，生地黄 30g，天麻 20g，法半夏 20g，天花粉 20g，山药 20g，茯苓 15g，泽泻 15g，知母 15g，山茱萸 12g，白术 12g，葛根 6g。

【功效主治】活血化瘀，滋阴潜阳。大部分患者伴眩晕、头痛、失眠等症状，治疗糖尿病合并高血压阴虚阳亢夹痰证的患者。

【用法】水煎服，每天 1 剂，每天 2 次，早晚各 1 次。

【来源】石笃喜，张敏.二地天麻半夏汤治疗糖尿病合并高血压阴虚阳亢夹痰证疗效观察 [J].现代中医药，2019，39（5）：68-70，80.

10. 知柏地黄汤合天麻钩藤饮

【药物组成】黄柏 9g，知母 9g，山茱萸 12g，生地黄 12g，泽泻 9g，牡丹皮 9g，茯苓 9g，山药 15g，天麻 10g，钩藤 12g，杜仲 9g，牛膝 9g，桑寄生 9g，黄芩 9g，首乌藤 12g，石决明 15g，益母草 9g，栀子 9g。

【功效主治】滋阴泻火，健脾补中，平肝潜阳，活血化瘀。治疗糖尿病合并高血压病，中医辨证属肝阳上亢，肝肾阴虚，血脉瘀阻。症见口干舌燥，五心烦热，头晕目眩，腰酸肢麻等。

【用法】每天 1 剂，水煎，早晚服。

【来源】任琳莉．知柏地黄汤合天麻钩藤饮治疗糖尿病合并高血压病临床观察 [J]．光明中医，2021，36（17）：2854-2856.

11. 济阴助阳镇逆汤加减

【药物组成】生地黄 15g，麦冬 15g，白芍 15g，玄参 15g，山茱萸 15g，阿胶 15g（烊化冲），淫羊藿 15g，仙茅 15g，肉苁蓉 15g，生牡蛎 30g，赭石 30g（先煎），牛膝 10g。

【功效主治】滋阴助阳，潜阳降逆。主治糖尿病合并高血压的阴损及阳，阴阳两虚，虚阳上亢。

【用法】日一剂，水煎服，效后汤改丸巩固疗效。

【来源】张长顺．李则藩辨治糖尿病并发高血压四法 [J]．吉林中医药，2000（5）：5-6.

12. 滋阴潜阳汤

【药物组成】当归、生地黄、熟地黄、山茱萸、黄柏、知母、仙茅、淫羊藿、生牡蛎、磁石、赭石、牛膝适量。

【功效主治】滋阴助阳，潜阳降逆。主治糖尿病合并高血压证属阴阳两虚者。

【用法】每日 1 剂，水煎取汁，分 2 次服。

【来源】田建华．糖尿病医疗全书 [M]．北京：中医古籍出版社，2007：343.

13. 黄连温胆汤加减

【药物组成】黄连 6g，陈皮 10g，半夏 10g，竹茹 10g，胆南星 6g，石菖蒲 10g，天麻 10g，泽泻 10g，川牛膝 12g。

【加减】舌质紫暗，证属痰瘀互结，可加丹参、赤芍、川芎、桃仁、红花，以加强活血化瘀。若兼肝阳上亢者，加钩藤、珍珠母，以平肝潜阳。若痰浊壅盛，喉中痰鸣，语言不利，加天竺黄、鲜竹沥，以化痰浊。若痰热腑实，加瓜蒌、枳实、生大黄、芒硝，以化痰通腑。

【功效主治】清化痰浊。主治痰浊中阻，症见晕眩倦怠或头重如蒙，口苦黏腻，胸闷呕恶，形体多肥胖，舌胖，苔白厚浊腻或黄腻，脉弦滑。

【用法】每日 1 剂，水煎取汁，分 2 次服。

【来源】赵泉霖，胡剑春.中西医结合治疗糖尿病 [M].济南：山东科学技术出版社，1998：170-172.

14. 补阳还五汤加减

【药物组成】黄芪 30g，当归 10g，赤芍 10g，红花 10g，地龙 10g，川芎 10g，钩藤 10g，菊花 10g。

【加减】肢体麻木者，可加鸡血藤、白芍，以舒筋养血。肾虚腰痛者，加杜仲、桑寄生、牛膝。兼有阴虚者，加生地黄、玄参、白芍等。

【功效主治】益气活血，化瘀通络。主治气虚血瘀，症见眩晕头痛，健忘，少气乏力，心悸失眠，精神不振，唇色紫暗，舌有瘀斑或瘀点，脉弦涩或细涩。

【用法】每日 1 剂，水煎取汁，分 2 次服。

【来源】赵泉霖，胡剑春.中西医结合治疗糖尿病 [M].济南：山东科学技术出版社，1998：170-172.

15. 河车蚕苁藜乌方

【组成】紫河车 60g，党参 60g，肉苁蓉 60g，何首乌 60g，生地黄 60g，火麻仁 60g，晚蚕沙 60g，白藜 60g，杭菊花 60g，干石斛 60g，白芍 60g，白术 60g，五味子 30g，绵黄芪 30g，麦冬 30g，天冬 30g，郁李仁 30g，谷精草 30g，牛膝 30g，白薇 30g。

【功效主治】滋阴潜阳。主治糖尿病合并高血压，证属阴损及阳，阳亢于上。症见糖尿病已久，大便干结，血压增高。

【用法】上药共研细末，炼蜜为丸，每丸重 10g，早晚各服 1 丸。

【来源】孔立. 糖尿病单验方大全 [M]. 北京：中国中医药出版社，1998：351.

16. 首乌杞萸方

【组成】何首乌 15g，枸杞子 12g，山茱萸 10g，生地黄 18g，天花粉 20g，杜仲 25g，槐实 10g，益智 10g，山药 18g，白芍 12g，泽泻 10g，陈皮 10g，白术 12g，柏子仁 10g，海藻 12g。

【功效主治】补肾养阴清肝。主治糖尿病合并高血压，证属肾虚胃燥，肝阳上扰者。症见口干多饮，面色潮红，尿频量多，脉沉弦细。

【用法】每日 1 剂，水煎取汁，分早晚 2 次服。

【来源】孔立. 糖尿病单验方大全 [M]. 北京：中国中医药出版社，1998：351.

17. 分消降浊汤

【组成】法半夏、橘红、天麻、苍术、白术、厚朴花、薏苡仁、石菖蒲、远志、建曲各适量。

【功效主治】健运分消，疏导降浊。主治糖尿病合并高血压证属痰浊中阻者。

【用法】每日 1 剂，水煎取汁，分 2 次服。

【来源】田建华. 糖尿病医疗全书 [M]. 北京：中医古籍出版社，2007：343.

18. 补肾汤

【组成】熟地黄 20g，葛根 20g，生地黄 20g，天花粉 20g，麦冬 20g，枸杞子 25g，炒杜仲 15g，山茱萸 15g，知母 15g，玄参 15g，地骨皮 15g，黄芪 15g，乌梅 12g，白术 10g，丹参 9g。

【功效主治】滋补肝肾为主，佐以清热养阴，益气活血，生津止渴。

【用法】每日 1 剂，早晚分服，20 天为 1 个疗程。

【来源】李建臣，毕兆格 . 中西医结合治疗糖尿病性高血压 [J]. 中西医结合实用临床急救，1998（6）：38.

19. 镇肝息风汤加味

【组成】生赭石 30g，牛膝 30g，泽泻 30g，生龙骨 15g，生牡蛎 15g，生白芍 15g，天冬 15g，玄参 15g，葛根 15g，川楝子 10g，黄芩 10g，天麻 10g，钩藤 20g。

【加减】伴恶心者，加姜半夏、生姜；伴头痛者，加川芎；伴大便干者，加大黄。

【功效主治】镇肝息风，滋阴潜阳。

【用法】在规律饮食、活动及口服西药治疗的基础上，加服中药每日 1 剂，水煎 2 次，取煎液 300mL，分 2 ～ 3 次服，15 天为 1 个疗程。

【来源】陈云英 . 镇肝息风汤化裁治疗 2 型糖尿病伴高血压 50 例 [J]. 医学研究通讯，1999（6）：35-36.

（二）外治处方

1. 茱萸肉桂粉

【药物组成】吴茱萸 30g，肉桂 30g，磁石 30g，蜂蜜适量。

【功效主治】活血，止痛，降压。适用于各种证型高血压患者。

【用法】将上药共研为细粉末，密封保存。用时每次取药粉 5 ～ 10g，调少许蜂蜜使之软硬适度，制成药饼 2 个分别贴于患者脐中，后用胶布固定，再用艾条点燃悬灸 20min。每日 1 次，10 次为 1 个疗程。

【来源】刘从明，郝恩恩，田建华.高血压医疗全书 [M].北京：中医古籍出版社，2007：307.

2. 牛膝川芎粉

【药物组成】牛膝 50g，川芎 50g，三棱 50g。

【功效主治】活血止痛，引火下行。适用于各种证型的高血压患者，对肝火亢盛型，瘀血阻络型患者尤为适宜。

【用法】将上药共研细末，装瓶备用。患者取仰卧位，将神阙及其周围用酒精棉球擦拭干净，取上面的药末 5 ~ 10g，置于神阙上，用纱布覆盖，胶布固定。一般 3 ~ 5 日换药 1 次，10 次为 1 个疗程。

【来源】刘从明，郝恩恩，田建华.高血压医疗全书 [M].北京：中医古籍出版社，2007：307.

3. 麻仁茱萸附子方

【组成】蓖麻子 50g，吴茱萸 20g，附子 20g。

【功效主治】温阳平肝。主治肝阳上亢型糖尿病性高血压。

【用法】上药共研细末，加生姜 150g，共捣如泥，再加冰片 10g，和匀，调成膏状。每晚取适量贴两脚心涌泉处。7 天为 1 个疗程，连用 3 ~ 4 个疗程。

【来源】宋红普.高血压 [M].上海：上海远东出版社，2000：121.

（三）针灸处方

1. 毫针法

【取穴】主穴：曲池、足三里；风池、太冲。次穴：百会、四神聪、神庭、外关、合谷、关元、丰隆、三阴交、太溪、阳陵泉、降压点。随症配穴：头痛者，加太阳、印堂；失眠者，加安眠、神门；心悸者，加郄门、内关。

【功效主治】平肝潜阳，滋养肝肾，宁心安神。不仅能较快地改善头痛、眩晕等高血压症状，还能调节神经系统，改善心肌代谢，扩张小动脉，从而促使血压下降。

【操作】每次取一组主穴及 2 ～ 3 个次穴，再随证增加 1 ～ 2 个随症配穴。采用稍强刺激的手法，但对肝肾阴虚型、阴阳两虚型高血压病改用轻刺激的手法，留针 20min，每日或隔日针刺 1 次，两组穴位轮换使用。10 次为 1 个疗程，2 个疗程之间休息 1 天。

【来源】刘从明，郝恩恩，田建华.高血压医疗全书[M].北京：中医古籍出版社，2007：301.

2. 埋针法

【取穴】主穴：心、肝、头痛、降压点、降压沟（放血）、神门。加减法：肝气郁结者，加皮质下、脾；阴虚阳亢者，加胆、交感、耳尖（放血）、失眠；冲任失调者，加肾、内分泌；肝肾阴虚者，加肾、交感；阴虚阳亢者，加肾、胆、交感、失眠、耳尖（放血）：阴阳两虚者，加肾、脾、交感、内分泌。

【功效主治】平肝潜阳，滋养肝肾，宁心安神。不仅能较快地改善头痛、眩晕等高血压症状，还能调节神经系统，改善心肌代谢，扩张小动脉，从而促使血压下降。

【操作】① 毫针法：以中等刺激量。留针 20 ～ 30min，隔日 1 次，10 次为 1 个疗程。也可用电针，即毫针与脉冲电流刺激结合，以强化针刺耳穴，达到增强疗效的目的。

② 埋针法：常规消毒耳郭皮肤后，用镊子或止血钳夹住已消毒的皮内针针柄，刺入所选穴位皮内，一般刺入针体的 2/3，然后胶布固定。每日自行按压 3 次，留针 3 ～ 5 天，取针后休息 5 天，10 次为 1 个疗程，一般只埋一侧，必要时可做两侧埋针。

【来源】刘从明，郝恩恩，田建华.高血压医疗全书 [M].北京：中医古籍出版社，2007：302.

（四）推拿法

1. 按穴位

【取穴】曲池、神门、内关、肾俞、肝俞、心俞、足三里、三阴交、太冲、阳陵泉。

【方法】每次选 5 个穴位，轮换使用，以手指尖代替毫针压按各穴，每穴 1 ～ 2min，每日 1 次，15 次为 1 个疗程。

【功效主治】清热宁心。主治糖尿病性高血压。

【来源】宋红普.高血压 [M].上海：上海远东出版社，2000：131.

2. 揉头颈

【取穴】太阳、印堂、百会、风池、风府、头维、攒竹、公孙。

【方法】先揉双侧太阳，顺、逆时针方向各 10 次。再推揉头后枕部至大椎两侧区域，自上至下重复 10 ～ 20 次，最后点按头部诸穴，每穴 1min。

【功效主治】醒神开窍。主治糖尿病性高血压。

【来源】宋红普.高血压 [M].上海：上海远东出版社，2000：131.

3. 推腹部

【取穴】任脉循行部位，关元、气海、中脘、大横、神阙。

【方法】患者取仰卧位，沿任脉循行部位自上而下推揉腹部 20 次，然后按揉关元、气海、中脘、大横、神阙等穴，每穴 1min。

【功效主治】健脾益气。主治糖尿病性高血压。

【来源】宋红普.高血压 [M].上海：上海远东出版社，2000：131.

4. 摩腰背

【取穴】腰背部督脉及足太阳膀胱经循行部位。

【方法】患者取俯卧位，沿督脉及足太阳膀胱经循行部位，自上背部至腰骶部，按摩推揉，力量由轻渐重，重复 10 余次，以透热为度。

【功效主治】温阳利湿，舒筋通络。主治糖尿病性高血压。

【来源】宋红普 . 高血压 [M]. 上海：上海远东出版社，2000：131.

（五）调理方

1. 罗汉果茶

【组成】罗汉果 15g。

【功效主治】清肺止咳，降血糖，降血压。主治各类糖尿病，对中老年糖尿病燥热伤肺，胃燥津伤型合并高血压病者尤为适宜。

【用法】用干燥的罗汉果，切成饮片。择量放入有盖杯中，以沸水冲泡，加盖闷 15min 即可饮用。当茶，频频饮用，一般可连续冲泡 3 ～ 5 次。

【来源】李广德 . 糖尿病及并发症中西医结合疗法 [M]. 合肥：安徽科学技术出版社，2007：78.

2. 冬瓜汤方

【组成】冬瓜 60 ～ 90g。

【功效主治】清热利湿。方适用于糖尿病合并高血压病者。

【用法】取冬瓜 60 ～ 90g 去皮切成块，水煮，饭后 1 次服完。

【来源】李中南 . 名医论治糖尿病 [M]. 合肥：安徽科学技术出版社，2013：367.

3. 木耳炖鲫鱼

【组成】水发木耳 100g，鲜鲫鱼 300g，料酒、精盐、姜片、葱段、花生油各适量。

【功效主治】补气和血。其对冠心病、糖尿病的康复有着重要的作用。

【用法】将鲫鱼去鳃，去内脏，去鳞，洗净；将水发木耳去杂洗净，切成小块。将鲫鱼放入碗内加入姜片、葱段、料酒、花生油，并放入木耳覆盖鲫鱼及调料，上笼蒸 30min 取出即成。

【来源】张愈．糖尿病与高血压冠心病治疗预防调护大全 [M]. 北京：中国人口出版社，2006：291.

4. 芹菜大枣茶

【组成】芹菜 250g，大枣 1 枚，茶 3g。

【功效主治】清热平肝。芹菜味甘苦，性凉，有平肝降压、清热利湿的作用，适用于肝阳上亢型高血压。此方对高血压的稳定有很好作用，适宜长期服用，无任何不良反应。

【用法】上药水煎，代茶频饮。

【来源】方宁远．高脂血症 [M]. 北京：中国医药科技出版社，2009：185.

5. 苦瓜泥方

【组成】鲜苦瓜 50 ～ 100g。

【功效主治】清热解毒，适用于糖尿病合并高血压病者。

【用法】取鲜苦瓜做成菜泥，每日分 2 ～ 3 次服，连服 10 ～ 15 天。

【来源】李中南．名医论治糖尿病 [M]. 合肥：安徽科学技术出版社，2013：367.

6. 肉丝芹菜

【组成】芹菜 200g，猪肉 50g，植物油、酱油、料酒、团粉、姜丝、精盐、味精各适量。

【功效主治】清热平肝，适用于防治高血压、冠心病、脑血管病、软骨病等。

【用法】把芹菜理好洗净切成 3.3cm 的段，用开水焯过后放凉备用；猪肉切成肉丝用酱油、团粉、料酒拌好。油锅烧热，下姜丝，再下肉丝，先炒肉丝至八成熟时放入芹菜。加入酱油旺火快炒至熟加精盐、味精即成。

【来源】张愈.糖尿病与高血压冠心病治疗预防调护大全 [M].北京：中国人口出版社，2006：291.

7. 沙参粥

【药物组成】鲜葛根 50g，沙参 20g，麦冬 20g，粳米 60g。

【功效主治】养阴补气。主治糖尿病性高血压。

【用法】将葛根洗净切片，与沙参、麦冬经水磨后取沉淀晒干备用，每日用葛根粉、沙参、麦冬与粳米煮粥吃。每日 1 剂，可常服用。

【来源】方宁远.高脂血症 [M].北京：中国医药科技出版社，2009：186.

8. 麻乳鸽

【组成】乳鸽 1 只，天麻 10g，料酒 10mL（也可不用），清汤 200mL，姜片、葱花各适量，盐、低盐酱油各少许。

【功效主治】平肝降逆。天麻可平肝息风，对高血压，头晕目眩，肢体麻木及小儿高热惊厥等病症皆有辅助疗效。

【用法】将天麻用淘米水浸泡 3h 后，切成片。乳鸽宰杀干净后，用低盐酱油、料酒、盐抹在鸽身上，腌渍 15min。将乳鸽放入蒸锅内，加入清汤、姜片、葱花、天麻，用武火蒸 1h，即成。

【来源】养生堂慢性病保健课题组.高血压居家调养及食疗 [M].南昌：江西科学技术出版社，2008：77.

9. 槐花粥

【组成】干槐花 30g 或鲜品 50g，粳米 50g。

【功效主治】平肝降逆。适用于糖尿病合并高血压、中风患者。槐花可扩张冠状动脉，防治动脉硬化，有预防中风作用。

【用法】煮粥服用。

【来源】谢良地，林志鸿. 高血压饮食疗法 [M]. 福州：福建科学技术出版社，2010：72.

10. 绞股蓝枸杞子茶

【组成】绞股蓝 15g，枸杞子 15g。

【功效主治】滋补肝肾，降血糖，降血压。主治肾阴亏虚、阴虚阳浮型糖尿病，对中老年 2 型糖尿病患者兼有高脂血症、高血压病者尤为适宜。

【用法】将绞股蓝、枸杞子分别拣杂后洗净，晒干，放入大号茶杯中，用刚煮沸的水冲泡，加盖，闷 15min 即可饮用。当茶，频频饮用，一般可连续冲泡 3 ～ 5 次。

【来源】李广德. 糖尿病及并发症中西医结合疗法 [M]. 合肥：安徽科学技术出版社，2007：79.

○ 第十四节　糖尿病多汗 ○

糖尿病汗液分泌功能紊乱，是由糖尿病累及交感神经节后纤维引起的常见病证。以肢体半身汗出，或上半身易汗出，下半身无汗或食后多汗为特征。按其症状和体征，属中医"汗证""自汗""颈汗""半身汗"等范畴。主要由糖尿病日久，消渴屡治不愈，燥热炽盛，耗气伤阴，使正气日衰，阴阳失调，营卫失和，腠理开阖不利而引起。病机关键为阴阳失调，卫外不固。此类"汗症"以虚者为多，自汗多属气虚不固，盗汗多属阴虚内热，病程久者或病变重者则会出现阴阳虚实错杂的病况。自汗久之则伤阴液，盗汗久之则易亡阳，所以迁延见到气阴两虚或阴阳两虚所致之汗液外泄失常的病证。

（一）内服方

1. 玉屏风散加味

【药物组成】黄芪 20g，白术 10g，防风 10g，浮小麦 30g，糯稻根 30g，牡蛎 20g，太子参 15g，茯苓 15g，生甘草 6g。

【功效主治】益气固表止汗。主治上半身汗出甚多，少气懒言，体倦乏力，面色少华，易于感冒，舌质淡红，苔薄白，脉细弱。

【用法】每日 1 剂，水煎分 2 次温服。

【来源】尹国有. 糖尿病中医调治 200 问 [M]. 北京：金盾出版社，2010：117.

2. 桂枝汤加味

【药物组成】桂枝 10g，白芍 15g，生姜 3g，大枣 5 枚，生黄芪 20g，五味子 10g，浮小麦 30g，龙骨 15g，牡蛎 15g，炙甘草 6g。

【功效主治】调阴阳，和营卫。主治上半身出汗，尤以头部、颈部出汗为多，进食或劳累时大汗出，阵感畏热汗出，下肢畏寒欠温，下半身少汗或无汗，舌质嫩红，少苔，脉缓。

【用法】每日 1 剂，水煎分 2 次温服。

【来源】尹国有. 糖尿病中医调治 200 问 [M]. 北京：金盾出版社，2010：117.

3. 加减当归六黄汤合玉屏风散

【药物组成】当归 15g，生地黄 20g，熟地黄 20g，黄连 10g，黄芩 10g，黄柏 10g，黄芪 20g，浮小麦 30g，糯稻根 30g，牡蛎 10g，知母 10g，甘草 6g。

【功效主治】滋阴降火，固表止汗。主治夜寐盗汗，或自汗出，五心烦热，或午后潮热，心悸失眠，口干咽燥，舌质红，少苔，脉细数。

【用法】每日 1 剂，水煎分 2 次温服。

【来源】尹国有.糖尿病中医调治200问[M].北京:金盾出版社,2010:117.

(二)调理方

淡菜粳米饭

【组成】淡菜100g,鲜姜10g,料酒5mL,豆豉5g,花生油5mL,粳米100g。

【功效主治】益五脏,补精血,止虚汗。对糖尿病夜汗,盗汗,妇人久痢、带下等虚损之症均有疗效。

【用法】淡菜择净浸软,放入碗中。用料酒、花生油、豆豉及鲜姜汁浸腌淡菜。米饭淘净上屉蒸,蒸至水将干时,将淡菜从调料中捞出,摆在米饭表面,小火焖至熟烂,拌匀食之。

【来源】任旭.糖尿病的食疗与药膳[M].北京:人民军医出版社,2003:174.

◉ 第十五节　糖尿病皮肤病变 ◉

糖尿病皮肤病变是糖尿病最为常见的并发症之一,具有病变范围广,种类多,皮肤区域不定等特点,并可见于糖尿病的各个时期,绝大多数糖尿病患者均有皮肤受累。相关文献表示,7%~40%的糖尿病患者合并皮肤损害。如果考虑对皮肤胶原蛋白的影响,可以认为基本上所有糖尿病患者均有皮肤受累。皮肤病变不仅影响生活质量,还可加重糖尿病的病情,导致十分严重的后果。糖尿病合并皮肤瘙痒症属中医学"风瘙痒"范畴。病因多为风、湿、热。根据性质的不同,可将风分为外风及内风,外风可伴见湿、热,即风湿、风热;内风又有阴虚生风、血虚生风及血瘀生风3种形式。

【来源】张光荣.糖尿病效验秘方[M].北京:中国医药科技出版社,2017:172.

（一）内服方

1. 当归饮子龙胆泻肝汤方

【药物组成】方①：当归饮子加减。当归 10g，川芎 10g，白芍 10g，生地黄 20～30g，白蒺藜 20g，何首乌 10g，牡丹皮 10g，皂角刺 3g，钩藤 10g。方②：龙胆泻肝汤加减。龙胆 10g，黄芩 10g，栀子 10g，生地黄 10g，当归 10g，车前子 15g，泽泻 10g，地肤子 15g，白鲜皮 15g，土茯苓 30g，赤小豆 30g。

【功效主治】方①养血润燥，平肝息风；方②清热利湿止痒。方①主治糖尿病皮肤病血虚肝旺证，方②主治湿热下注证。

【用法】每日 1 剂。服用。

【来源】邢林山.糖尿病患者一本全 [M].太原：山西科学技术出版社，2012：308.

2. 黄芪桂枝汤

【药物组成】桂枝 9g，白芍 9g，当归 9g，黄芪 15g，生姜 3 片，大枣 6 枚，炙甘草 5g。

【功效主治】益气生血，调和营卫，解肌祛风。用于糖尿病瘙痒（气血亏虚，营卫失调证）。症见全身瘙痒，如虫行感。

【用法】每日 1 剂，水煎 2 次，取汁 400mL，分 2 次温服。

【来源】冯志海，吕久省.吕靖中教授经方治疗糖尿病瘙痒的经验 [J].陕西中医，2002（9）：827.

3. 藤丹四物汤

【药物组成】炒当归 15g，白芍 15g，鸡血藤 15g，丹参 15g，川芎 12g，熟地黄 12g，生地黄 12g。

【加减】兼肢体麻木，疼痛者，可加川牛膝 12g、桂枝 6g。

【功效主治】养血活血，祛风通络。用于糖尿病瘙痒（肝肾阴血不足，血虚失养证）。症见病程往往较长，反复发作，皮色淡暗，皮肤干燥脱屑，变厚。血虚多滞，血涩经脉，可见肢体麻木，身痒，甚则疼痛，夜间尤甚。

【用法】每日 1 剂，水煎 2 次，取汁 400mL，分 2 次温服。

【来源】冯志海，吕久省. 吕靖中教授经方治疗糖尿病瘙痒的经验 [J]. 陕西中医，2002（9）：827.

4. 益气通络解毒汤

【药物组成】黄芪 30g，桃仁 6g，红花 6g，皂角刺 6g，炒穿山甲 6g，赤芍 9g，当归 9g，玄参 12g，连翘 20g，金银花 20g。

【加减】若兼气阴虚，可加太子参、生地黄、北沙参。

【功效主治】补气通络，解毒祛瘀。用于糖尿病瘙痒（阳气不足，瘀血阻络，毒邪内蕴证）。症见四肢发凉，肢体麻木，困倦尤甚，舌质暗，苔白，脉沉涩。

【用法】每日 1 剂，水煎 2 次，取汁 400mL，分 2 次温服。

【来源】冯志海，吕久省. 吕靖中教授经方治疗糖尿病瘙痒的经验 [J]. 陕西中医，2002（9）：827.

5. 散风滋阴止痒方

【药物组成】当归 15g，防风 15g，僵蚕 15g，五味子 10g，柴胡 10g，三七 10g，白花蛇舌草 15g，玄参 20g，生地黄 20g，龟甲 15g（先煎）。

【功效主治】滋阴祛风止痒。用于糖尿病性皮肤瘙痒症（阴虚燥热）。

【用法】每日 1 剂，水煎 2 次，取汁 400mL，分早晚 2 次温服。

【来源】刘仟. 散风滋阴止痒方治疗糖尿病性皮肤瘙痒症 60 例 [J]. 长春中医药大学学报，2009，25（6）：910.

6. 益气养阴活血方

【药物组成】生地黄 20g，麦冬 20g，五味子 15g，当归 15g，赤芍 15g，川芎 10g，丹参 20g，红花 5g，鸡血藤 30g，黄芪 30g，党参 20g，山药 15g，白鲜皮 20g，蒺藜 15g。

【功效主治】益气养阴，活血化瘀。用于糖尿病瘙痒（气阴两虚，瘀血阻络）。症见皮肤瘙痒剧烈，抓破流血，皮疹呈暗红色，散布全身，皮肤粗糙，口干，便结，舌质暗，苔薄，脉细涩。

【用法】每日1剂，水煎2次，取汁300mL，分2次温服。

【来源】余渊，陈晓文.自拟益气养阴活血方治疗糖尿病瘙痒症[J].中西医结合研究，2015，7（3）：136-137.

7. 益气养阴活血方

【药物组成】生地黄20g，白鲜皮20g，当归15g，刺蒺藜15g，麦冬20g，五味子15g，赤芍15g，川芎15g，丹参20g，红花5g，鸡血藤30g，黄芪30g，党参20g，山药15g。

【功效主治】活血化瘀，清热解毒。用于糖尿病皮肤瘙痒（瘀血浊毒内生证）。症见瘙痒为主，伴有继发性抓痕，结痂，色素沉着，继发湿疹样变和苔藓样变皮肤。

【用法】每日1剂，水煎2次，取汁300mL，分2次温服。同时配合外洗（马齿苋、地肤子、蛇床子、白鲜皮、苦参各30g，川花椒15g，煎取500mL，用药液洗皮肤瘙痒处或将患肢浸泡于药液中，日1剂）。

【来源】余渊，陈晓文.自拟益气养阴活血方治疗糖尿病瘙痒症[J].中西医结合研究，2015，7（3）：136-137.

8. 止痒方

【药物组成】生地黄15g，当归10g，麦冬10g，山药12g，玉竹12g，蒺藜15g，白鲜皮20g，地肤子12g，苦参15g，丹参15g，赤芍10g，僵蚕10g，甘草6g。

【功效主治】滋阴润燥，祛风止痒。用于糖尿病皮肤瘙痒（气阴两虚，阴虚燥热证）。症见皮肤干涩，瘙痒，抓痕，血痕满布，舌红苔薄或少，脉弦细。

【用法】每日1剂，水煎2次，取汁300mL，分2次温服。

【来源】杨祝辉，李敬华，王汝心.止痒方治疗糖尿病皮肤

瘙痒症临床研究 [J]. 河北中医，2015，37（6）：821-823.

9. 清热渗湿汤

【药物组成】萆薢 15g，薏苡仁 20g，赤茯苓 12g，黄柏 12g，牡丹皮 12g，通草 12g，滑石（包煎）12g，鹤虱 9g，泽泻 10g，白鲜皮 10g。

【功效主治】清热渗湿，杀虫止痒。用于糖尿病瘙痒（湿热下注证）。症见体倦乏力，胸闷不适，腰酸困重，阴部瘙痒，时重时轻，夏季加重，带下量多；舌苔多黄腻；脉数。

【用法】每日 1 剂，水煎 2 次，取汁 400mL，分 2 次温服。

【来源】冯志海，吕久省.吕靖中教授经方治疗糖尿病瘙痒的经验 [J]. 陕西中医，2002（9）：827.

（二）外治处方

1. 防风汤

【药物组成】防风 90g，益母草 90g，苦参 90g，白蒺藜 150g，荆芥穗 60g，蔓荆子 60g，枳壳 60g。

【功效主治】清热止痒，凉血祛风。本方对慢性瘙痒性皮肤病有较好的治疗作用。糖尿病引起的皮肤瘙痒、皮肤干燥均可使用本方。

【用法】将上药捣碎过筛备用。每次用 90g，加水 3000mL，煎煮 20min 后，去渣。待药液温度适宜时浸洗患处或淋浴全身。

【来源】梁晓春.糖尿病并发症防治手册 [M]. 北京：北京出版社，2011：158.

2. 玉肤散

【药物组成】绿豆 250g，滑石 6g，白芷 6g，白附子 6g。

【功效主治】润肤荣肌，清热祛风。适用于糖尿病肌肤瘙痒，皮肤溢脂，皮肤粗糙皲裂等。

【用法】将上药共研为细末，每天取 10g 左右，加热水 100mL，待温度适宜后洗浴局部，10 天为 1 个疗程，可以连续应用。

【来源】梁晓春 . 糖尿病并发症防治手册 [M]. 北京：北京出版社，2011：158.

3. 苦参地鲜茯苓方

【药物组成】苦参 30g，地肤子 30g，白鲜皮 30g，土茯苓 50g。

【功效主治】清热利湿，祛风止痒。主治糖尿病皮肤病湿热内蕴型。

【用法】煎汤外洗，每日 1 ～ 2 次。

【来源】邢林山 . 糖尿病患者一本全 [M]. 太原：山西科学技术出版社，2012：308.

4. 荆肤消痒汤

【药物组成】荆芥 30g，防风 20g，黄柏 20g，川椒 15g，地肤子 30g。

【功效主治】清热利湿，祛风止痒。用于糖尿病并发外阴瘙痒（风湿热下注型）。

【用法】加水煎服，取汁 400mL，趁热熏洗阴部，待温后坐浴，日 1 ～ 2 次。

【来源】武桂梅 . 自拟方治疗糖尿病并发外阴瘙痒 14 例观察 [J]. 中医函授通讯，1997（4）：26.

5. 燥湿止痒汤

【药物组成】苦参 50g，地肤子 50g，蛇床子 50g，川椒 30g，白鲜皮 30g，土茯苓 50g，蓖头回 50g，煅白矾 30g，黄柏 15g，鹤虱 15g，焦槟榔 12g。

【功效主治】燥湿杀虫，止痒止带。用于糖尿病皮肤病（湿热证）。症见女性糖尿病患者合并阴部瘙痒，白带增多或有异味；男性糖尿病患者合并阴囊湿疹诸症。舌红苔白腻或薄黄腻，脉弦滑。

【用法】上诸药加水 3000mL，入盆中煮沸 30min 后，趁热蒸气先熏会阴部，待温再用专用浴巾浸渍浴洗阴部，每次 20 ～ 30min，每日 2 次至病愈为止。

【来源】庞国明 . 糖尿病慢性并发症外治验方六则 [J]. 中国民间疗法，2003（11）：24.

6. 清热止痒汤

【药物组成】黄柏 15g，土茯苓 15g，苦参 10g，蒲公英 30g，紫花地丁 20g。

【功效主治】清热解毒燥湿。用于糖尿病皮肤病（湿热下注证）。症见局部细菌感染者阴道灼热瘙痒，舌红脉数。

【用法】水煎趁热外熏洗。每日 1 ～ 2 次。并嘱穿着宽松透气吸湿内裤，保持外阴清洁。并且外洗方需夫妇共用。

【来源】冯志海，吕久省 . 吕靖中教授经方治疗糖尿病瘙痒的经验 [J]. 陕西中医，2002（9）：827.

7. 润肤止痒方

【药物组成】黄柏 50g，蛇床子 50g，白鲜皮 50g，地肤子 50g，苦参 50g，当归 30g，防风 30g，荆芥 30g，蝉蜕 20g，明矾 10g，芒硝 10g。

【功效主治】润肤止痒。用于糖尿病皮肤病（气阴两虚，瘀血阻络证）。症见糖尿病伴全身性或局限性皮肤瘙痒症，无任何原发皮疹，有抓痕、血痂、色素沉着，瘙痒剧烈，夜间更甚者。

【用法】诸药煎取药汁兑入木质浴桶中，泡浴时水温保持在 40 ～ 45℃，将全身浸泡在药液中，仅露头部，并不断擦洗皮肤，使药物充分吸收，每次泡浴 30 ～ 45min，年老体弱者可适当减少治疗时间。药浴前嘱患者勿空腹或过饱。在药浴过程中，如出现面色苍白、脉速、心悸等情况，应立即停止治疗，酌情缩短再次药浴时间或终止治疗。治疗结束后要注意保暖，防止受凉感冒。每日 1 次，2 周为 1 个疗程。

【来源】夏进娥，陈玉凤，时文远，等．润肤止痒方泡浴治疗糖尿病皮肤瘙痒症 68 例 [J].中国中医急症，2010，19（10）：1811-1812.

8.祛风止痒方

【药物组成】艾叶 100g，苍术 50g，蒲公英 100g，蛇床子 30g，地肤子 30g，土茯苓 100g，苦参 30g，生麻黄 20g，薄荷 20g（后下），大青叶 30g，冰片 20g（另兑），煅白矾 20g（另兑）。

【功效主治】祛风除湿，清热解毒，凉血润燥。用于糖尿病瘙痒症（湿热蕴毒，血热生风证）。症见皮肤瘙痒，搔抓后扩展至全身，可见抓痕、血痂，可继发湿疹，皮炎，日久皮肤增厚，色素沉着。舌红，口苦，脉数。

【用法】水煎，沐浴擦洗，每天 1 次。

【来源】毛叶，毛果，解发良．祛风止痒方治疗糖尿病瘙痒症 60 例临床观察 [J].湖南中医杂志，2015，31（5）：50-51.

9.沐浴方

【药物组成】谷精草 36g，茵陈 36g，石决明 36g，桑枝 36g，白菊花 36g，木瓜 45g，桑叶 45g，青皮 45g。

【功效主治】清热利湿，解毒止痒。对糖尿病引起的皮肤瘙痒、细菌性皮肤病有明显的抑菌解毒作用。

【用法】将上药打为粗渣，用纱布袋将药渣装起来，加水 3000mL，煮沸 10min，待温度适宜时沐浴。

【来源】梁晓春．糖尿病并发症防治手册 [M].北京：北京出版社，2011：158-159.

10.菊花祛风汤

【药物组成】桑叶 30g，野菊花 15g，栀子 10g，独活 6g，天麻 6g，薄荷 30g。

【功效主治】散风清热，舒经通络。此方对糖尿病合并下肢皮肤感染性病变有一定的作用。

【用法】将上药加水 1000mL，煮沸 15min，去渣取汁，待温度适宜时洗浴双下肢，一般每天 1 次，每次 20min。

【来源】梁晓春. 糖尿病并发症防治手册 [M]. 北京：北京出版社，2011：159.

11. 紫草洗方

【药物组成】紫草 30g，茜草 15g，白芷 15g，赤芍 15g，苏木 15g，南红花 15g，厚朴 15g，丝瓜络 15g，木通 15g。

【功效主治】行气活血，化瘀通络。本方可以治疗气滞血瘀引起的皮肤斑块，色素沉着，神经病变引起的肢体麻木，末梢血液循环不好引起四肢不温等症。

【用法】将上药加水 3000mL，煮沸 15 ～ 20min，待温度适宜时，洗浴全身或洗浴肢体。

【来源】梁晓春. 糖尿病并发症防治手册 [M]. 北京：北京出版社，2011：159.

（三）针灸处方

1. 体针法

（1）体针法 1

【取穴】法①针刺：曲池、合谷、血海、足三里等。

法②耳针：肺、肾上腺、皮质下、神门、三阴交。

法③穴位注射法：双侧血海、曲池。

【功效主治】清热止痒，理气安神。主治糖尿病皮肤病。

【操作】法①隔日 1 次，10 次为 1 个疗程。法②隔日 1 次，10 次为 1 个疗程。法③用盐酸苯海拉明 50mg/mL、维生素 B_{12} 50mg/2mL，注射用水 5mL，每穴注射 2mL；隔日 1 次，5 次为 1 个疗程。

【来源】邢林山. 糖尿病患者一本全 [M]. 太原：山西科学技

术出版社，2012：308.

（2）体针法 2

【取穴】风池、风市、膈俞、肺俞、血海、曲池。血虚者，配足三里、三阴交、郄门养血祛风止痒；奇痒难忍者，加太冲、合谷、神门、间使镇静安神。

【功效主治】祛风止痒。主治糖尿病皮肤病。

【操作】肺俞，膈俞斜刺 0.5 ～ 0.8 寸，不可过深。根据病情每次选 3 ～ 4 穴，平补平泻法，留针 1h，间歇行针，1 日 1 次。

【来源】张发荣 . 中西医结合糖尿病治疗学 [M]. 北京：中国中医药出版社，1998：308.

2. 灸法

【功效主治】祛风止痒。主治糖尿病皮肤瘙痒。

【操作】

① 奇痒处以灸条悬灸至皮肤潮红为度，或加温和灸曲池、血海 30min。

② 火棉灸：将脱脂棉撕蓬松，扯成极薄片状覆盖于患处皮肤上，注意不能超出痒患处，以火点燃，药棉瞬间燃尽而痒止，效甚佳。

【来源】张发荣 . 中西医结合糖尿病治疗学 [M]. 北京：中国中医药出版社，1998：308.

（四）调理方

1. 豆芽拌豆腐丝

【组成】新鲜绿豆芽 100g，豆腐皮 10g，精盐、鸡精各适量，香油 5mL。

【功效主治】清热祛湿。绿豆在发芽过程中，某些营养成分可达到绿豆所含营养成分的 7 倍，所以绿豆芽比绿豆营养更丰富，也非常适合糖尿病以及糖尿病皮肤病变的患者食用。

【用法】绿豆芽去杂质洗净；豆腐皮洗净切丝。绿豆芽和豆腐皮分别放入沸水中氽烫，沥干水，晾凉。取一只盘，放入绿豆芽和豆腐皮丝，加入精盐、鸡精、香油调味即可。

【来源】欧广生，高积慧.轻松管理糖尿病：糖尿病患者自我管理的贴身顾问 [M].长沙：湖南科学技术出版社，2015：131.

2.玉米山药粥

【组成】玉米糁75g，山药25g。

【功效主治】滋阴养肌。玉米中所含的大量维生素E有促进细胞分裂，延缓细胞衰老，降低血清胆固醇，防止皮肤病变的功能。

【用法】玉米糁淘洗干净；山药去皮，洗净切块。锅置火上，放入玉米糁和山药块，加入适量清水煮成稠粥即可。

【来源】欧广生，高积慧.轻松管理糖尿病：糖尿病患者自我管理的贴身顾问 [M].长沙：湖南科学技术出版社，2015：131.

3.赤小豆冬瓜汤

【组成】猪排骨500g，冬瓜500g，赤小豆50g，姜片、精盐各少许。

【功效主治】利湿消肿。赤小豆味甘，性平，有健脾利湿、活血解毒的作用；冬瓜营养丰富，含糖量极低，而且有利尿消肿作用。本汤对糖尿病皮肤病有较好的防治功效。

【用法】猪排骨洗净，斩成段状，放入沸水中焯去血水和异味，捞起沥干水；冬瓜去皮，洗净切成厚块；赤小豆洗净，用清水浸泡半小时。锅置火上，加入清水适量，放入猪排骨、冬瓜、赤小豆和姜片，加盖旺火煮沸，改小火煮至排骨、赤小豆熟透，加入精盐调味即成。

【来源】欧广生，高积慧.轻松管理糖尿病：糖尿病患者自我管理的贴身顾问 [M].长沙：湖南科学技术出版社，2015：131.

4.五品粥

【组成】生薏苡仁50g，赤小豆50g，大芸豆30g，白扁豆30g，高粱米 40g。

【功效主治】健脾祛湿。薏苡仁、赤小豆、白扁豆、大芸豆、高粱米均有较好的健脾利湿作用，对糖尿病皮肤病有较好的防治功效。

【用法】将上料洗净，放入锅中，加清水适量煮烂成粥即可，每天早晚作主食各吃 1 小碗。

【来源】欧广生，高积慧.轻松管理糖尿病：糖尿病患者自我管理的贴身顾问 [M].长沙：湖南科学技术出版社，2015：131.

5.藕节粥

【组成】鲜藕节 100g，粳米 100g。

【功效主治】清热凉血。鲜藕节含丰富的单宁酸，有收缩血管的作用，对糖尿病颜面潮红有较好的防治功效。

【用法】将鲜藕节煎汤去渣取汁，另将粳米熬粥至七成熟时，兑入藕节汁，再熬至熟，每天早晚作主食各吃 1 小碗。

【来源】欧广生，高积慧.轻松管理糖尿病：糖尿病患者自我管理的贴身顾问 [M].长沙：湖南科学技术出版社，2015：132.

第十六节　糖尿病性阳痿

临床以阴茎痿弱不起或临房举而不坚为主要特点。按其症状和体征，属中医"阳痿""阴器不用""宗筋弛纵"等范畴。本病主要涉及肝、脾、肾三脏，关键在于宗筋失养而弛纵不收。治疗当以调肝、健脾、补肾为主，兼以疏通筋脉。

（一）内服方

1.张觉人验方

【药物组成】知母 12g，黄柏 10g，牡丹皮 10g，泽泻 10g，蜂房 10g，蜈蚣 3 条，生地黄 10g，茯苓 10g，山药 10g，山茱萸 10g。

【功效主治】补肾养阴，清利湿热。适用于肾阴亏虚，兼湿热下注。

【用法】水煎服，每日 1 剂。

【来源】张竞之，柯宗贵 . 全国名中医医案集粹 [M]. 广州：中山大学出版社，2019：425.

2. 亓鲁光验方

【药物组成】黄芪 30g，佩兰 10g，砂仁 10g，山药 30g，鸡内金 10g，五味子 12g，丹参 10g，川芎 10g，黄精 10g，荔枝核 10g，枸杞子 10g，甘草 3g。

【功效主治】滋肾健脾，除湿化瘀。适用于糖尿病伴阳痿脾肾亏虚、湿瘀互结证。

【用法】水煎服，每日 1 剂。

【来源】张竞之，柯宗贵 . 全国名中医医案集粹 [M]. 广州：中山大学出版社，2019：425.

3. 长春广嗣丸

【药物组成】生地黄 15g，山茱萸 15g，枸杞子 15g，菟丝子 12g，牛膝 12g，杜仲 12g，山药 12g，党参 30g，天冬 9g，麦冬 9g，北五味 3g（打），柏子仁 9g，当归身 9g，补骨脂 12g，巴戟天 9g，肉苁蓉 9g，覆盆子 12g，沙苑子 12g，鹿角胶 9g，龟甲胶 9g，雄蚕蛾 1 对（去翅足）。

【功效主治】补虚损，益气血。适用于糖尿病性阳痿，证属奇经暗损，燥伤精血，八脉炙伤。

【用法】上药共为细末，炼蜜为丸，如梧桐子大。每服 50 丸，早晚各服 1 次，白开水送下。

【来源】丁学屏 . 糖尿病的中医治疗 [M]. 上海：上海中医药大学出版社，1998：243-244.

4. 清养活血汤

【药物组成】沙参 15g，天花粉 15g，麦冬 15g，玉竹 15g，黄芩 10g，黄连 5g，丹参 30g，泽兰 10g，鬼箭羽 9g。

【功效主治】清热解毒，养阴活血。适用于糖尿病并发血管病变。

【用法】每日 1 剂，水煎服。

【来源】左仲文. 糖尿病中医验方偏方 [M]. 南宁：广西科学技术出版社，2003：187.

5. 补肾填精方

【药物组成】枸杞子 16g，菟丝子 16g，丹参 16g，熟地黄 18g，山茱萸 11g，牛膝 11g，龟甲胶 13g，当归 13g，柴胡 13g，香附 13g，陈皮 6g。

【功效主治】填精补肾，化瘀活血，血脉通畅。适用于糖尿病勃起功能障碍。

【用法】每日 1 剂，水煎服，每日分 2 次服，28 日为 1 个疗程。

【来源】蔡向红. 糖尿病传承老药方 [M]. 北京：中国科学技术出版社，2017：221.

6. 固肾益气活血汤

【药物组成】芡实 20g，熟地黄 20g，丹参 20g，山药 20g，红花 5g，山茱萸 20g，益智 15g，菟丝子 20g，桃仁 10g，桑螵蛸 15g，鬼箭羽 10g，枸杞子 20g，川芎 10g，黄芪 60g，当归 15g。

【加减】肾阴虚显著者，添加龟甲 15g、女贞子 15g、墨旱莲 15g；肾阳虚者，添加淫羊藿 15g、附子 10g、巴戟天 15g、肉桂 6g。

【功效主治】养阴益气，活血固肾。适用于糖尿病性阳痿。

【用法】水煎服，每日 1 剂，每日分 2 次服。

【来源】刘莉. 观察固肾益气活血汤治疗 2 型早期糖尿病肾病的临床疗效 [J]. 健康大视野，2021（16）：148.

7. 黄芪五味子方

【组成】黄芪 50g，五味子 12g，山茱萸 20g，附子 9g，桑螵蛸 12g，生龙骨、生牡蛎各 30g，醋柴胡 9g，醋白芍 9g，白蒺藜 9g。

【功效主治】补肾壮阳，益气疏肝。主治糖尿病性阳痿，证属阳虚气弱肝郁。症见口干，神疲乏力，胁胀不舒，阳痿，四肢不温，舌胖有齿痕，脉弦。

【用法】每日 1 剂，水煎服。

【方源】孔立．糖尿病单验方大全 [M]．北京：中国中医药出版社，1998：470.

8. 益肾活血汤

【药物组成】金樱子 15g，淫羊藿 30g，菟丝子 15g，狗脊 10g，女贞子 15g，蜈蚣 2 条，麻黄 2g，水蛭 10g，红花 12g，三七粉 3g（冲服），蒲黄 10g（包），枳壳 10g，川芎 10g。

【功效主治】活血，益肾，起痿。适用于糖尿病性阳痿，证属肾虚血瘀。

【用法】每日 1 剂，水煎取汁，每日分 3 次服用。还可改做丸散，每服 8g，早晚各服 1 次；配合锻炼法，以及心理疏导和性生理知识指导。1 个月为 1 个疗程。

【来源】潘章宇，黄江涛．益肾活血汤在糖尿病性阳痿患者治疗中的效果分析 [J]．临床医药文献电子杂志，2020，7（32）：4，6.

9. 赞育丹

【药物组成】仙茅 6g，淫羊藿 6g，巴戟天 6g，熟地黄 15g，炙山茱萸 15g，当归 10g，枸杞子 10g，盐炒杜仲 10g，炙肉苁蓉 10g，蛇床子 10g。

【功效主治】补肾益精。适用于糖尿病性阳痿，证属肾虚精亏。

【用法】上药共为细末，制成丸剂。每服 9g，温开水送下。

【来源】冯兴中．糖尿病及并发症中医特色治疗 [M]．北京：人民军医出版社，2012：213-214.

10. 柴胡疏肝散达郁汤加减

【药物组成】北柴胡 6g，炒枳壳 6g，茯神 6g，生桑白皮 6g，当归 6g，白芍 6g，陈皮 6g，醋香附 15g，牛膝 15g，蜈蚣 2 条，白蒺藜 12g，菟丝子 20g。

【功效主治】疏肝解郁，行气振痿。适用于糖尿病性阳痿，证属肝气郁结。

【用法】每日 1 剂，水煎取汁，分 2 次服用。

【来源】冯兴中.糖尿病及并发症中医特色治疗 [M].北京：人民军医出版社，2012：214.

11. 苍附导痰汤加减

【药物组成】炒苍术 10g，荷叶 10g，法半夏 10g，陈皮 10g，炒枳壳 10g，川芎 10g，泽泻 10g，焦神曲 15g，茯苓 15g，生薏苡仁 15g。

【功效主治】燥湿化痰，调气通经。适用于糖尿病性阳痿，证属痰湿郁阻。

【用法】每日 1 剂，水煎取汁，分 2 次服用。

【来源】冯兴中.糖尿病及并发症中医特色治疗 [M].北京：人民军医出版社，2012：215.

12. 斑龙丸加味

【药物组成】鹿角胶 10g（烊化），鹿茸 3g，人参 10g，熟地黄 30g，淫羊藿 12g，巴戟天 12g，肉苁蓉 30g，韭菜子 12g，蛇床子 15g，阳起石 15g。

【功效主治】温补肾阳。适用于糖尿病性阳痿，证属肾阳不足。

【用法】先将鹿角胶溶化，余药共研细末，以酒打糊为丸，如梧桐子大。每服 50 丸，空腹时用姜、盐汤送下。

【来源】刘喜明，丛秀云.糖尿病 [M].北京：科学技术文献出版社，2002：342.

13. 逍遥散加减

【药物组成】柴胡、黄连各 8g，白芍、白术、当归、茯苓、郁金、川芎各 10g，葛根、黄芪各 15g，马齿苋、苍术各 12g。

【功效主治】疏肝理气。适用于糖尿病性阳痿，证属肝郁气滞。

【用法】每日 1 剂，水煎取汁，分 2 次服用。

【来源】邓棋卫. 逍遥散加减治疗 2 型糖尿病的临床观察 [J]. 湖北中医杂志，2003，25（12）：31.

14. 清热渗湿汤合猪肚丸加减

【药物组成】粉葛根 9g，小川连 3g，苍术 9g，白术 9g，赤苓 12g，茯苓 12g，土茯苓 30g，川萆薢 12g，虎杖 30g，川黄柏 4.5g，知母 6g，猪肚丸 9g（分吞）。

【功效主治】清化湿热，升清降浊。适用于糖尿病性阳痿，证属湿热壅盛，湿热不攘，宗筋弛长。

【用法】每日 1 剂，水煎取汁，每日分 2 次服用。

【来源】丁学屏. 糖尿病的中医治疗 [M]. 上海：上海中医药大学出版社，1998：243.

15. 叶氏养胃汤合沙参麦冬汤加减

【药物组成】生玉竹 9g，生白扁豆 9g，北沙参 9g，麦冬 9g，冬桑叶 6g，天花粉 12g，川石斛 12g（撕开先煎），生甘草 3g。

【功效主治】甘凉益胃，润宗筋。适用于糖尿病性阳痿，证属胃阴干涸，燥伤胃液，宗筋失润。

【用法】每日 1 剂，水煎取汁，每日分 2 次服用。

【来源】丁学屏. 糖尿病的中医治疗 [M]. 上海：上海中医药大学出版社，1998：242.

16. 七宝美髯丹合养肝和阴汤加减

【药物组成】制何首乌 9g，茯苓 12g，牛膝 12g，当归 12g，菟丝子 12g，补骨脂 12g，枸杞子 15g，白芍 15g，白薇 15g，女贞子 15g，生地黄 9g，阿胶 9g。

【功效主治】滋阴养血，毓养肝肾。适用于糖尿病性阳痿，证属肝肾不足。

【用法】每日 1 剂，水煎取汁，每日分 2 次服用。

【来源】丁学屏.糖尿病的中医治疗 [M].上海：上海中医药大学出版社，1998：242.

17. 处方 104

【药物组成】太子参 15g，黄精 30g，当归 10g，柴胡 10g，赤芍 15g，白芍 15g，生地黄 30g，山茱萸 10g，刺猬皮 10g，蜈蚣 1 条，狗脊 12g。

【功效主治】益气养阴，疏肝通脉。主治糖尿病性阳痿，证属肝肾两虚，气滞血瘀。症见情志抑郁，失眠多梦，腰酸乏力，口干，脉沉弦细。

【用法】每日 1 剂，水煎服。

【方源】孔立.糖尿病单验方大全 [M].北京：中国中医药出版社，1998：471.

18. 处方 105

【药物组成】黄柏 10g，薏苡仁 30g，苍术 10g，牛膝 12g，穿山甲 12g，刺猬皮 12g，泽泻 12g，山茱萸 10g，茯苓 12g。

【功效主治】清利湿热，健脾补肾。主治糖尿病性阳痿，证属脾肾两虚，湿热蕴结者。症见形体肥胖，身重困倦，双下肢酸软无力，多饮多尿不明显，苔厚腻微黄，脉沉缓。

【用法】每日 1 剂，水煎服。

【方源】高彦彬.中国糖尿病医案选 [M].哈尔滨：黑龙江科学技术出版社，1993.

19. 赞育丹加减

【药物组成】熟地黄 20g，山茱萸 20g，枸杞子 20g，当归 20g，仙茅 20g，淫羊藿 20g，巴戟天 20g，肉苁蓉 20g，炒杜仲 20g，炒韭子 20g，蛇床子 20g，党参 20g，炒白术 20g，制附子 20g，肉桂 20g。

【功效主治】温补肾阳。阳痿并见精薄清冷，头晕目眩，精神萎靡，腰膝酸软，畏寒肢冷，声低气怯，舌淡胖，苔白，脉细弱或沉细。

【服法】白开水冲服，每日 2 次。

【来源】刘新民，张培毅.糖尿病防治一本通 [M].沈阳：辽宁科学技术出版社，2005.

20. 归脾汤加减

【药物组成】党参 20g，黄芪 20g，白术 20g，菟丝子 20g，当归 20g，炒酸枣仁 20g，陈皮 12g，广木香 12g，远志 12g，肉苁蓉 20g，炙甘草 12g，巴戟天 20g。

【功效主治】益气养血，安神，健脾。阳痿，精疲乏力，夜寐不安，面色不华，心悸健忘，食少，舌质淡，苔薄腻，脉细。

【服法】白开水冲服，每日 2 次。

【来源】李欣，李世秀，李卓.归脾汤加减合关元等穴埋针治疗糖尿病阳痿临床效性分析 [J].糖尿病新世界，2020，23（19）：14-16.

21. 血府逐瘀汤加减

【药物组成】当归 10g，生地黄 10g，川芎 12g，赤芍 10g，桃仁 10g，红花 12g，柴胡 12g，桔梗 10g，牛膝 10g，益母草 15g，泽兰 10g，甘草 12g。

【功效主治】活血化瘀。阳痿，面色晦暗，唇舌青紫或舌有瘀点瘀斑，或见胸闷肢麻，脉沉细。

【服法】白开水冲服，每日 2 次。

【来源】刘新民，张培毅.糖尿病防治一本通 [M].沈阳：辽宁科学技术出版社，2005.

（二）针灸处方

1. 体针

【取穴】神阙、气海、关元、肾俞、命门、百会、太溪、足三里。

【功效主治】育阴潜阳，强肾固本，温肾壮阳。主治糖尿病性阳痿。

【操作】前三穴用灸法，余用针刺施以补法，使腹部穴热感传至阴部。10 次为 1 个疗程。

【来源】冯兴中. 糖尿病及并发症中医特色治疗 [M]. 北京：人民军医出版社，2012：216.

2. 耳针

【取穴】外生殖器、内分泌、肾。

【功效主治】理气升阳，益肾涩精，利湿止痒。主治糖尿病性阳痿。

【操作】取穴外生殖器、内分泌、肾，王不留行压豆。隔日 1 次，10 次为 1 个疗程。

【来源】冯兴中. 糖尿病及并发症中医特色治疗 [M]. 北京：人民军医出版社，2012：216.

（三）推拿按摩

【操作】

（1）捏脊　捏脊本是儿科常用的推拿方式，有健脾胃、强壮身体的作用。因脊为总督一身之阳气的督脉和足太阳膀胱经循行之处，肾与膀胱相表里，故捏脊对于成年人而言，也有健肾和强壮身体的作用。

（2）穴位按摩　取涌泉、肾俞、关元摩揉有补肾兴阳之功。

【功效主治】健脾益气，固肾强腰。主治糖尿病性阳痿。

【来源】冯兴中 . 糖尿病及并发症中医特色治疗 [M]. 北京：人民军医出版社，2012：217.

第四章

糖尿病合并疾病

● 第一节　糖尿病合并肝病 ●

糖尿病合并肝病是指在糖尿病基础上合并发生的肝脏疾病，包括口服降糖药对肝脏的损伤，糖尿病代谢紊乱所致脂肪肝、肝功能异常、糖尿病合并病毒性肝炎等。其中最常见的是糖尿病性脂肪肝。糖尿病性脂肪肝为糖尿病常见并发症，其发生率为21%～70%，在2型糖尿病，尤其是伴肥胖者中多见。

糖尿病性脂肪肝，根据其发病特点和临床表现，属于祖国医学"消渴"并"肥气""积聚""痰浊""瘀血"等范畴。

辨证分为气滞血瘀证、痰浊内阻证、痰瘀阻滞证、肝郁脾虚证、肝肾阴虚证5型。

（一）内服方

1. 一贯煎加减方

【药物组成】生地黄20g，南沙参15g，麦冬15g，当归15g，枸杞子15g，川楝子10g，黄芪20g，赤芍10g，茯苓15g，山楂15g，陈皮6g，泽泻10g。

【功效主治】益气养阴，化痰活血。主治糖尿病合并肝病。

【用法】每天1剂，每剂共煎取300mL，三餐后服用。

【来源】何福强，陈天然．一贯煎加减治疗2型糖尿病合并

脂肪肝临床研究 [J]. 亚太传统医药，2017，13（22）：128-129.

2. 芪术降脂方

【药物组成】白术 12g，黄芪 30g，何首乌 30g，山楂 20g，泽泻 15g，丹参 20g，赤芍 20g。

【功效主治】健脾益气，活血化瘀。主治糖尿病合并肝病。

【用法】1 剂 / 天，水煎取 300mL 汁，分 2 次温服。

【来源】王柏丰 . 芪术降脂方剂治疗老年糖尿病性脂肪肝的疗效 [J]. 糖尿病新世界，2014，34（22）：22.

3. 加味四逆散化裁

【药物组成】醋柴胡 10g，赤芍 30g，白芍 30g，枳壳 10g，枳实 10g，甘草 10g，丹参 30g，三棱 8g，莪术 8g，茵陈 30g，泽泻 20g，葛根 20g，天花粉 20g，木瓜 30g，厚朴 10g，茯苓 10g。

【加减】血脂高者，加何首乌、山楂、茵陈、决明子；脘腹胀闷者，加玫瑰花、厚朴、佛手、川楝子；体胖恶心、头晕者，加全瓜蒌、半夏、茯苓、陈皮等。

【功效主治】理气化痰活血。主治糖尿病合并脂肪肝。

【用法】每日 1 剂，水煎取汁，分早晚 2 次服。

【来源】马汴梁 . 糖尿病并发症饮食疗法 [M]. 2 版 . 北京：人民军医出版社，2004：213.

4. 复元活血汤加减

【药物组成】柴胡、郁金、瓜蒌、当归、红花、川芎、穿山甲、三棱、莪术、山楂、熟大黄、蒲公英。

【功效主治】活血化瘀，行气消积。适用于糖尿病合并肝病气滞血瘀证。症见右胁胀满不舒，甚则攻撑作痛，每因精神紧张或情志刺激时而明显，胁下积块，质地较硬，固定不移。伴有腹胀，纳少，嗳气不舒。舌质暗红，舌边有瘀点，脉弦。

【来源】肖万泽. 内分泌代谢疾病中西医结合诊断与治疗 [M].
北京：人民军医出版社，2014：416.

5. 二陈汤加减

【药物组成】陈皮、半夏、白术、茯苓、薏苡仁、蔻仁、泽
泻、瓜蒌、厚朴、石菖蒲、莱菔子、茵陈。

【功效主治】健脾理气，化痰消积。适用于糖尿病合并肝病
痰浊内阻证，症见右胁胀满，胸闷，腹胀，倦怠懒言，形体肥
胖，纳食减少，头脑昏重，或口苦口腻，舌淡胖，苔白腻或黄，
脉弦滑。

【来源】肖万泽. 内分泌代谢疾病中西医结合诊断与治疗 [M].
北京：人民军医出版社，2014：416.

6. 逍遥散加减

【药物组成】柴胡、枳壳、郁金、白芍、川楝子、薄荷、党
参、白术、茯苓、茵陈、当归、白芍。

【功效主治】疏肝理气，健脾和胃。适用于糖尿病合并肝病
肝郁脾虚证，症见右胁胀满，嗳气不舒，腹胀纳呆，倦怠懒言，
气短乏力，大便稀溏，每因劳累或精神紧张之时，右胁胀满诸症
加重，舌淡红，苔薄白，脉弦细。

【来源】肖万泽. 内分泌代谢疾病中西医结合诊断与治疗 [M].
北京：人民军医出版社，2014：417.

7. 四君子汤合温胆汤加味

【药物组成】党参、白术、茯苓、甘草、陈皮、半夏、枳实、
竹茹。

【加减】若脾虚湿重，大便泄泻者，加砂仁、白扁豆、苍术，
健脾燥湿；腹胀便溏，五更泻者，加干姜、补骨脂、益智，温运

脾阳；胁下聚块者，加浙贝母、焦山楂、鳖甲，软坚散结；胁下胀痛，可加延胡索、沉香、木香、槟榔、香附等，行气止痛。

【功效主治】健脾化温，涤痰散结。适用于糖尿病合并肝病痰湿阻滞证，症见形体肥胖，气短胸闷，倦怠乏力或伴腹胀便溏，时有胁下胀痛，苔薄白或腻，舌体胖，脉弦滑。

【来源】蔡永敏，杨辰华，王振涛.糖尿病临床诊疗学 [M].上海：第二军医大学出版社，2006：277.

8. 瓜蒌薤白半夏汤合桃红四物汤加减

【药物组成】瓜蒌、薤白、半夏、陈皮、泽泻、桃仁、红花、川芎、当归、丹参、蒲黄、虎杖、山楂、大黄。

【功效主治】化痰泻浊，活血化瘀。适用于糖尿病合并肝病痰瘀阻滞证，症见右胁胀满疼痛，胁下积块，质地较硬，腹部胀满，纳呆恶心，神疲胸闷，头晕头重，舌质紫暗，苔白腻，脉沉滑。

【来源】肖万泽.内分泌代谢疾病中西医结合诊断与治疗 [M].北京：人民军医出版社，2014：416.

9. 玉女煎合平胃散加减

【药物组成】石膏、知母、麦冬、牛膝、熟地黄、苍术、厚朴、陈皮、甘草。

【加减】头昏耳鸣者，加枸杞子、山茱萸、黄精，滋补肝肾；脾虚湿盛，面色萎黄，腹胀便溏者，加白扁豆、白术、豆蔻，温中健脾；胁下胀痛者，加延胡索、香附、川芎，行气活血，通络止痛。

【功效主治】益气养阴，健脾化湿。适用于糖尿病合并肝病阴虚夹湿证，症见渴而多饮，多食善饥，失眠心烦，头昏耳鸣，脘腹痞闷，大便稀溏，右胁胀痛，舌质红，苔白腻，脉濡缓。

【来源】蔡永敏，杨辰华，王振涛.糖尿病临床诊疗学 [M].

10. 八珍汤合失笑散

【药物组成】 人参、白术、茯苓、甘草、当归、白芍药、川芎、生姜、大枣、蒲黄、五灵脂、熟地黄。

【加减】 气短乏力，语声低微，纳呆便溏者，加黄芪、砂仁、豆蔻，补益脾气；头晕目眩，腰膝酸软者，加杜仲、何首乌、枸杞子等，补益肝肾；胁下胀痛，刺痛者，加丹参、延胡索、牛膝等，活血化瘀止痛。

【功效主治】 益气养阴，活血化瘀。适用于糖尿病合并肝病正虚夹瘀证，症见胁下胀痛，刺痛，面色紫暗，气短乏力，神倦，语声低怯，头晕目眩，腰膝酸软，耳轮干枯，消瘦，纳呆便溏，舌紫暗，苔白，脉涩。

【来源】 蔡永敏，杨辰华，王振涛.糖尿病临床诊疗学 [M].上海：第二军医大学出版社，2006：278.

11. 祛湿化痰解郁汤

【药物组成】 石菖蒲、炒栀子、鲜竹叶、牡丹皮、生地黄、黄芪、柴胡各 9g，郁金、连翘、灯心草、木通各 6g，丹参、茯苓、淡竹沥（冲）各 15g。

【加减】 肝郁者，加川芎、香附各 8g；脾虚便溏者，加白术 6g；瘀血甚者，加红花、桃仁各 10g；湿热甚者，加黄芩片、荷叶各 10g；痰饮甚者，加姜半夏 8g。

【功效主治】 清肝郁，补脾虚，清湿热，消痰瘀。主治 2 型糖尿病合并非酒精性脂肪肝。

【用法】 每日 1 剂，水煎服，分早晚服用。

【来源】 邹耀武.自拟祛湿化痰解郁汤改善 2 型糖尿病合并非酒精性脂肪肝患者胰岛素抵抗及糖脂代谢的疗效 [J].中国民间疗法，2021，29（24）：56-59.

（二）针灸处方

1. 体针法

（1）体针法 1

【取穴】主穴：中脘、足三里、内关。配穴：脾俞、肾俞、胃俞、足三里、内庭、阴陵泉。伴有阳黄者，加太冲、内庭；阴黄者，加脾俞、胃俞、三阴交。

【功效主治】益气养阴，活血化瘀。主治糖尿病合并肝病。

【操作】针刺以补法为主，留针 20 ～ 30min，或者采用烧灸补法，肝阴不足用平补平泻法，隔日 1 次，10 次为 1 个疗程。

【来源】肖万泽. 内分泌代谢疾病中西医结合诊断与治疗 [M]. 北京：人民军医出版社，2014：417.

（2）体针法 2

【取穴】膻中、中脘、期门、天枢、丰隆、三阴交、足三里、阴陵泉。

【功效】疏肝解郁，理气和中。适用于糖尿病合并肝病。

【操作】平补平泻，每日 1 次，留针 30min，10 次为 1 个疗程。

【来源】张会琴，张怀明. 糖尿病预警 [M]. 北京：军事医学科学出版社，2010：242.

（3）体针法 3

【取穴】膻中、梁门、期门、天枢、丰隆、三阴交、足三里、委中、膈俞、血海。

【功效】活血化瘀，祛瘀散结。适用于糖尿病合并肝病。

【操作】平补平泻，每日 1 次，留针 30min，10 次为 1 个疗程。

【来源】张会琴，张怀明. 糖尿病预警 [M]. 北京：军事医学科学出版社，2010：242.

2.灸法

【取穴】胆俞、肝俞、脾俞、胃俞、三阴交、阴陵泉、太冲、足三里。

【加减】呕吐者，加内关；乏力者，加气海；便秘者，加天枢；腹泻者，加关元。

【功效主治】疏肝利胆，健脾利湿。主治糖尿病合并肝病。

【操作】隔姜灸或悬灸，每日灸 2 次，每次 3 ~ 5 穴，10 天为 1 个疗程。

【来源】肖万泽 . 内分泌代谢疾病中西医结合诊断与治疗 [M]. 北京：人民军医出版社，2014：417.

3.耳针法

【取穴】膈、肝炎点、肝、三焦、交感、胆。

【功效主治】清肝泻火。主治糖尿病合并肝病。

【操作】局部皮肤进行常规消毒，左手拇指固定耳郭，针刺穴位周围，示指托住耳背，右手持 0.5 ~ 1.0 寸毫针刺入，深度以穿过软骨不刺穿对侧皮肤为度，留针 20 ~ 30min，留针期间可做间隔性强刺激。每日 1 次，10 次为 1 个疗程。

【来源】肖万泽 . 内分泌代谢疾病中西医结合诊断与治疗 [M]. 北京：人民军医出版社，2014：417.

4.三棱针法

【取穴】行间、胆俞、肝俞、太冲。

【功效主治】疏肝解郁，清热消肿。主治糖尿病合并肝病。

【操作】每次取 2 穴，用三棱针点刺放血，每日 1 次，20 天为 1 个疗程。

【来源】作者经验方。

5.梅花针法

【取穴】胸胁部、足三里、大椎、合谷。

【功效主治】疏肝清热。主治糖尿病合并肝病。

【操作】梅花针弹刺出血，每日 1 次，20 天为 1 个疗程。

【来源】作者经验方。

（三）食疗方

1. 韭菜菜花

【食材组成】菜花 350g，韭菜 60g，红椒 1 个。植物油、盐、生抽、醋、蒜末、葱段各少许。

【功效主治】清热利尿，明目减肥，降血糖。对青少年、中老年糖尿病合并肥胖症、视网膜病变、皮肤病症者尤为适宜。

【用法】菜花洗净，切成朵，入沸水中焯至五成熟备用。韭菜洗净切成段，红椒洗净切圈备用。锅中放油烧热，爆香蒜末、红椒圈，倒入菜花，翻炒一会儿再放韭菜段，炒匀后加少许水，烧至菜花熟软，加盐、生抽、醋调味，撒入葱段即可出锅。

【来源】蓝薇 . 糖尿病饮食宜忌速查 [M]. 重庆：重庆出版社，2014：213.

2. 三丝炒莜面

【食材组成】莜面 100g，胡萝卜 50g，青椒 50g。食用油、盐、酱油、葱花、蒜末各少许。

【功效主治】清热利尿，明目减肥，降血糖。对青少年、中老年糖尿病合并肥胖症、视网膜病变、皮肤病症者尤为适宜。

【用法】莜面用开水泡软，捞出冲凉水。胡萝卜、青椒均洗净切成丝。锅中放油烧热，爆香蒜末、葱花，下入胡萝卜、青椒炒香，再放入莜面，翻炒匀后加入酱油炒至上色，再加盐调味即可出锅。

【来源】蓝薇 . 糖尿病饮食宜忌速查 [M]. 重庆：重庆出版社，2014：213.

3. 丝瓜苗拌鲜虾仁

【食材组成】丝瓜苗350g，鲜虾100g。香油、盐、香醋各适量。

【功效主治】清热利尿，明目减肥，降血糖。对青少年、中老年糖尿病合并肥胖症、视网膜病变、皮肤病症者尤为适宜。

【用法】丝瓜苗洗净，切成段，入沸水中焯烫至熟，捞出沥干水。鲜虾去壳和泥肠，洗净，入沸水中焯熟，将虾仁和丝瓜苗装入碗中，淋入调料拌匀即可。

【来源】蓝薇.糖尿病饮食宜忌速查[M].重庆：重庆出版社，2014：213.

● 第二节　糖尿病合并口腔疾病 ●

　　糖尿病患者易发生口腔疾病的原因可能是糖尿病时牙周组织中含糖量高，引起牙菌斑，致抵抗力降低，促进细菌的繁殖，从而进一步形成牙菌斑的附着，此时牙周组织对局部刺激的抵抗力下降，导致炎症反应扩大和牙周组织的迅速破坏。糖尿病患者体内的蛋白质代谢障碍，影响了抗体的产生；电解质代谢紊乱，易于产生酸中毒，可引起口腔颌面部等炎症。

　　反之，口腔颌面部等的炎症又能促使糖尿病患者的血糖升高，因而降低其体内吞噬细胞的活性，亦可刺激细菌和真菌的生长。当口腔黏膜抵抗力降低，受到细菌感染，特别是真菌感染时，易使糖尿病患者发生感染性口炎、坏死性龈口炎，并有组织坏死及坏疽倾向。

（一）内服方

1. 六味地黄汤合玉女煎加减

【药物组成】石膏30g，知母9g，黄连9g，天花粉9g，麦冬

15g，牛膝 9g，生地黄 9g，山茱萸 9g，山药 9g，牡丹皮 9g，茯苓 12g，泽泻 9g。

【功效主治】清热滋阴。症见五心烦热，口渴，面颊潮红，牙齿松动，牙龈出血疼痛，但疼痛不甚，口中有烧灼感，或腰膝酸软，头晕耳鸣，舌红少苔，脉细数，口舌生疮，牙齿松动，腰膝酸软。

【用法】每日 1 剂，水煎取汁，分早晚 2 次服。

【来源】尹义辉，张洪 . 糖尿病临床治验：名老中医程益春学术经验辑要 [M]. 济南：山东科学技术出版社，2002：60-61.

2. 清胃散加味

【药物组成】生地黄 20g，黄连 6g，牡丹皮 15g，当归 15g，葛根 20g，知母 20g，五味子 12g，玄参 20g。

【加减】兼痰湿者，加苍术、佩兰、半夏；兼血瘀者，加赤芍、丹参、三七；口渴甚者，加天花粉、麦冬；胃热甚者，加石膏；便秘者加大黄、栀子。

【功效主治】祛风消肿，清热解毒。症见初起牙床肿硬、疼痛难忍，无疮头，渐则牙龈红肿，其上皮红而光泽，肿大如指头，兼有身热自汗和口渴，溲赤便秘，舌红苔黄燥，脉浮数。

【用法】每日 1 剂，水煎取汁，分早晚 2 次服。

【来源】马添宏，张俊丽 . 清胃散加味治疗初发 2 型糖尿病临床观察 [J]. 医药前沿，2014（16）：342.

3. 仙方活命饮加减

【药物组成】白芷 10g，贝母 10g，防风 10g，赤芍 10g，当归 10g，甘草 10g，金银花 12g，没药 10g，乳香 10g，皂角刺 6g，穿山甲 6g，花粉 10g。

【功效主治】清热解毒。症见牙龈肿胀，甚则肿连腮腺，绯红疼痛，溢脓秽臭，黏稠，周身壮热，烦渴引饮，大便秘结，舌苔黄腻，脉滑数。

【用法】每日 1 剂，水煎取汁，分早晚 2 次服。

【来源】林兰 . 中西医结合糖尿病学 [M]. 北京：中国医药科技出版社，1999：527.

4. 犀角地黄汤加味

【药物组成】水牛角 6g，牡丹皮 10g，赤芍 10g，生地黄 15g，连翘 12g，升麻 6g，生石膏 20g，甘草 6g。

【功效主治】清热解毒，凉血止血。症见口臭而齿不动，血出如涌，口渴喜冷饮，齿龈腐臭，流脓不断而黏腻，大便秘结，舌红苔黄厚，脉洪大或滑数。

【用法】每日 1 剂，水煎取汁，分早晚 2 次服。

【来源】林兰 . 中西医结合糖尿病学 [M]. 北京：中国医药科技出版社，1999：526.

5. 四君子汤合六味地黄汤加减

【药物组成】人参 10g，白术 10g，茯苓 15g，甘草 6g，山茱萸 10g，山药 10g，泽泻 10g，牡丹皮 10g，熟地黄 15g，黄芪 20g。

【功效主治】补益脾肾，托里排脓。症见牙缝渗血色淡，脓液稀少，口干思饮，牙龈腐溃，口无臭味，牙齿松动，或牙根宣露，恶凉遇风痛甚，面色萎黄，倦怠乏力，食纳不香，舌淡，脉细无力。

【用法】每日 1 剂，水煎取汁，分早晚 2 次服。

【来源】林兰 . 中西医结合糖尿病学 [M]. 北京：中国医药科技出版社，1999：526.

6. 黄芪合玉女煎加减

【药物组成】黄芪 30g，石膏 30g，知母 9g，金银花 30g，生地黄 12g，玄参 15g，赤芍 9g，牛膝 9g，天花粉 9g，黄连 9g。

【功效主治】益气养阴，清热凉血。症见牙床肿硬，或牙龈红肿，继之腐溃流脓，口疮色红、疼痛，或反复发作，有时伴有身热，口渴多饮，乏力自汗，食纳不香，舌质暗红，苔黄，脉细弦或细滑。

【用法】每日1剂，水煎取汁，分早晚2次服。

【来源】尹义辉，张洪.糖尿病临床治验：名老中医程益春学术经验辑要[M].济南：山东科学技术出版社，2002：60.

（二）调理方

1. 补骨脂大枣粥

【组成】补骨脂20g，大枣6枚，粳米100g。

【功效主治】健脾益肾固齿。用于糖尿病并发牙周病属脾肾两虚者。

【用法】补骨脂水煎沸15min，去渣取汁，加粳米、大枣煮粥，早晚当作主食食用。

【来源】王辉，陈艳.新编糖尿病饮食调养[M].北京：金盾出版社，2019：260.

2. 红茶饮

【组成】红茶50g。

【功效主治】清胃泻火止痛。用于糖尿病并发牙周病属胃火热盛者。

【用法】红茶水煎后用茶液漱口，然后饮服，每日数次，不可中断，直至痊愈。此方为1次量，再漱饮需用鲜茶，水宜再煎。

【来源】王辉，陈艳.新编糖尿病饮食调养[M].北京：金盾出版社，2019：261.

3. 黄瓜豆腐汤

【组成】黄瓜250g，豆腐500g。

【功效主治】清肺胃热，止痛固齿。用于糖尿病并发牙周病属肺胃热盛者。

【用法】上 2 味煮汤，佐餐食用。

【来源】王辉，陈艳.新编糖尿病饮食调养 [M].北京：金盾出版社，2019：261.

4.丝瓜汤

【组成】丝瓜一条（稍老者为佳），菜油、食盐、味精各适量。

【功效主治】清热泻火。用于糖尿病并发牙周病属肺胃燥热者。

【用法】丝瓜切成小块，加菜油、食盐、味精做汤。吃丝瓜饮汤。

【来源】王辉，陈艳.新编糖尿病饮食调养 [M].北京：金盾出版社，2019：261.

5.花椒粳米粥

【组成】花椒 5g，粳米 50g。

【功效主治】健脾温经，散寒止痛。用于糖尿病并发龋齿属脾虚寒凝血瘀者。

【用法】花椒水煎，留汁加入粳米煮粥。空腹趁热当作主食服用。

【来源】王辉，陈艳.新编糖尿病饮食调养 [M].北京：金盾出版社，2019：261.

6.川椒挂面

【组成】川椒 5g，挂面 500g，植物油、酱油各适量。

【功效主治】温阳通痹，理糖泄毒。用于糖尿病并发周围血管病，属阳气亏虚、毒损脉络者。

【用法】将川椒用文火焙干研成细末，将油烧热加入川椒末和酱油，即可作为佐料食用。煮挂面，配做好的佐料食用。

【来源】李春深.家庭实用百科全书养生大系：糖尿病 [M].天津：天津科学技术出版社，2017：113.

7. 蒲公英粥

【组成】蒲公英 30g（或鲜品 60g），粳米 100g，调味品适量。

【功效主治】疏风清热，解毒消肿。用于糖尿病并发牙龈炎、牙周炎，属胃火炽盛者。

【用法】蒲公英洗净用水煎，去渣取汁。将蒲公英汁加入粳米中熬煮成粥，放入调味品即可食用。

【来源】李春深 . 家庭实用百科全书养生大系：糖尿病 [M]. 天津：天津科学技术出版社，2017：113.

8. 绿豆菊花茶

【组成】生绿豆 50g，黄菊花 15g。

【功效主治】清热解毒，利尿消肿。用于糖尿病并发口腔溃疡，属肺胃热盛者。

【用法】将绿豆洗净，然后加水煮沸 10min。绿豆汤可用来泡菊花茶，待茶凉后，漱口或饮用皆可。

【来源】李春深 . 家庭实用百科全书养生大系：糖尿病 [M]. 天津：天津科学技术出版社，2017：113.

9. 山药粥

【组成】益智 20g，山药 30g，粳米 50g。

【功效主治】补脾生津，补肾涩精。用于糖尿病并发肾脏疾病，属阴虚血瘀者。

【用法】将益智洗净加水煎 20min，去渣取汁。然后放入山药、粳米共煮成粥即可食用。

【来源】李春深 . 家庭实用百科全书养生大系：糖尿病 [M]. 天津：天津科学技术出版社，2017：113.

◈ 第三节　糖尿病合并肺结核 ◈

糖尿病患者特别容易受到结核病的侵犯，最易发生肺结核，尤其以中老年（40～60岁）并发者最为多见。主要是由于糖尿病患者体内代谢紊乱，降低了机体对结核病菌的抵抗力。同时由于体内长期血糖高，组织中的葡萄糖含量增高，有利于结核菌的生长繁殖，一旦得了病，蔓延广泛，扩展迅速。另外，反复的酮症酸中毒有助于活动性结核的发展，活动性结核又加重糖尿病，三者形成恶性循环。

咳嗽、咯血、潮热、盗汗是糖尿病合并肺结核的四大主症。临床上以先患糖尿病后发生肺结核最多见；糖尿病与肺结核同时发现者次之；先患肺结核以后发现糖尿病者少见。

目前认为，控制糖尿病是预防糖尿病合并肺结核的关键。另外，适当的体育锻炼可以增强体质，增加抵抗力。同时还应半年或一年做一次胸部透视或拍片，定期做结核菌素试验，抗结核治疗至少坚持18个月。

中医学称本病为"肺痨"，认为是糖尿病燥热炽盛，灼伤津液，肺肾阴津耗伤，阴虚内热，或病久体虚，抗病能力弱，再感痨虫而致。治疗应以滋肾养阴、润肺止咳、生津止渴、化痰降糖为原则。主要分为肺阴亏虚型、阴虚火旺型、气阴两虚型、阴阳两虚型四型。

（一）内服方

1.加味月华丸

【药物组成】麦冬20g，天冬20g，沙参20g，生地黄20g，玄参10g，知母10g，炙百部15g，猫爪草20g，白及20g，三七5g（冲服），苍术10g。

【功效主治】润肺滋阴，杀虫止咳。主治肺阴亏虚型糖尿病肺结核。

【用法】每日1剂，水煎服。

【来源】曾令武，张耀刚，李苏梅．加味月华丸治疗糖尿病合并肺结核的临床研究 [J]. 内蒙古中医药，2017，36（13）：14-15.

2. 清热滋补汤加减

【药物组成】 生地黄 20g，山药 15g，山茱萸 8g，泽泻 12g，沙参 15g，玄参 12g，牡丹皮 8g，天冬 12g，麦冬 12g，知母 8g，黄柏 10g，白芍 12g。

【功效主治】 清热泻火，滋阴养肺。主治阴虚火旺型糖尿病肺结核。

【用法】 每日 1 剂，水煎服。

【来源】 左仲文. 糖尿病中医验方偏方 [M]. 南宁：广西科学技术出版社，2003：215.

3. 保真汤加减

【药物组成】 党参 15g，黄芪 15g，茯苓 15g，白术 15g，生地黄 12g，熟地黄 12g，山药 10g，知母 10g，黄柏 10g，白及 10g，百部 10g。

【功效主治】 益气养阴。主治气阴耗伤型糖尿病肺结核。

【用法】 每日 1 剂，水煎服。

【来源】 左仲文. 糖尿病中医验方偏方 [M]. 南宁：广西科学技术出版社，2003：214.

4. 补天大造丸加减

【药物组成】 人参 10g，山药 10g，枸杞子 10g，龟甲 10g，紫河车 10g，鹿角 10g，熟地黄 10g，黄芪 24g。

【加减】 干咳明显者，可加麦冬 15g 润肺，款冬花 10g 降气止咳；喘促气急者，宜加重祛痰之力，可用法半夏 15g、胆南星 10g；痰稠者，可加黄芩 15g，白芥子 13g，紫苏子 10g 清肺化痰；颧红，潮热盗汗者，可加夏枯草 30g、知母 6g、黄柏 6g，以降虚火，此种虚火乃阴阳各行其道所致，在本证型中出现，病情多有恶化的可能，应慎加观察；痰中带血者，慎用辛温发散之品，可加白茅根、侧柏叶等宁络止血药，或加血余炭、大黄炭，无偏寒偏热损阴损阳之弊；肾虚气逆喘息者，可配冬虫夏草、诃子、钟乳石等补纳肾气；心慌，加紫石英、丹参、远志镇心安神。

【功效主治】滋阴补阳。主治阴阳两虚型糖尿病肺结核。症见口渴多饮，多尿尿浊，形寒，阳痿，干咳声嘶，面浮肢肿，痰中带血，色暗淡，舌光质红少津，脉微细而数，或虚大无力。

【用法】每日 1 剂，水煎服。

【来源】肖万泽，李家庚. 糖尿病的中西医诊断与治疗 [M]. 北京：中国医药科技出版社，1999：287.

5. 左归丸加减

【药物组成】山药 15g，熟地黄 15g，山茱萸 15g，枸杞子 25g，牛膝 15g，菟丝子 15g，龟甲 10g，百部 20g，夏枯草 30g，蒋草 30g，桔梗 10g。

【加减】咽干而不咳者，可去桔梗加麦冬 15g、五味子 10g。咳较重者，肺燥津伤，宜加沙参 15g、麦冬 10g、天花粉 10g，以养肺阴，生肺津。早晨干咳者，加桑白皮 20g、地骨皮 20g，以清肺之虚热。痰中带血丝，是燥热损伤肺络，加白茅根 30g、仙鹤草 20g，以宁络止血。阴虚不能制阳，火热内生者，去方中菟丝子，加知母 20g、黄柏 15g、牡丹皮 15g。也可用大补阴丸加百部 15g、夏枯草 30g、生地黄 15g，但应去方中蜂蜜。

【功效主治】养阴增液，治痨杀虫。主治阴液亏虚型糖尿病肺结核。

【用法】每日 1 剂，水煎服。

【来源】张发荣. 中西医结合糖尿病治疗学 [M]. 北京：中国中医药出版社，1998：235.

6. 生脉散加味

【药物组成】红参 10g，麦冬 15g，五味子 10g，天花粉 10g，芦根 30g，白术 15g，黄芪 20g，沙参 15g，玄参 15g，川贝母

10g，猫爪草 30g，百部 15g。

【加减】心悸者，可加甘草 10g 补益心气；兼胸闷者，可加瓜蒌 15g、薤白 15g 开通胸阳；痰中带血者，加白茅根 30g、仙鹤草 30g；大便不畅者，加火麻仁、酸枣仁润肠通便，后者又可解除因便秘所导致的心烦；如舌红苔薄黄，宜将红参换为西洋参，无条件者用太子参亦可，防其动火更伤阴津；以气短乏力，语声低弱，呼吸困难为主症者，可考虑补中益气汤加麦冬 15g、天花粉 15g、仙鹤草 30g，予补益中气为主，兼养阴杀虫。

【功效主治】益气养阴。主治气阴两虚型的糖尿病肺结核。

【用法】每日 1 剂，水煎服。

【来源】张发荣. 中西医结合糖尿病治疗学 [M]. 北京：中国中医药出版社，1998：235.

7. 月华丸

【药物组成】三七 6g，山药 15g，阿胶 10g，麦冬 15g，生地黄 15g，百部 15g，川贝母 10g，沙参 15g，胆南星 10g，白及 20g，蒲黄 10g，白茅根 30g，陈皮 10g。

【加减】方中可加瓜蒌 15g、薤白 10g 通胸阳；痰多者，可加法半夏祛痰；胸痛者，可加延胡索止痛；面色垢滞晦暗者，宜加白芍 15g、甘草 10g、桃仁 10g 解痉祛痰化瘀，改善肺的通气功能。

【功效主治】活血化瘀，祛痰杀虫，扶正固本。主治痰瘀互结型糖尿病肺结核。

【用法】每日 1 剂，水煎服。

【来源】张发荣. 中西医结合糖尿病治疗学 [M]. 北京：中国中医药出版社，1998：235.

8. 保真汤加减

【组成】黄芪 30g，茯苓 12g，白术 12g，陈皮 12g，天冬 10g，麦冬 10g，生地黄 10g，熟地黄 10g，柴胡 12g，地骨皮 15g，知母 12g。

【功效】填补精血，温补脾肾。主治糖尿病合并肺结核（晚期）。

【用法】每日 1 剂，水煎 2 次，分 2 次服。3 周为 1 个疗程。

【来源】吕仁和. 糖尿病及其并发症中西医诊治学 [M]. 北京：人民卫生出版社，1997：348.

9. 秦艽鳖甲散加减

【组成】秦艽 15g，鳖甲 15g，知母 10g，当归 10g，柴胡 10g，地骨皮 20g，青蒿 10g，乌梅 10g。

【功效】滋阴降火。主治糖尿病合并肺结核（中期）。

【用法】每日 1 剂，水煎 2 次，分 2 次服。3 周为 1 个疗程。

【来源】吕仁和. 糖尿病及其并发症中西医诊治学 [M]. 北京：人民卫生出版社，1997：348.

10. 糖尿病肺结核咯血方

【药物组成】白及 10g，三七 6g，生地黄 15g，茜草 12g，阿胶 12g，焦栀子 10g，百部 6g。

【功效主治】清热解毒，凉血止血。主治糖尿病肺结核一般咯血。

【用法】每日 1 剂，水煎服。

【来源】林兰. 中西医结合糖尿病学 [M]. 北京：中国医药科技出版社，1999：491.

11. 犀角地黄合泻心汤加减

【药物组成】生地黄 15g，白芍 10g，牡丹皮 10g，水牛角 3g，黄连 6g，黄芩 10g，大黄 10g，连翘 10g。

【功效主治】清热解毒，凉血止血。主治糖尿病肺结核大量咯血。

【用法】每日 1 剂，水煎服。

【来源】林兰 . 中西医结合糖尿病学 [M]. 北京：中国医药科技出版社，1999：491.

12. 清骨散加减

【药物组成】银柴胡 10g，胡黄连 10g，鳖甲 12g，地骨皮 12g，青蒿 12g，知母 10g，生地黄 15g，玄参 10g。

【功效主治】滋阴清热，除骨蒸潮热。主治糖尿病肺结核骨蒸潮热。

【用法】每日 1 剂，水煎服。

【来源】林兰 . 中西医结合糖尿病学 [M]. 北京：中国医药科技出版社，1999：491.

13. 当归六黄汤加减

【药物组成】黄芪 30g，当归 10g，生地黄 15g，熟地黄 15g，黄连 6g，黄芩 10g，黄柏 10g。

【功效主治】清热，滋阴，固表。主治糖尿病肺结核盗汗。

【用法】每日 1 剂，水煎服。

【来源】林兰 . 中西医结合糖尿病学 [M]. 北京：中国医药科技出版社，1999：491.

（二）针灸处方

1. 体针法

【主穴】肺俞、膏肓、尺泽、太渊、太溪、足三里。

【辨证配穴】肺阴虚者，酌配中府、鱼际补肺养阴，清肃肺金；阴虚火旺者，酌配肾俞、三阴交、阴谷、复溜、行间滋阴泻火；气阴两虚者，酌配脾俞、中脘、气海、天枢补土生金，肺脾同治；痰瘀互结者，酌配丰隆、膻中、膈俞、内关化痰逐瘀，宽胸理气；阴阳两虚者，酌配肾俞、关元、大椎、三阴交、中府、复溜调和阴阳。

【随症选穴】咳嗽痰多者，加丰隆、中府化痰止咳；咯血者，加孔最、膈俞、鱼际清肺止血；喘息气短者，酌加气海、关元、膻中、肾俞固摄下元，补肾纳气；潮热者，酌加大椎、间使、鱼际、复溜养阴清热；盗汗者，酌加百劳、后溪、间使或复溜、合谷养阴敛汗；便溏者，加天枢、气海益气健脾；心烦不寐者，加神门、复溜交通心肾；遗精滑泄者，加关元、志室补肾摄精；经闭者，加三阴交、血海、关元、归来调补冲任。

【功效主治】滋阴清热，益气补肺，培中固本。主治糖尿病合并肺结核。

【操作】将所选穴位分为 4 ~ 5 穴一组。每日或隔日 1 组交替选用。躯干部俞穴用补法，背俞视病情可加灸法（悬灸或隔蒜灸）。治喘息各穴补法出针后可用隔姜灸 3 ~ 5 壮，足三里、复溜补之，其余各穴视病情或平补平泻，或先泻后补。

【来源】张发荣 . 中西医结合糖尿病治疗学 [M]. 北京：中国中医药出版社，1998：238.

2. 耳针

【取穴】肺、脾、肾、心、内分泌、神门。

【功效主治】益气补肺，健脾安神。主治糖尿病合并肺结核。

【操作】①用 0.5 寸毫针刺法或加电针，隔日 1 次，10 次为 1 个疗程。②耳穴注射法：可用 0.25% 奴佛卡因（普鲁卡因）0.1mL 加链霉素 0.01 ~ 0.05g 或奴佛卡因 0.1mL 加异烟肼 5 ~ 10mg，选耳穴敏感点，按耳穴注射法将药液缓慢注入皮肤与软骨之间，每穴 0.1 ~ 0.3mL，局部可隆起黄豆大药物皮丘，双侧或单侧注射，1 日 1 次，2 周为 1 个疗程，休息 1 周，根据病情再继续下个疗程。

【来源】张发荣 . 中西医结合糖尿病治疗学 [M]. 北京：中国中医药出版社，1998：238.

3. 水针

【取穴】结核穴、肺俞、中府、大椎、膏肓、足三里。

【功效主治】益气补肺，清热利湿。主治糖尿病合并肺结核。

【操作】选用维生素 B_1 100mg 注射液或链霉素 0.2g，按水针常规操作每次选 2～3 穴，每穴注入药液 0.5mL，2 日 1 次，10 次 1 个疗程。

【来源】张发荣 . 中西医结合糖尿病治疗学 [M]. 北京：中国中医药出版社，1998：238.

（三）调理方

1. 虫草全鸭

【组成】冬虫夏草 10 枚，老雄鸭 1 只（重约 1300g），生姜、葱、精盐、胡椒面、料酒、味精等各适量。

【功效主治】补肺益肾。适用于治疗糖尿病并发肺结核。中医辨证属肺肾亏虚者，症见口干舌燥，阳痿遗精，自汗盗汗，虚劳咳喘。

【用法】先将雄鸭宰杀后，用热水去皮，剁去脚爪，剖腹去除内脏，清洗干净，再将全鸭放入沸水锅里氽一下，捞出晾凉。然后将冬虫夏草用温水洗净，生姜切片，葱切段备用。再将鸭头顺颈劈开，冬虫夏草 8 枚填入鸭头内，再用棉线绕紧。剩下的 2 枚冬虫夏草与生姜、葱白一起放入鸭腹内，然后放入盆内，加入清汤，用精盐、胡椒面、料酒调好味，用湿棉纸封住盆口。然后在火上用蒸笼蒸 2h。取出揭去棉纸，拣去生姜、葱白，加入味精调味即可食用。

【来源】李秀才 . 糖尿病并发症饮食指导 [M]. 北京：人民军医出版社，2008：135.

2. 银耳白果汤

【组成】银耳 30g，杏仁 6g，白果 5g，马蹄 280g，马蹄粉 30g，冰糖适量。

【功效主治】清肺润燥，敛肺止咳。适用于治疗糖尿病并发肺结核。中医辨证为阴虚肺燥者，症见气短乏力，痰中带血，咳喘少痰。

【用法】将马蹄粉、冰糖用水溶化；将马蹄洗净，切成小粒。然后将银耳、杏仁、炒白果用水浸泡后，洗净，一起放入砂煲里，加清水适量，武火煮沸后，改用文火煲 3h，再放入马蹄粒、马蹄粉调味后，食用。

【来源】李秀才.糖尿病并发症饮食指导[M].北京：人民军医出版社，2008：136.

3.鲍鱼汤

【组成】鲍鱼 150g，精盐少许。

【功效主治】滋阴清热，补肝明目。适应于治疗糖尿病并发肺结核，中医辨证属于肝肾阴虚。症见潮热盗汗，咳嗽，骨蒸劳热。

【用法】先将鲍鱼肉洗干净，切成小块，同适量精盐一起放入砂锅中，加水适量，置于旺火上烧至肉烂即成。吃肉，喝汤，每 5 天吃 1 次。

【来源】李秀才.糖尿病并发症饮食指导[M].北京：人民军医出版社，2008：136.

◎ 第四节　糖尿病合并尿路感染 ◎

糖尿病合并慢性尿路感染是由于糖尿病患者体内代谢紊乱，血糖高，细菌在高浓度的葡萄糖组织中极易生长，降低了预防感染的能力，导致糖尿病感染的发生。西医对此一般使用抗生素治疗。老年糖尿病肾病患者，由于免疫力低下，易发生尿路感染，且多为耐药菌感染，治愈率低，复发率高，容易反复发作。感染的原因为高糖使细菌超常生长和增殖，免疫防御机制缺陷：白细胞吞噬、趋化杀菌能力降低。此外，男性老年糖尿病肾病由于前列腺肥大伴炎症明显增多，尿路不畅，细菌极易上行发生尿路感染。糖尿病肾病患者多有肾功不全，一些对肾功有损害的抗生素的应用受到了限制。

尿路感染属于中医的"淋证"范畴，糖尿病属于中医的"消渴"范畴，两者联系紧密。消渴治疗不善，正气亏虚，内热炽盛，热结膀胱，与湿热相搏，阻滞气机，故产生尿频、尿急、尿痛等；热伤血络则尿血。在糖尿病患者中，尿路感染的发病率比正常人高 10 倍，其致病菌以革兰氏阴性杆菌为多见。因为糖尿病患者免疫力下降，加之引起的微血管病变，神经损伤，均会导致膀胱排尿异常；高血糖提供了细菌繁殖的有利条件，增加了尿路感染的机会。并且由于抗生素的不规范使用，造成了耐药菌株增多，对药物敏感性下降，治疗比较困难。

神经源性膀胱，又称无张力性膀胱，属糖尿病常见并发症。临床以小便困难，无力排尿，尿后滴沥不禁，甚至尿潴留为特点。因常伴有尿路感染，又可兼见有尿频、尿急、小便涩痛等症状。按其临床表现，当属于中医"癃闭""淋证"的范畴。本病属本虚标实之证，而以虚证为主。关键在于肝肾两虚，膀胱气化无力，兼及湿热蕴结下焦。治疗当以健脾补肾为主，兼以利湿清热。

（一）内服方

1. 验方一魏子孝医案

【药物组成】生黄芪 30g，柴胡 10g，冬葵子 10g，白术 10g，太子参 15g，车前子（包煎）15g，陈皮 10g，生甘草 6g，牡丹皮 10g，升麻 10g，生蒲黄（包煎）10g，鱼腥草 30g。

【功效主治】清热利湿，益气通淋。适用于湿热蕴结证。

【用法】水煎服，每日 1 剂。

【来源】张竞之，柯宗贵 . 全国名中医医案集粹 [M]. 广州：中山大学出版社，2019：424.

2. 八正散加减

【药物组成】萹蓄 12g，瞿麦 12g，栀子 12g，金银花 12g，车前子 20g，泽泻 12g，败酱草 30g，木通 6g，滑石 10g，甘草梢 6g。

【加减】尿痛，少腹痛者，加川楝子 10g，白芍 10g；血尿者，加大蓟、小蓟各 15g，白茅根 15g；尿浊者，加萆薢 12g。

【功效主治】清热泻火，利水通淋。主治尿路感染。症见小便频急，排尿涩痛，淋漓不畅，少腹坠胀，腰痛不适，舌苔黄腻或白腻，脉濡数。

【用法】每日 1 剂，水煎 2 次，滤汁混合，分早晚 2 次服。

【来源】陈艳.实用临床糖尿病手册 [M].北京：中国科学技术出版社，1998：495.

3. 验方二郭中元医案

【药物组成】黄芪 15g，党参 15g，枸杞子 15g，地骨皮 40g，凤眼草 30g，小蓟 10g，血余炭 10g，甘草 10g，酒大黄 8g，生地黄 15g，白茅根 10g。

【功效主治】益气养阴，凉血止血，清热利湿。适用于虚实夹杂证。

【用法】水煎服，每日 1 剂。同时服用消渴丸，10 粒 / 次，3 次 / 日。

【来源】张竞之，柯宗贵.全国名中医医案集粹 [M].广州：中山大学出版社，2019：423.

4. 二八增液汤

【药物组成】女贞子 15g，墨旱莲 15g，车前子 15g，生地黄 15g，玄参 15g，麦冬 15g，大蓟 15g，小蓟 15g，瞿麦 12g，萹蓄 12g，生大黄 10g（后下），黄柏炭 10g，焦栀子 10g，木通 3g，灯心草 3g，滑石 20g。

【功效主治】补肾养肝，滋阴清热，润燥通便，清热泻火，利水通淋止血。主治糖尿病合并尿路感染。

【加减】发热恶风者，加金银花、连翘各 15g；腰部酸痛者，加桑寄生、续断各 10g；大便泄泻者，去生大黄、玄参，加服小檗碱（黄连素片）1 次 3 片，1 天 3 次；腹胀者，加厚朴、木香各 10g。

【用法】1 日 1 剂，加水 600mL，煎 15min，取汁再煎，共取汁约 600mL，分 2～3 次口服。10 天为 1 个疗程。

【来源】王秀珍 . 自拟二八增液汤治疗老年糖尿病并尿路感染 67 例 [J]. 四川中医，2003（7）：49-50.

5. 知柏地黄汤加减

【药物组成】知母 9g，黄柏 9g，泽泻 9g，牡丹皮 9g，丹参 9g，生地黄 12g，山药 12g，茯苓 12g，山茱萸 10g，冬瓜子 15g，甘草 6g。

【加减】尿赤热者，加白茅根 12g、金银花 9g；小便淋漓不尽者，加车前子 15g；尿痛者，加金钱草 10g、淡竹叶 6g；腰酸乏力者，加党参 10g、续断 10g、黄芪 15g。

【功效主治】滋阴清热，补肾利湿，活血。主治糖尿病合并尿路感染。

【用法】水煎每日 2 剂，分 4 次口服，每次 100mL。

【来源】李舒敏，李骏 . 知柏地黄汤为主治疗糖尿病合并慢性尿路感染临床观察 [J]. 河北中医，2000（8）：610-611.

6. 龙胆泻肝汤合小柴胡汤加减

【药物组成】龙胆 10g，栀子 12g，黄芩 12g，柴胡 10g，生地黄 12g，泽泻 12g，车前子 30g，木通 6g，甘草 6g。

【加减】欲呕者，加半夏 10g、茯苓 12g；胁痛甚者，加郁金 12g；腰痛者，加续断 12g，桑寄生 12g；少腹痛者，加川楝子 10g、白芍 12g。

【功效主治】清肝利胆，泻热利湿。症见寒热往来，尿频而痛，急迫不爽，少腹胀满，腰痛胁胀，不欲饮食，心烦喜呕，头痛口苦，舌苔黄白腻，脉弦数。

【用法】每日 1 剂，水煎 2 次，滤汁混合，分早晚 2 次服。

【来源】陈艳 . 实用临床糖尿病手册 [M]. 北京：中国科学技术出版社，1998：495.

7. 知柏地黄汤加减

【药物组成】知母 15g，黄柏 10g，熟地黄 15g，山茱萸 15g，茯苓 10g，牡丹皮 10g，石斛 10g。

【加减】伴寒热往来，心烦欲呕，不思饮食者，加用柴胡 10g、龙胆 10g、车前子 30g（包煎）、黄芩 10g；伴临床症状明显者，加瞿麦 10g、萹蓄 10g、滑石 15g、车前子 15g（包煎）；伴面浮脚肿，小便频数，大便溏薄，纳呆腹胀，神疲乏力者，加党参 15g、薏苡仁 15g、仙茅 10g、淫羊藿 10g。另外在此辨证论治的基础上，也可根据细菌培养结果选用中草药。对大肠埃希菌有效的有白花蛇舌草、鱼腥草、蒲公英、四季青、徐长卿、地榆等；对金黄色葡萄球菌和铜绿假单胞菌有作用的是地锦草、半枝莲、金银花、连翘、海金沙等；具有广谱抗菌的中草药为大青叶、板蓝根、紫花地丁、重楼、栀子等。

【功效主治】滋阴清热除湿。主治糖尿病合并尿路感染。

【用法】每日 1 剂，水过药面一指，浸泡 1h，煎 30min，每剂煎 2 次，上下午各 1 次。半个月为 1 个疗程，3 个疗程后观察疗效。

【来源】梁恒粉 . 知柏地黄汤加减治疗糖尿病合并慢性尿路感染 58 例疗效观察 [J]. 中国民族民间医药，2010，19（10）：166.

8. 清尿饮

【药物组成】土茯苓 30g，车前草 30g，白茅根 30g，萹蓄 10g，石韦 15g，乌药 10g，山药 30g，益智 15g，益母草 15g，川牛膝 15g。

【加减】热象重者，加蒲公英、连翘各 30g；伴血尿者，加瞿麦 10g，小蓟 15g，紫珠草、牡丹皮各 10g；尿痛甚者，加海金沙、赤芍各 10g。

【功效主治】清热利湿，活血化瘀。主治膀胱湿热，久病气阴两虚兼瘀热的糖尿病合并尿路感染。

【用法】每日 1 剂，水煎服。

【来源】曹田梅，金庆文，潘力弢，等 . 清尿饮治疗老年糖尿病肾病尿路感染 56 例分析 [J]. 中医药学刊，2005（7）：1274-1275.

9. 止淋汤加减方

【药物组成】白茅根 30g，金钱草 30g，知母 15g，黄柏 15g，石韦 15g，滑石（包）15g，萹蓄 15g，土茯苓 15g，车前子（包）15g。

【加减】伴血尿者，加小蓟 15g、藕节 10g；小腹坠胀痛甚者，加乌药、白芍、枳实各 10g；热象重者，加柴胡、蒲公英各 15g。

【功效主治】清热解毒，利湿通淋，理气凉血。主治糖尿病合并尿路感染。

【用法】每日 1 剂，水煎。

【来源】张文龙 . 止淋汤治疗糖尿病合并尿路感染 42 例小结 [J]. 中医药导报，2007（11）：28-29.

10. 黄连解毒汤合导赤散加减

【药物组成】生地黄 12g，黄连 6g，黄芩 12g，黄柏 12g，栀子 12g，淡竹叶 10g，木通 6g，车前子 12g，甘草梢 6g。

【加减】便秘者，加生大黄 10g；腹痛者，加川楝子 10g、白芍 12g、延胡索 10g。

【功效主治】清热通腑，利水通淋。症见溲赤涩痛，急迫不爽，持续壮热，口气秽浊，口渴喜饮，头痛不适，腰腹疼痛，大便秘结，舌质红，苔黄腻，脉数。

【用法】每日 1 剂，水煎 2 次，滤汁混合，分早晚 2 次服。

【来源】陈艳 . 实用临床糖尿病手册 [M]. 北京：中国科学技

术出版社，1998：495.

11. 张觉人验方

【药物组成】生地黄 12g，牡丹皮 12g，山药 9g，泽泻 10g，茯苓 12g，知母 10g，女贞子 12g，半枝莲 30g。

【功效主治】养阴，清热，通淋。适用于肾阴亏虚，膀胱湿热证。

【用法】每日 1 剂，煎服 3 次。

【来源】张竞之，柯宗贵. 全国名中医医案集粹 [M]. 广州：中山大学出版社，2019：425.

12. 热毒伤肾方

【药物组成】大蓟 15g，小蓟 15g，金银花 15g，连翘 15g，石韦 15g，黄芩 10g，黄柏 10g，栀子 10g，牡丹皮 10g，生蒲黄（包）10g，生地黄 15g，藕节 15g。

【加减】气滞者，加厚朴、枳壳实各 10g；阴伤舌红者，加玄参 20g，麦冬 10g；便秘者，加生大黄 10g（后下）。

【功效主治】清热解毒，凉血止血。主治糖尿病尿路感染热毒伤肾证。症见尿频急痛，口渴欲饮，舌红苔黄，脉弦数。尿中有红细胞、白细胞，体温 38℃以上，肾区叩击痛。

【用法】水煎服，1 日一剂。

【来源】徐述. 糖尿病疗养 168 招 [M]. 天津：天津科技翻译出版公司，2008：274.

13. 肝肾阴虚方

【药物组成】太子参 15g，玄参 15g，生地黄 15g，女贞子 15g，墨旱莲 15g，大蓟 20g，小蓟 20g，石韦 30g，黄芩 10g。

【加减】若兼尿频，尿急，稍热，尿痛者，加蒲公英、生地榆各 30g。

【功效主治】滋补肝肾，清热凉血。主治糖尿病尿路感染肝肾阴虚证。症见急躁易怒，腰膝酸软，头晕目眩，舌红，苔白或黄，脉弦细，血压偏高，尿化验有白细胞。

【用法】水煎服，1日一剂。

【来源】徐述．糖尿病疗养 168 招 [M]．天津：天津科技翻译出版公司，2008：274.

14. 济生肾气丸加减

【药物组成】肉桂 6g，炮附子 9g，熟地黄 9g，山药 12g，山茱萸 9g，牡丹皮 9g，茯苓 15g，泽泻 12g，牛膝 9g，车前子 30g，乌药 9g，人参 9g，淫羊藿 9g。

【加减】若因肾阳衰微，命火不足，致三焦气化无权，小便量少，甚至无尿，呕吐，烦躁，神昏者，证属命门火衰，尿毒内攻。可选用温脾汤（《千金要方》）合吴茱萸汤（《伤寒论》），温补脾肾，和胃降逆。

【功效主治】温阳益气，补中利尿。主治命门火衰证，症见小便困难，排出无力，尿有余沥，或小便涩滞，点滴不爽，畏寒腰冷，腿膝无力，面色苍白，神气怯弱。舌质淡胖，苔白，脉沉弱无力。

【用法】每日 1 剂，水煎取汁，分 2 次服。

【来源】张娟，李莹，王庆兰．中西医结合治疗糖尿病 [M]．北京：中医古籍出版社，2006：337-339.

15. 知柏地黄汤合猪苓汤加减

【药物组成】熟地黄 12g，阿胶（烊化，冲服）9g，山药 12g，山茱萸 12g，茯苓 12g，猪苓 15g，泽泻 9g，滑石 9g，牡丹皮 9g，知母 9g，黄柏 9g，生地黄 9g，车前子（包）15g，龟甲 9g。

【功效主治】滋补肾阴，兼清湿热。主治阴虚湿热证，症见小便困难，排出无力，时欲小便而不得出，或小便量少，短赤灼热，滴沥不尽，咽干心烦，口苦，手足心热，头晕目眩，腰膝酸软。舌质红，苔黄，脉细数。

【用法】每日 1 剂，水煎取汁，分 2 次服。

【来源】张娟，李莹，王庆兰 . 中西医结合治疗糖尿病 [M].
北京：中医古籍出版社，2006：337-339.

16. 银翘石斛汤加减

【药物组成】金银花 12g，连翘 12g，石斛 12g，牡丹皮 10g，
茯苓 12g，泽泻 12g，生地黄 15g，知母 12，黄柏 12g。

【加减】尿频尿痛者，加萹蓄 12g，瞿麦 12g；小便不畅者，
加金钱草 30g，车前子 20g。

【功效主治】滋阴清热。主治糖尿病淋证热毒内盛型。症见
尿频尿痛，时有时无，腰酸不适，头晕耳鸣，低热盗汗，咽干唇
燥，舌红少苔，脉弦细或数。

【用法】每日 1 剂，水煎 2 次，滤汁混合，分早晚 2 次服。

【来源】陈艳 . 实用临床糖尿病手册 [M]. 北京：中国科学技
术出版社，1998：496.

17. 补肾解毒汤

【药物组成】生地黄 10g，山茱萸 10g，杜仲 10g，牛膝 10g，
牡丹皮 10g，栀子 10g，土鳖虫 10g，陈皮 10g，败酱草 20g，六
月雪 20g，黄连 5g，乌药 5g。

【功效主治】清热解毒。主治热毒壅聚下焦之糖尿病尿路
感染。

【用法】每日 1 剂，水煎成 200mL，每日 2 次，2 周为 1 个
疗程。

【来源】杨永成，罗家发 . 补肾解毒汤治疗糖尿病合并尿路
感染 23 例 [J]. 安徽中医学院学报，2001（4）：32-33.

18. 湿热伤肾方

【药物组成】黄芩 10g，栀子 10g，紫花地丁 10g，陈皮 10g，
半夏 10g，土茯苓 30g，生地榆 30g，石韦 30g，车前草 15g，生

大黄 8 ～ 10g（后下）。

【功效主治】清热化湿，通利二便。主治糖尿病尿路感染湿热伤肾证。症见尿频，尿急，尿热，尿痛，大便秘结，脘腹胀满，舌苔黄厚，脉滑数。化验尿中以白细胞为主，体温 38℃以下。

【用法】水煎服，1 日一剂。

【来源】徐述 . 糖尿病疗养 168 招 [M]. 天津：天津科技翻译出版公司，2008：274.

19. 郁热伤肾方

【药物组成】柴胡 15g，白芍 15g，枳壳 10g，枳实 10g，厚朴 10g，黄芩 10g，栀子 10g，半夏 10g，乌药 10g，石韦 30g，木通 6g。

【加减】若下腹胀痛，加橘核 15g、荔枝核 15g。

【功效主治】疏郁清热，通利二便。主治糖尿病尿路感染郁热伤肾证。症见胸胁苦满，口苦咽干，大便不爽，时冷时热，或有尿频急痛，舌暗，苔厚黄，脉弦数。尿常规有大量白细胞或有脓细胞。

【用法】水煎服，1 日一剂。

【来源】徐述 . 糖尿病疗养 168 招 [M]. 天津：天津科技翻译出版公司，2008：274.

20. 脾肾阳虚方

【药物组成】生黄芪 20g，党参 20g，芡实 10g，金樱子 10g，牡丹皮 10g，当归 12g，赤芍 12g，续断 12g，生地榆 30g，土茯苓 30g，石韦 30g，车前草 30g。

【功效主治】益气健脾，补肾活血。主治糖尿病尿路感染脾肾阳虚证。症见畏寒肢冷，气短乏力，遇劳则发，腰膝酸软，小便淋漓不畅，轻度水肿，舌胖苔白，脉沉细无力，尿检查有大量白细胞。

【用法】水煎服，1 日一剂。

【来源】徐述 . 糖尿病疗养 168 招 [M]. 天津：天津科技翻译

出版公司，2008：274．

21. 益气育阴通淋汤

【药物组成】黄芪 30g，生地黄 15g，牛膝 15g，茯苓 15g，车前子 15g，黄柏 12g，泽泻 12g，山茱萸 12g，猪苓 12g，甘草 6g。

【加减】尿频，尿急，尿痛明显者，加栀子、蒲公英、木通；血尿者，加白茅根、小蓟；大便干结者，加大黄；发热者，加金银花、连翘。合并高血压者加丹参、钩藤；合并末梢神经病变者，加鸡血藤、桑寄生；合并视网膜病变者，加枸杞子、菊花、蕤仁肉；合并坏疽者，用外治法配合治疗。

【功效主治】益气育阴，利尿通淋。

【用法】每日 1 剂，水煎服。7 天为 1 个疗程。一般治疗 4 个疗程。治疗糖尿病的西药照常服用。

【来源】阎海，倪青．糖尿病并发症妙方 [M]．上海：上海科学普及出版社，2002：62．

（二）针灸处方

1. 体针法

【取穴】中极、三阴交。备用穴：肾俞、三焦俞、气海、水分、复溜、照海。

【功效主治】温肾助阳，通利膀胱。主治糖尿病合并尿路感染。

【操作】常规针刺。

【来源】陈艳．实用临床糖尿病手册 [M]．北京：中国科学技术出版社，1998：497．

2. 耳针法

【取穴】膀胱、肾、交感、肾上腺、内分泌。

【功效主治】益肾强腰，利水。主治糖尿病合并尿路感染。

【操作】每次取 2 ～ 4 穴，留针 20 ～ 30min，中间运针 1 ～ 2 次。

【来源】陈艳.实用临床糖尿病手册 [M].北京：中国科学技术出版社，1998：497.

（三）调理方

1. 黄雌鸡粥

【组成】黄雌鸡 1 只，淡豆豉 5g，粳米 100g。

【功效主治】滋阴生津，清热止渴。治疗消渴口干，饮水无度，小便频数量多。

【用法】将鸡杀死，煺毛，净膛，洗净，加水清煮至熟。以鸡汤下入米，同煮作粥。鸡肉可作为佐餐副食，粥可作早餐食用。

【来源】任旭.糖尿病的食疗与药膳 [M].北京：人民军医出版社，2003：191.

2. 粟米薏苡仁豆羹

【组成】陈粟米 60g，薏苡仁、绿豆各 30g。

【功效主治】清热解毒，润燥止渴，降糖减肥。适用于各种单纯性肥胖症，对兼有糖尿病、尿路感染、慢性肠炎者尤为适宜。

【用法】将陈粟米、薏苡仁、绿豆分别去杂，洗净后同放入砂锅，加温开水浸泡片刻，待其浸胀后，用大火煮沸，改用小火煨煮 1h，煮至绿豆呈开花状，粟米、薏苡仁均酥烂成羹即成。

【来源】马汴梁.祛脂排毒粥谱 [M].北京：科学技术文献出版社，2007：35.